图说健康养生系列

图说拔罐疗法

主　编：李瑞安　郑思思

插　图：赵呈甫　吴金叶

编　者：（按姓氏笔画排序）

邓　律　毛增辉　李　笑　文　舒　吴国良
左　正　朱　路　夏　金　吴　敏　朱　晓
庄朋武　文　伟　吴铁山　陈小艳　朱振杰
鞠　凡　吴　爽　吴　斌　吴杜秀　周建辉
鲁　欣　王永龙　钟迎春　钟玉香　王　涛

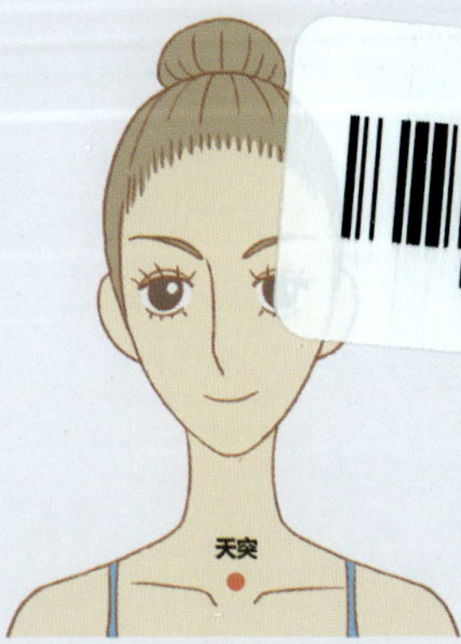

湖南科学技术出版社

图书在版编目（CIP）数据

图说拔罐疗法 / 《图说拔罐疗法》编委会编著. --长沙 : 湖南科学技术出版社, 2016.5
（图说健康养生系列）
ISBN 978-7-5357-8800-9

Ⅰ. ①图… Ⅱ. ①图… Ⅲ. ①拔罐疗法—图解 Ⅳ. ①R244.3-64

中国版本图书馆 CIP 数据核字(2015)第 212106 号

图说健康养生系列
TUISHUO BAGUAN LIAOFA
图说拔罐疗法
编　　著：《图说拔罐疗法》编委会
责任编辑：郑　英
文字编辑：章　洁
出版发行：湖南科学技术出版社
社　　址：长沙市湘雅路 276 号
网　　址：http://www.hnstp.com
湖南科学技术出版社天猫旗舰店网址：
http://hnkjcbs.tmall.com
印　　刷：湖南省众鑫印务有限责任公司
（印装质量问题请直接与本厂联系）
厂　　址：长沙县榔梨镇保家村工业园
邮　　编：410129
出版日期：2016 年 5 月第 1 版第 1 次
开　　本：710mm×1000mm　1/16
印　　张：10.5
书　　号：ISBN 978-7-5357-8800-9
定　　价：36.00 元

前言

拔罐疗法是物理疗法中最佳的治疗方法之一。拔罐疗法与针灸疗法、推拿疗法一样，都是中国医学的瑰宝，也是人类共同的宝贵财富。拔罐疗法因其操作方便、方法简单、疗效显著而备受古今医家和普通百姓的重视与推崇。

拔罐疗法具有调理人体的阴阳平衡、解除疲劳、增强体质的功能，并能起到祛寒除湿、疏通经络、消肿止痛的作用，所以许多疾病都可以采用拔罐疗法进行治疗。拔罐是利用燃烧、抽吸、挤压等措施排除罐内空气，造成负压，使罐吸附于人的体表特定部位而产生刺激，形成局部充血或瘀血，从而达到防病治病、强壮身体的治疗目的。

人到中年常见筋骨疼痛，按中医的解释多属风湿入骨。拔罐时罐口吸附在患处，可以慢慢吸出病灶处的湿气，同时它也促进局部的血液循环，达到止痛、恢复机体功能的目的，从而治疗风湿"痹痛"、筋骨酸楚等不适病症。

本书共分3章。第一章何为拔罐疗法，详细介绍了拔罐对人的好处，拔罐常用工具，拔罐的风险及注意事项，拔罐方法等。第二章图文并茂地介绍了拔罐常用的九大要穴，让读者充分了解这些重要的保健穴位，掌握它们对人体发挥着哪些作用，这些穴位能防治哪些疾病，穴位如何配伍等。第三章小火罐，大作用，疏经通络祛百病。通过本章，读者能了解数十种生活中困扰着我们的常见疾病，患这些疾病后拔罐能发挥怎样的作用，从而改善、缓解这些疾病。全书内容丰富、详实，通俗流畅的文字和清晰明了的步骤图解，让读者步步了解、掌握如何实施火罐治病。它是一本专为拔罐养生爱好者而准备的操作性强的健康科普读物。书中没有复杂的理论，从实际操作出发，让没有中医基础的读者也能轻松学会拔罐。

由于编写者的水平有限，加之编写时间仓促，书中疏漏之处在所难免，恳请广大读者和专家提出宝贵的意见。衷心祝福大家健康长寿！

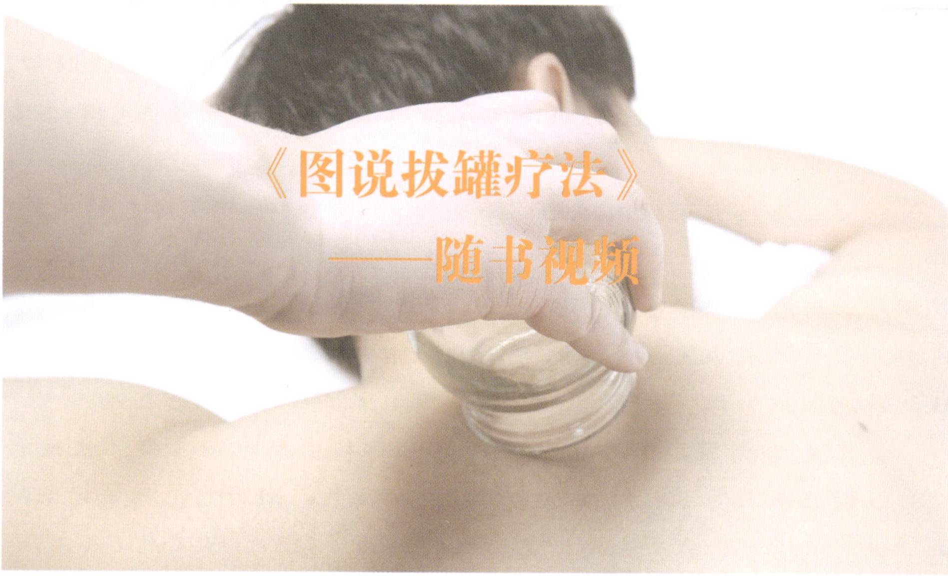

扫描上方二维码，直接观看《图说拔罐疗法》随书视频。

影音解说，让您更直观地了解取穴手法，掌握拔罐疗法。

目录

第一章　何为拔罐疗法

第二章 拔罐常用的九大要穴

第三章 小火罐，大作用，促健康——疏经通络祛百病

第一章

何为拔罐疗法

第一节 认识“拔罐”

一、何为拔罐

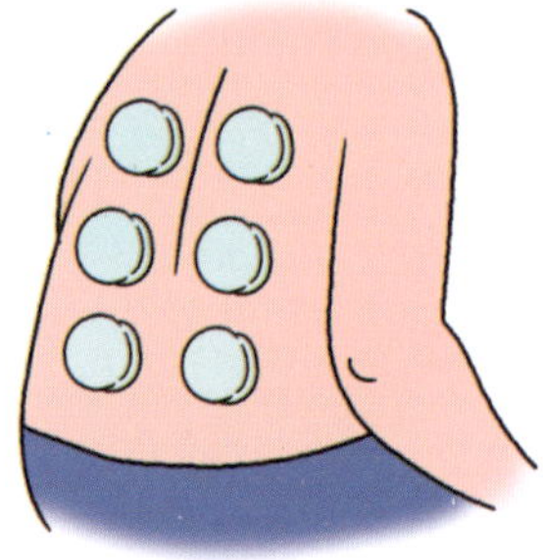

拔罐法又名“火罐气”、“吸筒疗法”，古代称为“角法”，它是物理疗法中效果最好的治疗方法之一。

拔罐是利用燃烧、抽吸、挤压等措施排除罐内空气，造成负压，使罐吸附于体表特定部位而产生刺激，形成局部充血或瘀血，从而达到防病治病、强壮身体的一种治疗方法。

二、拔罐的两大作用机制

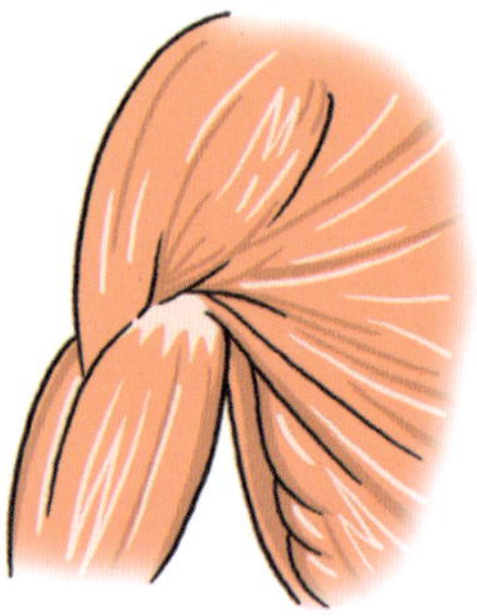

1. 调节神经系统功能。

拔罐对局部皮肤的温热刺激，通过皮肤感受器和血管感受器的反射途径传到中枢神经系统，加强大脑皮质对身体各部分的调节功能，使患部皮肤相应的组织代谢旺盛，吞噬作用增强，促使机体恢复正常。

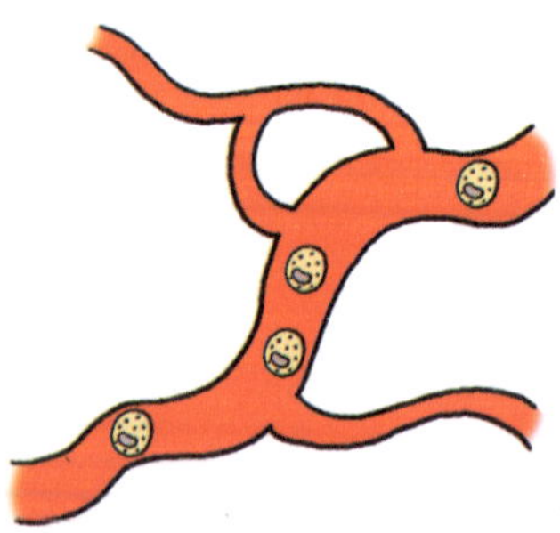

2. 调节微循环，提高新陈代谢。

微循环的主要功能是进行血液与组织间物质的交换，其功能的调节在生理、病理方面都有着较为重要的意义。

拔罐还能使淋巴循环加强，促使淋巴细胞的吞噬能力增强。

此外，由于拔罐后的溶血现象，随即产生一种类组胺的物质，随体液周流全身。

知识小链接

拔罐究竟有何疗效

一些人认为，拔罐治疗，其科学原理可能基于以下几种：

（1）机械刺激效应。拔罐的负压作用于皮肤，牵拉了皮下的神经、肌肉、血管以及皮下的腺体，可引起一系列神经内分泌反应，起到调节血管舒缩功能和血管通透性的作用，从而可以改善局部血液循环。

（2）负压效应。拔罐的负压作用使局部毛细血管扩张甚至破裂，红细胞被破坏，发生局部溶血现象，这对机体局部的免疫细胞是一种良性刺激。

（3）温热效应。拔罐局部的温热作用使血管扩张，血流量增大，增加了血管壁的通透性和细胞的吞噬能力，造成了局部轻微的炎症反应，以应对外界的不良刺激。

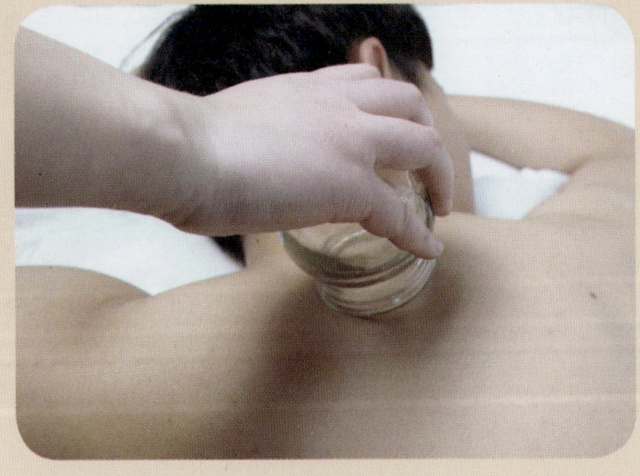

第二节 拔罐的好处

拔罐疗法具有调整人体的阴阳平衡、解除疲劳、增强体质的功能，它能起到祛寒除湿、疏通经络、消肿止痛的作用。

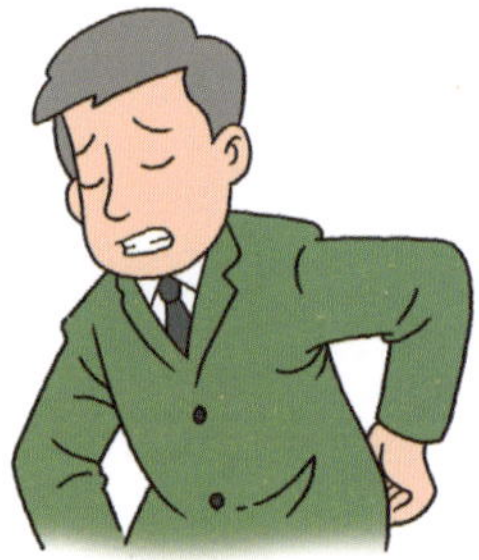

许多疾病都可以采用拔罐疗法进行治疗。

比如，人到中年常见筋骨疼痛 ，按中医的解释多属风湿入骨。

拔罐时罐口吸附在患处，可以慢慢吸出病灶处的湿气，同时它也促进局部的血液循环，达到止痛、恢复机体功能的目的，从而治疗风湿“痹痛”、筋骨酸楚等不适病症 。

一、拔罐的六大作用

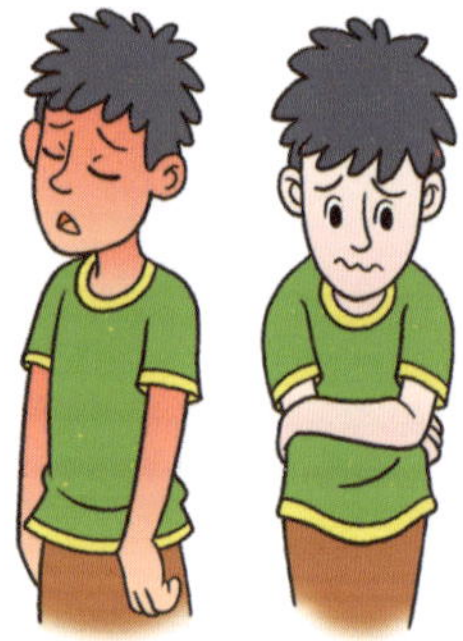

1. 平衡阴阳。

阳盛则热，阴盛则寒。发热是阳气盛实的表现，而寒战恶寒是阴气盛实的症状，在大椎穴进行拔罐能够治疗热性疾病，而在关元穴进行拔罐则能治疗寒性疾病。

2. 调和脏腑。

拔罐疗法通过经络、穴位局部产生负压吸引作用，使体表穴位产生充血、瘀血等变化，通过穴位使经络与内在的脏腑相连，从而治疗人体的各种脏腑疾病。

3. 疏通经络。

拔罐疗法通过其温热机械刺激及负压吸引作用，刺激体表的穴位及经筋皮部，而穴位及经筋皮部与经络密切相连。所以，拔罐能够疏通经络，使营卫调和，祛除经络中的各种致病因子及邪气，使气血畅通，筋脉关节得以濡养、通络，从而治疗人体的各种疾病。

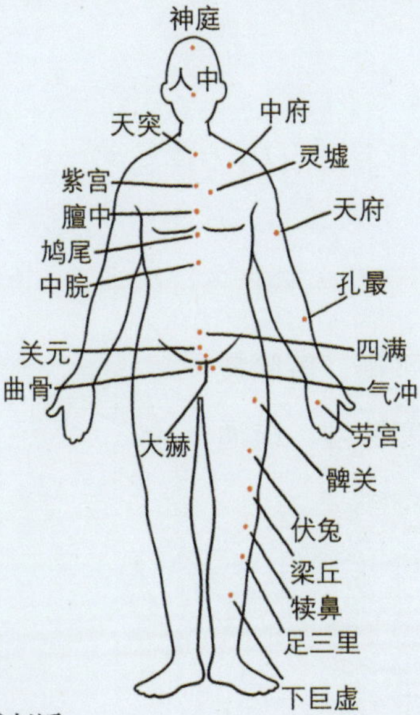

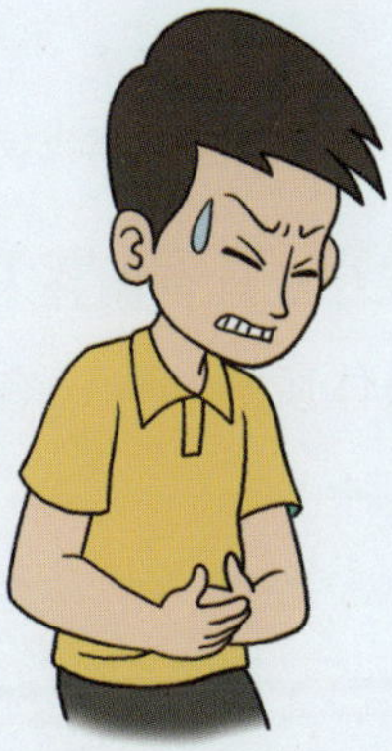

4. 协助诊断。

通过观察拔罐后的体表变化，可以推断疾病的性质、部位及与内脏的关系，以协助诊断疾病。

5. 祛除病邪。

因拔罐疗法是以负压吸拔体表的穴位，不仅能够开腠理、散风寒，而且还能调整脏腑经络，鼓舞人体的正气，还有助于体内邪气的排出。

6. 双向调节。

在临床取穴和拔罐方法都不变的情况下，拔罐疗法具有双向的良性调节作用。

知识小链接

拔罐，治病还是冒险

拔罐在现代医学中属于“替代疗法”的范畴。

所谓替代疗法，是基于历史和文化传统产生的，而并非经过科学方法验证其有效性的治疗方法。

在现今，替代疗法其实更加注重的是其文化内涵，如芳香疗法、冥想疗法、催眠疗法 、按摩疗法、针灸疗法等，目前在世界各国均极为风行。

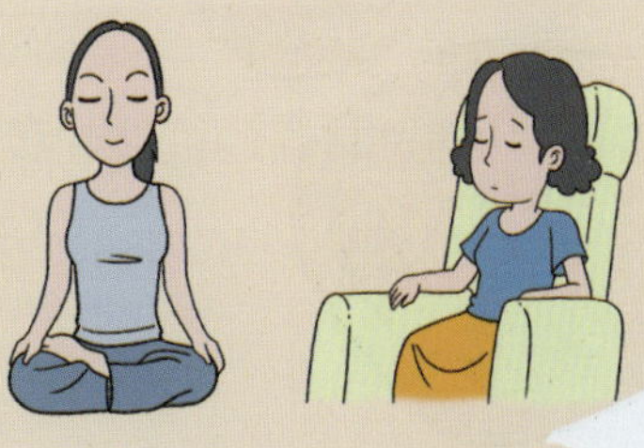

二、为何拔罐一般在背部施行

脊椎是背部的主体，是中枢神经的主要通道，并在其两旁散射出许多成对的神经，散布到四肢、体壁和内脏，传递着大脑和各组织器官间的兴奋抑制等信息。

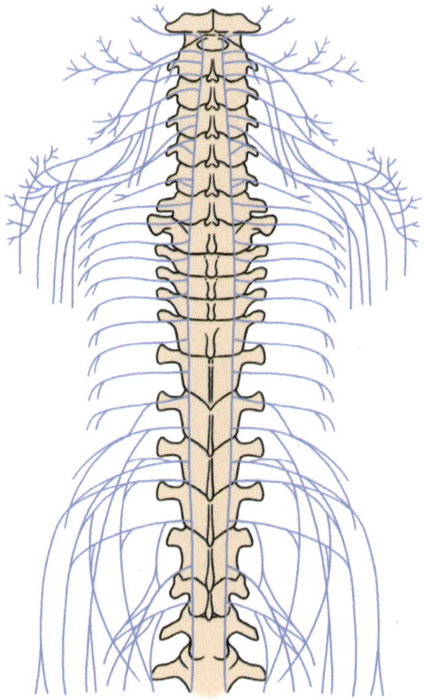

背部正中的脊椎是督脉的循行线，它总督一身之阳经，有统帅、调节、联络其他阳经的作用，其地位十分重要。

现代医学研究也证明，背部皮下隐藏着大量“沉睡的”免疫细胞。在缺乏刺激的情况下，这些对人体极为有用的免疫细胞常处于一种“休眠”状态。如用良性刺激的方法激活它，使其进入血液循环，将成为具有吞噬异物能力的网状细胞，能积极地消灭有害病菌，提高人体的免疫能力。

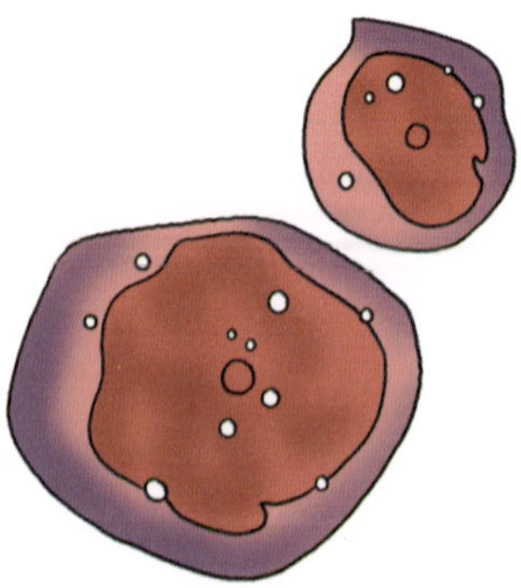

此外，背部还有重要的保健穴，如著名的华佗夹脊穴以及大椎穴、膏肓穴。

第三节　拔罐的常用工具

目前，拔罐采用的工具、罐具种类较多，主要包括竹罐、玻璃罐和抽气罐等。

一、竹罐

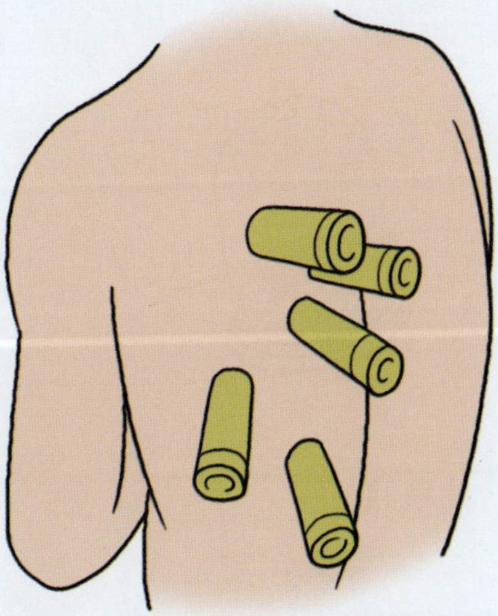

1. 材料与制作。

竹罐，取直径 3 ～ 5 厘米坚固无损的竹子，制成 6 ～ 8 厘米或 8 ～ 10 厘米长的竹管，一端留节作底，另一端作罐口，用刀刮去青皮及内膜，制成形如腰鼓的圆筒，用砂纸磨光，使罐口光滑平整即可。

2. 优点。

取材方便，制作简单，轻便耐用，便于携带，经济实惠，不易破碎。

竹罐吸附力大，不仅可以用于肩背等肌肉丰满之处，而且应用于腕、踝、足背、手背、肩颈等皮薄肉少的部位，与小口径玻璃罐比较，其吸附力具有明显优势。

此外，采用竹罐疗法时，竹罐可放于煮沸的药液中煎煮后吸拔于腧穴或体表，既可通过负压改善局部血液循环，又可借助药液的渗透起到局部熏蒸作用，达到双重功效，增强治疗效果。

3. 缺点。

竹质易燥裂漏气，且不透明，难以观察罐内皮肤反应，故不宜用于刺血拔罐。

二、玻璃罐

1. 材料与制作。

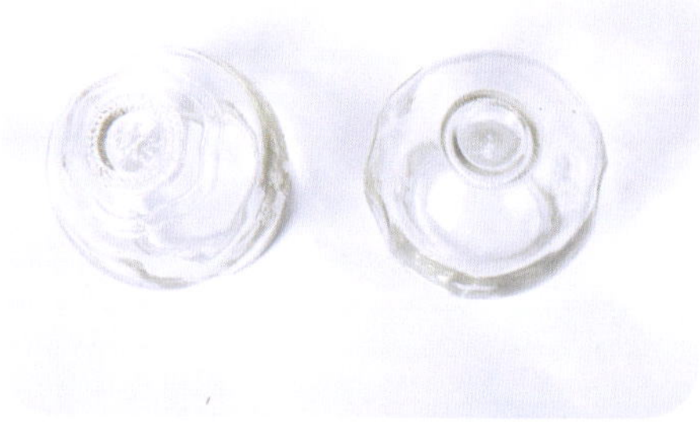

玻璃罐由耐热玻璃加工制成，形如球状，下端开口，小口大肚，按罐口直径及腔大小，分为不同型号。

2. 优点。

玻璃罐优点是罐口光滑，质地透明，便于观察拔罐部位皮肤充血、瘀血程度，从而掌握留罐时间。它是目前临床应用最广泛的罐具，特别适用于走罐、闪罐、刺络拔罐及留针拔罐。

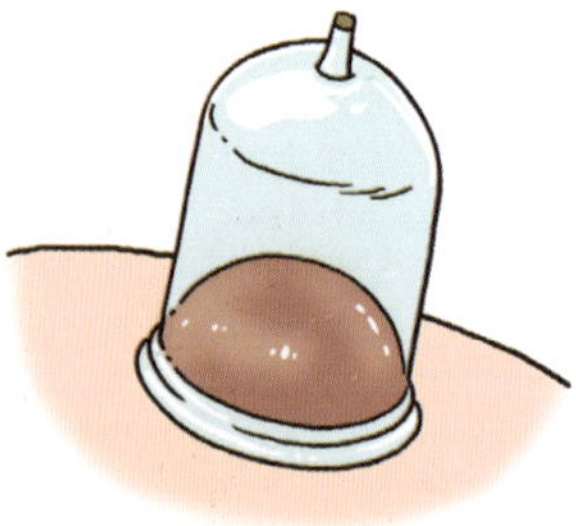

3. 缺点。

玻璃罐导热快，易烫伤皮肤，罐具容易破损。

三、抽气罐

1. 材料与制作。

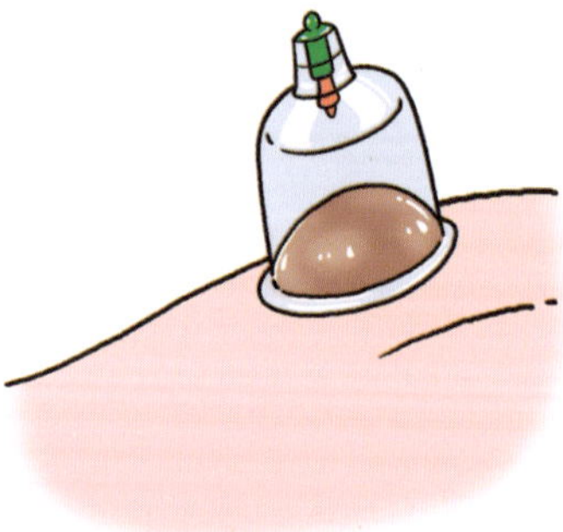

抽气罐是由一种有机玻璃或透明的工程树脂材料制成，它是采用罐顶的活塞来控制抽排空气，利用机械抽气原理使罐体内形成负压，使罐体吸附于选定的部位。

2. 优点。

抽气罐不用火、电，排除了不安全隐患且不会烫伤皮肤；操作简便，可普遍用于个人和家庭的自我医疗保健，是目前较为普及的新型拔罐器。

3. 缺点。

使用抽气罐治疗，虽然操作易行、安全，但缺乏火罐的温热刺激效应，其疗效次于竹罐和玻璃罐。

第四节　拔罐的风险及注意事项

一、拔罐的风险

拔罐通常是比较安全的。然而，由于拔罐时须用明火，操作不慎将会造成灼伤或者烧伤，甚至引起细菌感染甚至皮肤溃烂。

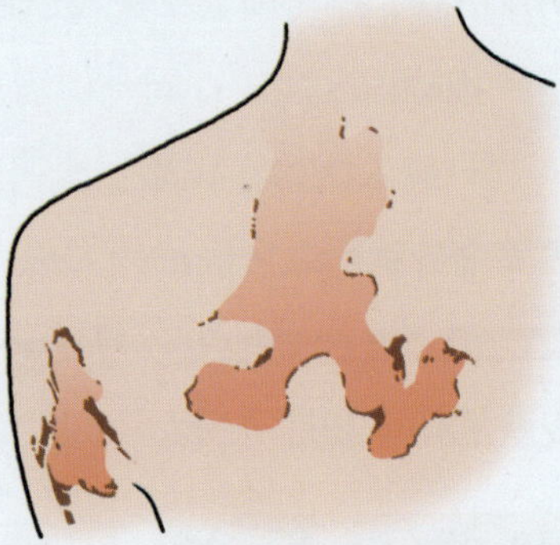

此外，玻璃罐体在操作时，如果不慎碰碎，也会伤及患者身体。即使是严格地操作拔罐，也难免不会导致皮肤的损伤。如拔罐时皮肤起水疱，水疱破裂后如处理不当容易继发局部皮肤的感染。

二、拔罐的三大误区

拔罐误区之一：拔罐后立即洗澡 。

不少人认为拔罐的过程中，皮肤上抹了东西，或者出了汗，所以拔罐之后应该马上洗澡洁身。

但是，必须注意的是，可以洗澡后拔罐，而绝对不能在拔罐之后马上洗澡。

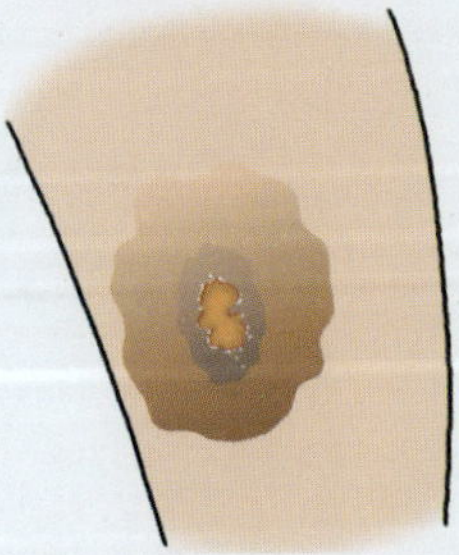

拔罐后，皮肤已是在一种被伤害的状态下，非常的脆弱，这个时候洗澡很容易导致皮肤破损，甚至被感染。 如果是洗冷水澡，拔罐后由于皮肤的毛孔处于张开状态，很容易受凉。所以拔罐后切忌马上洗澡。

拔罐误区之二：拔罐时间越长，效果越好。

拔罐根据火罐大小、材质、负压的力度各不相同，一般以从点火闪完到起罐不超过 10 分钟为宜。

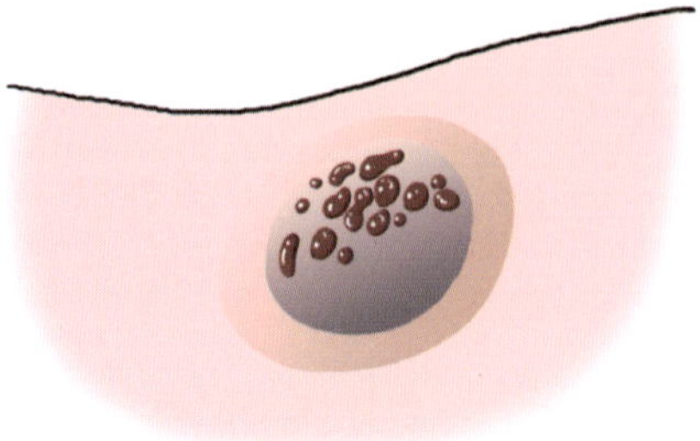

因为拔罐的主要原理在于负压而不在于时间，如果说在负压很大的情况下拔罐时间过长直到拔至产生水疱，这样不但会伤及皮肤，还可能会引起皮肤感染。

拔罐误区之三：同一位置反复拔罐。

一般人认为，拔罐可全身进行，认为拔满全身就可以全面治疗，以增加治疗效果。

可是在一个地方反复的进行拔罐，其治病的执着虽然可以理解，但是它对皮肤的损伤却是可想而知的，红肿、破损……从而得不偿失。

知识小链接

罐印、水疱是怎么回事

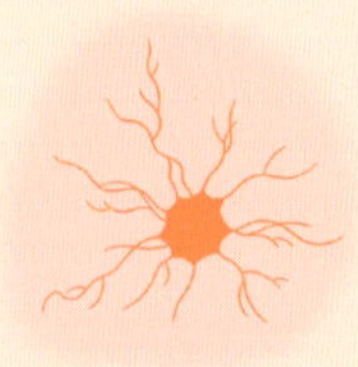

人体皮肤中的真皮结构里密布着毛细血管，毛细血管负责把血液输送至相关组织，带来氧和营养素，带走二氧化碳和代谢废物。

当有负压作用于皮肤时，毛细血管内外产生了压力差，毛细血管便会扩张，这时皮肤表面表现为潮红。

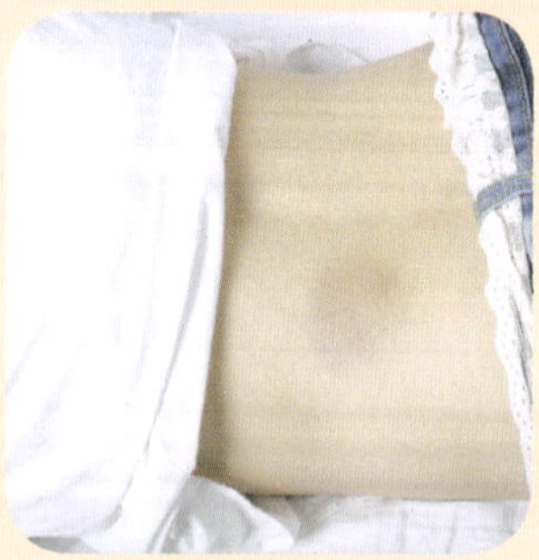

负压作用非常强大或者毛细血管管壁弹性下降（医学上称为“毛细血管脆性增加”）时，毛细血管便会发生破裂出血，血红蛋白渗入真皮，皮肤表面便会出现鲜红至紫黑的罐印。

同时，拔罐局部也可能出现短期的肿胀，这是由于负压造成的局部组织液过多所致，此时的肿胀和罐印通常会在几天后自然消失，无需太担心。

第五节　掌握拔罐方法

一、须掌握的 8 种拔罐方法

针对不同疾病以及不同症状，可采用不同的拔罐方法，一般来说有以下 8 种。

单罐疗法

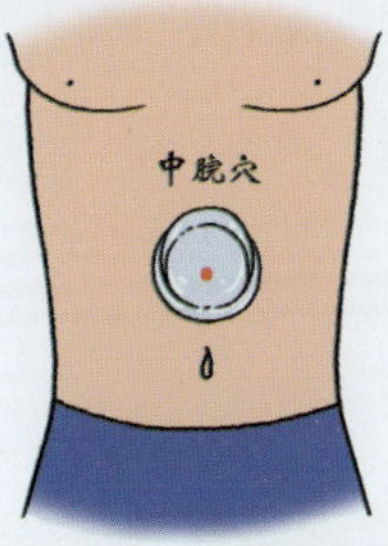

用于病变范围较小的疾病或压痛点。可按病变或压痛的范围大小，选用适当口径的火罐。如胃病在中脘穴拔罐；冈上肌肌腱炎在肩髃穴拔罐等。

多罐疗法

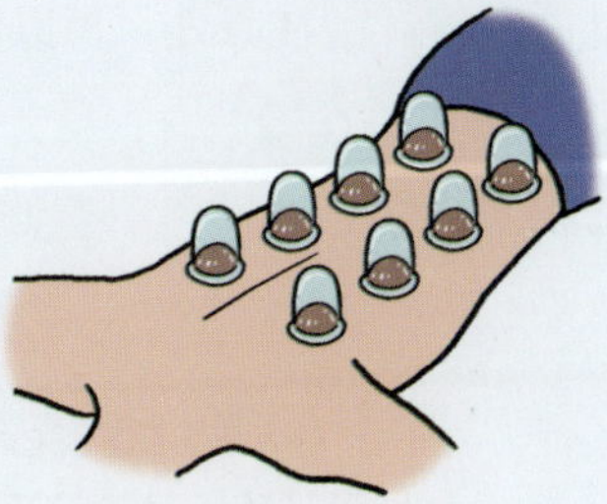

用于病变范围比较广泛的疾病。可按病变部位的解剖形态等情况，酌量吸拔数个乃至数十个部位。如某一肌束劳损时可按肌束的位置成行排列吸拔多个火罐，称为“排罐法”。治疗某些内脏或器官的瘀血时，可按脏器的解剖部位的范围在相应的体表部位纵横并列吸附几个罐子进行拔罐治疗。

闪罐疗法

罐子吸上后，立即取下，反复吸拔多次，至皮肤潮红为止。多用于局部皮肤麻木或功能减退的虚证病例。

留罐疗法

拔罐后，留置一定的时间，一般留置 5 ～ 15 分钟。罐大吸拔力强的应适当减少留罐时间，夏季及肌肤菲薄处，留罐时间也不宜过长，以免损伤皮肤。

推罐疗法

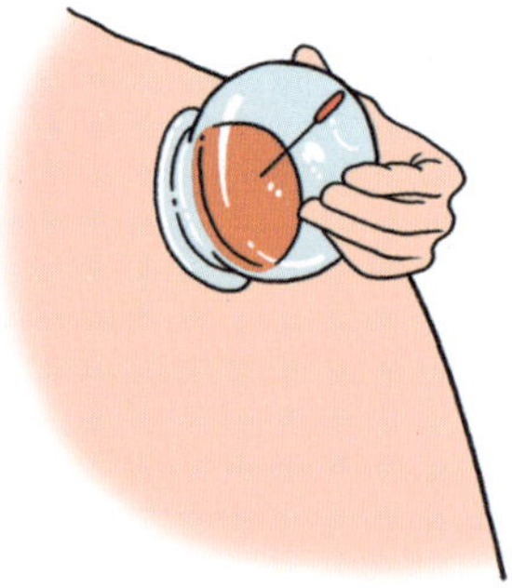

又称走罐疗法，一般用于面积较大，肌肉丰富的部位，如腰背、大腿等部位。

先在罐口涂一些润滑油脂，待罐吸上后，以手握住罐底，稍倾斜，即后半边着力，前半边略提起，慢慢向前推动，这样在皮肤表面上下或左右来回推拉移动数次，至皮肤潮红为止。

留针拔罐疗法

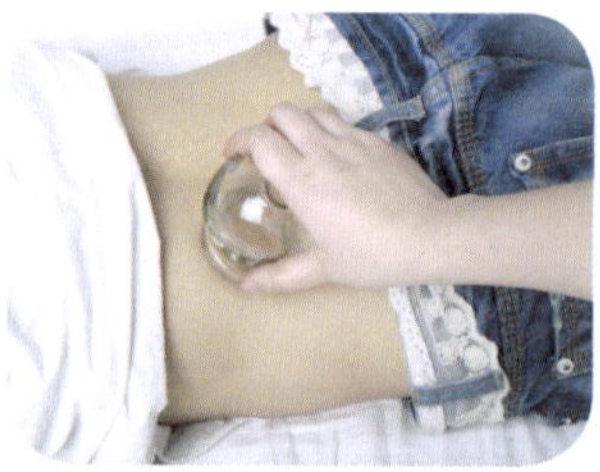

先在相关的部位施行针刺，待达到一定的刺激量后，将针留在原处，再以针刺处为中心，拔上火罐。如果与药罐结合，称为“针药罐”，多用于风湿病。

刺络拔罐疗法

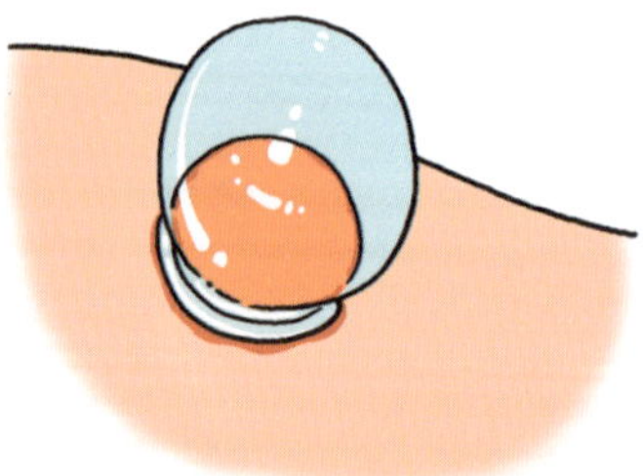

用三棱针、陶瓷片、粗毫针、小眉刀、皮肤针、滚刺筒等，先按病变部位的大小和出血要求，按刺血法刺破小血管，然后拔以火罐，可以加强刺血法的效果。适用于各种急慢性软组织损伤、神经性皮炎、皮肤瘙痒、丹毒、神经衰弱、胃肠神经官能症等。

灸罐疗法

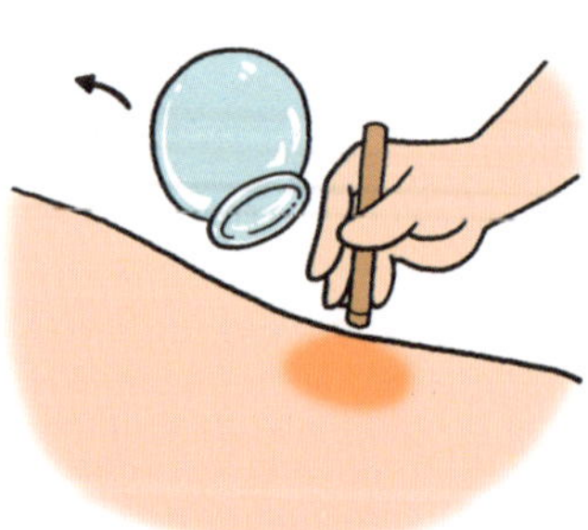

吸拔罐，留罐10分钟，起罐后用艾条点燃温灸各穴10分钟，以皮肤有温热感为宜。

二、拔罐时须注意的几个事项

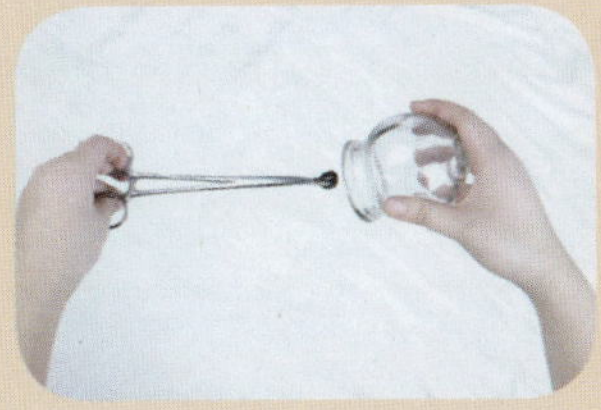

1. 操作禁忌。拔罐时，切忌火烧罐口，否则会烫伤皮肤；留罐时间不宜超过 20 分钟，否则会损伤皮肤。

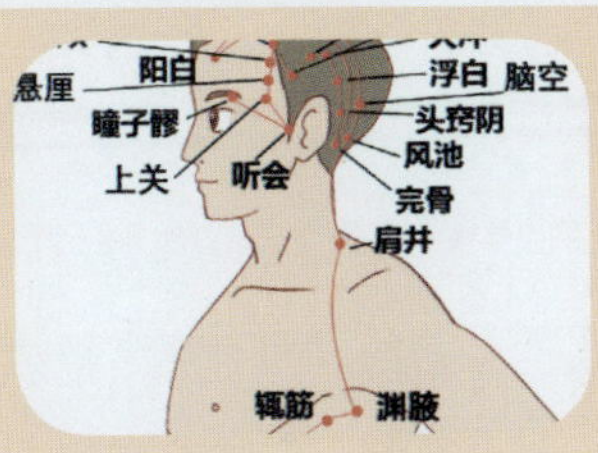

2. 部位禁忌。皮肤过敏处、溃疡处、水肿及心脏、大血管，孕妇的腰骶、下腹部，均不宜拔罐。

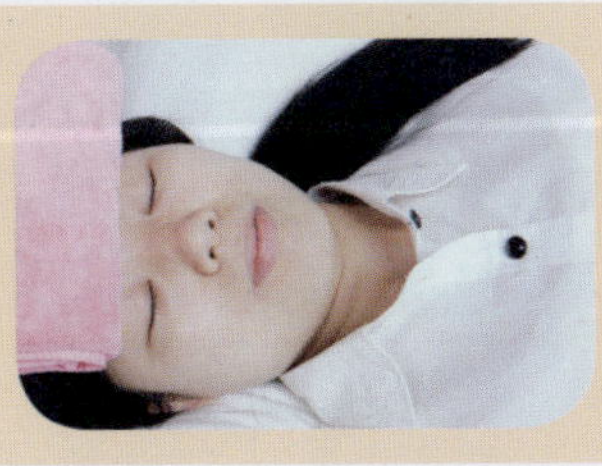

3. 高热、抽搐、痉挛等症患者忌拔罐；肌肉瘦削或骨骼凹凸不平及毛发多的部位不宜使用拔罐。

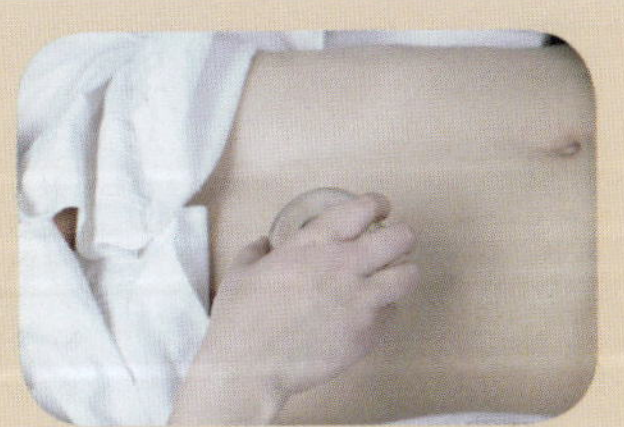

4. 针罐并用时，须防止肌肉收缩发生弯针，并避免将针按压入深处，造成肌肉、皮肤损伤。胸背部腧穴均须慎用拔罐 。

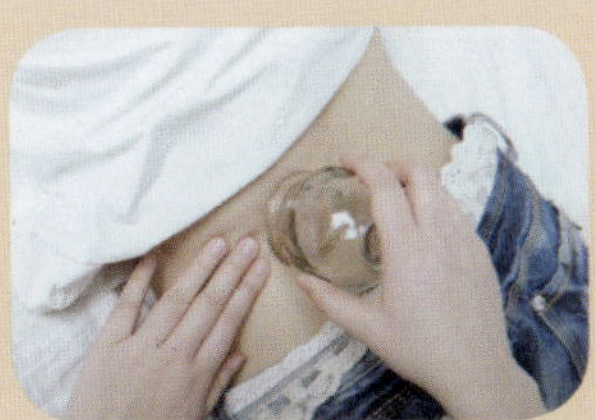

5. 起罐时，手法要轻缓，以一手抵住罐边皮肤，按压一下，使气漏入，罐子即能脱下，不可硬拉或旋动。

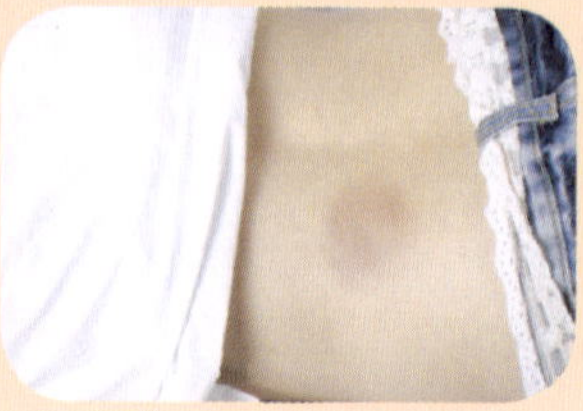

6. 拔罐后，一般局部皮肤会呈现红晕或发绀色瘀血斑，此为正常现象，会自行消退，如局部瘀血严重者，不宜在原位再拔。

第二章

拔罐常用的九大要穴

第一节　人体气血运行通道

经络学说是中医学中的重要内容，也是拔罐疗法的理论基础。中医学认为，人体的五脏六腑、四肢百骸的气血都是相互连接的，而连接它们的通道正是经络。

十四经脉包括十二经脉及任脉和督脉，是针灸、拔罐、刮痧、按摩选穴取穴的主要依据。

十二经脉包括手三阴经（手太阴肺经、手厥阴心包经、手少阴心经）、手三阳经（手阳明大肠经、手少阳三焦经、手太阳小肠经）、足三阳经（足阳明胃经、足少阳胆经、足太阳膀胱经）、足三阴经（足太阴脾经、足厥阴肝经、足少阴肾经），也称为“十二正经”。

一、手太阴肺经

手太阴肺经起自中焦（腹部）；

向下联络大肠；

回过来沿着胃的上口贯穿膈肌，入属肺脏；

从肺系（气管、咽喉）横行出胸壁外上方，走向腋下，沿上臂前外侧；

至肘中后再沿前臂桡侧下行至寸口（桡动脉搏动处）；

又沿手掌大鱼际外缘出拇指桡侧端。

其支脉从腕后桡骨茎突上方分出，经手背虎口部至示指桡侧端。

〈手太阴肺经图〉

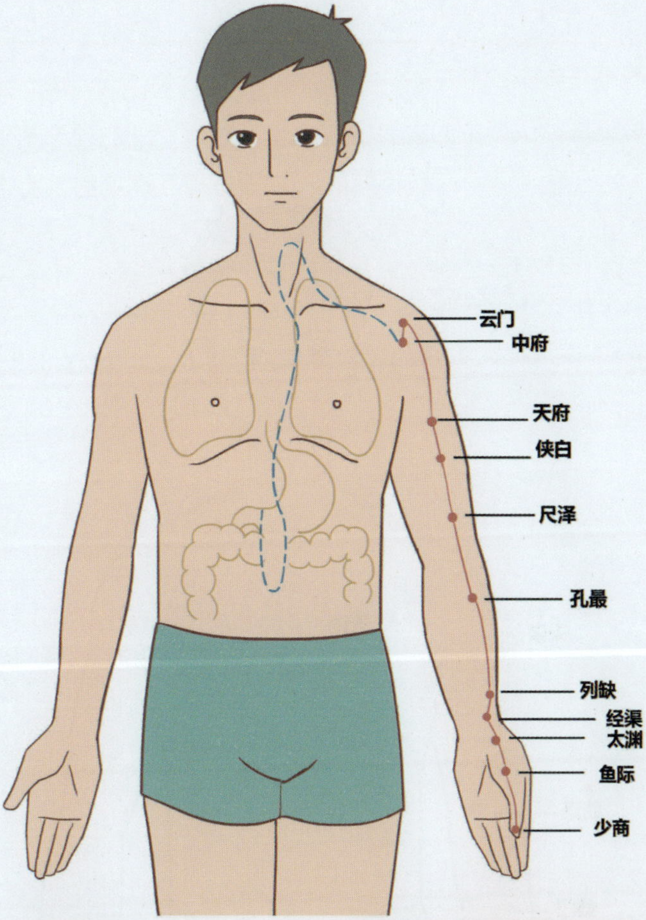

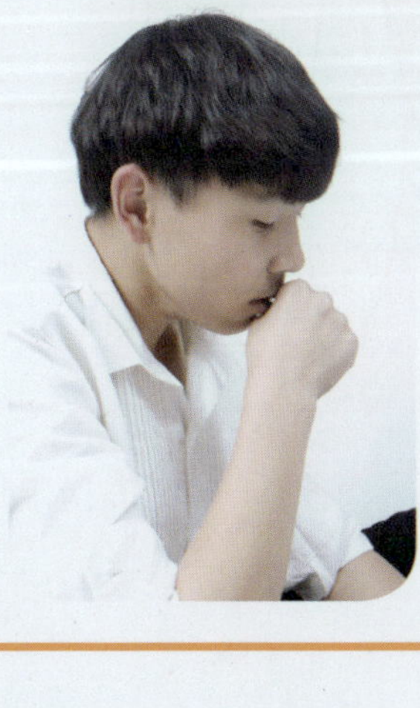

这一经脉发生病变主要表现为胸部满闷，咳嗽，气喘，锁骨上窝痛，小便频数，肩背、上肢前边外侧发冷，麻木酸痛等。

二、手厥阴心包经

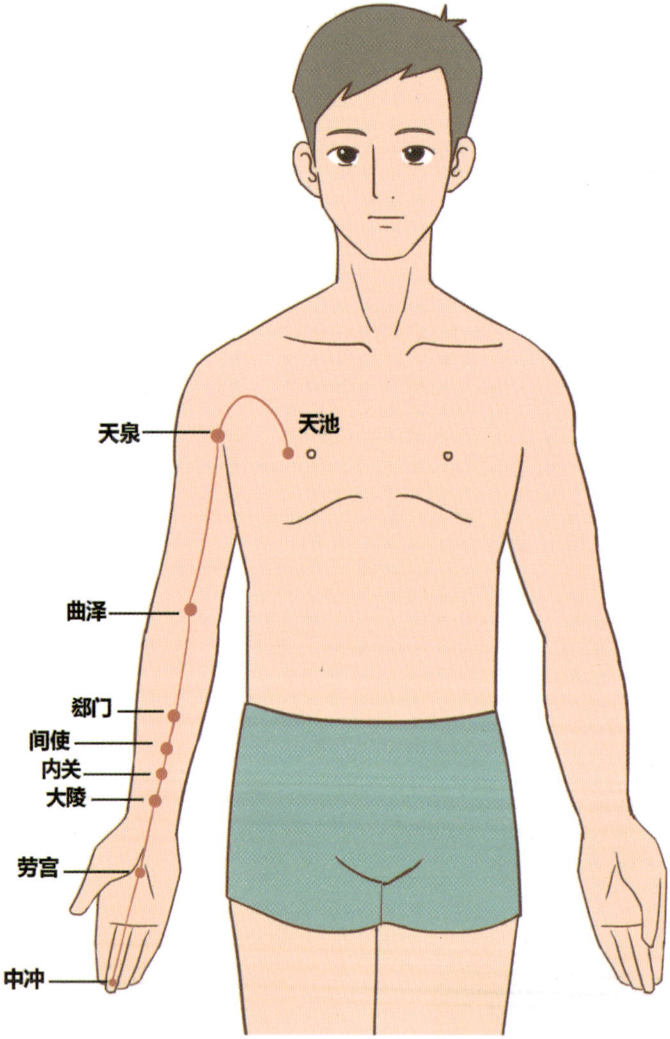

手厥阴心包经图

手厥阴心包经起于胸中。

出属心包络。

向下穿过膈肌。

联络于上、中、下三焦。

其分支从胸中分出，出胁部当腋下3寸处天池穴；

向上至腋窝下；

沿上肢内侧中线入肘，过腕部，入掌中。

沿中指桡侧至末端中冲穴。另一分支从掌中分出，沿无名指尺侧端行。

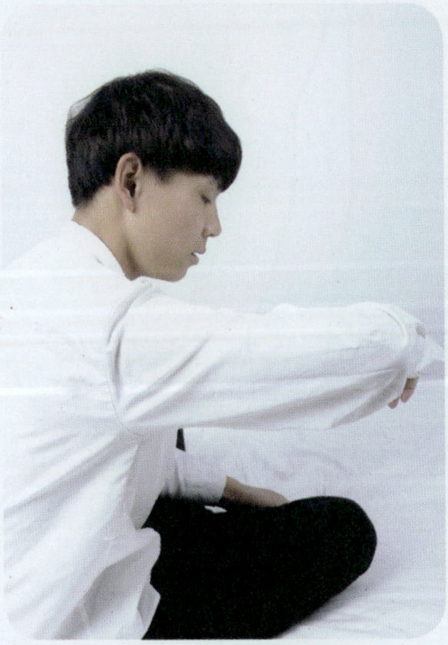

此经脉发生病变主要表现为手心热，肘臂曲伸困难，腋下肿胀，胸胁胀闷，心痛，心烦，面红，目黄，喜怒无常等。

三、手少阴心经

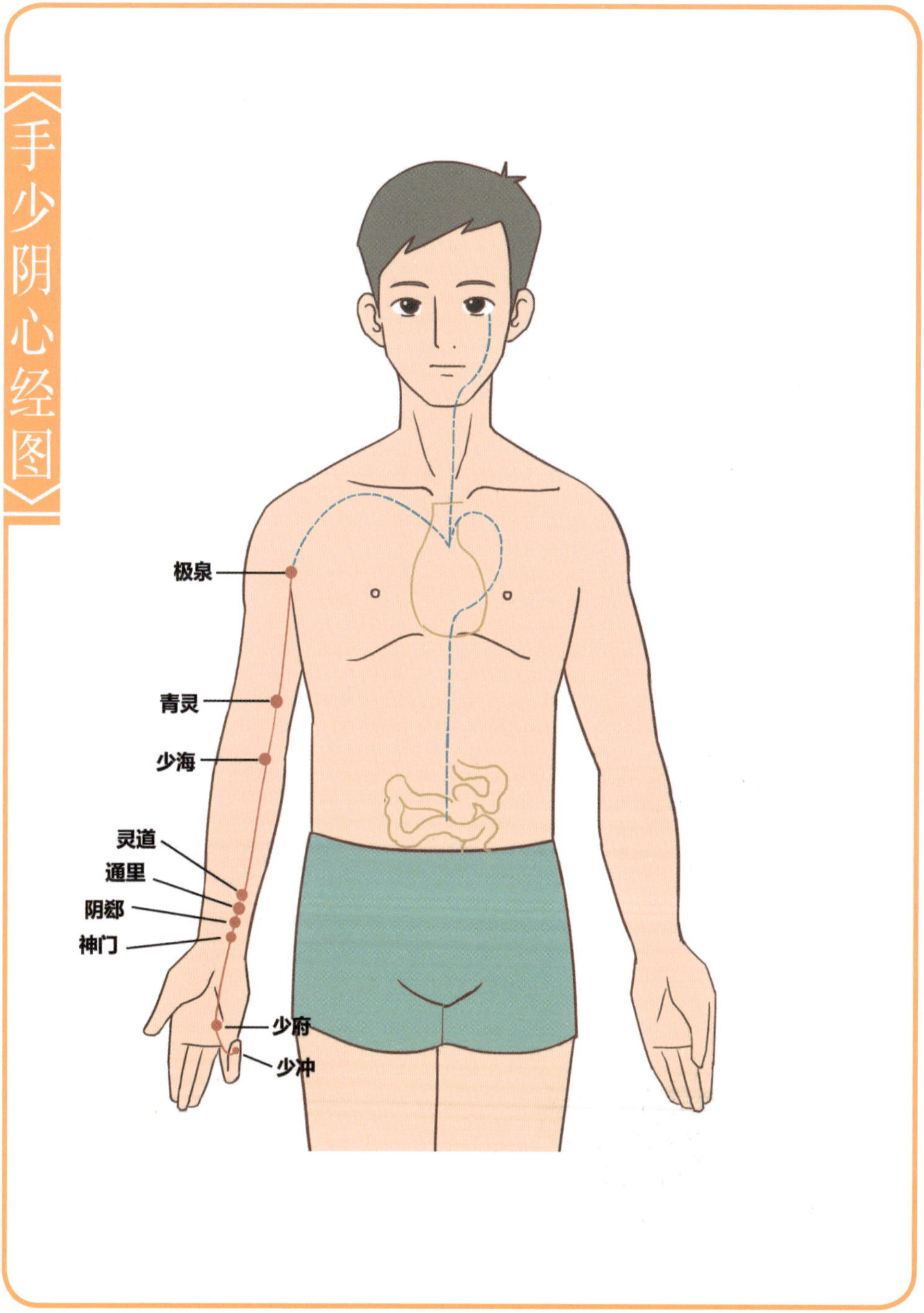

手少阴心经起于心中。

出属心系；

内行主干向下穿过膈肌。

联络小肠。

外行主干，从心系上肺，

斜出腋下；

沿上臂内侧后缘，过肘中。

经掌后锐骨端，进入掌中，沿小指桡侧至末端。

支脉从心系向上；

夹着咽喉两旁。

连系于目系。

即眼球内连于脑的脉络。

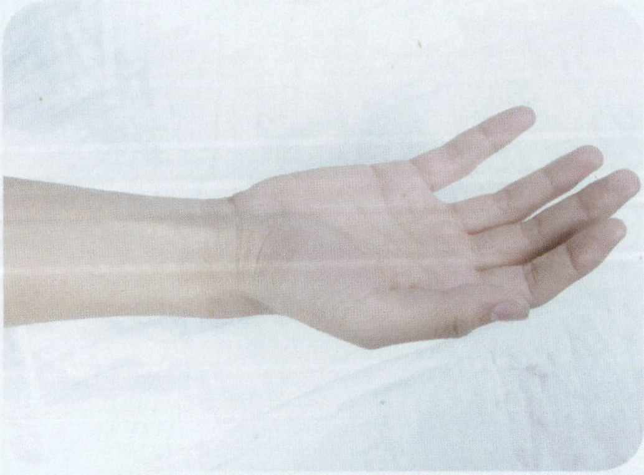

该经脉主要发病为：脏腑病，表现为心痛、嗌干、口渴等；经脉病，表现为目黄、胁痛、臑臂内后廉痛厥，掌心热痛。

四、手阳明大肠经

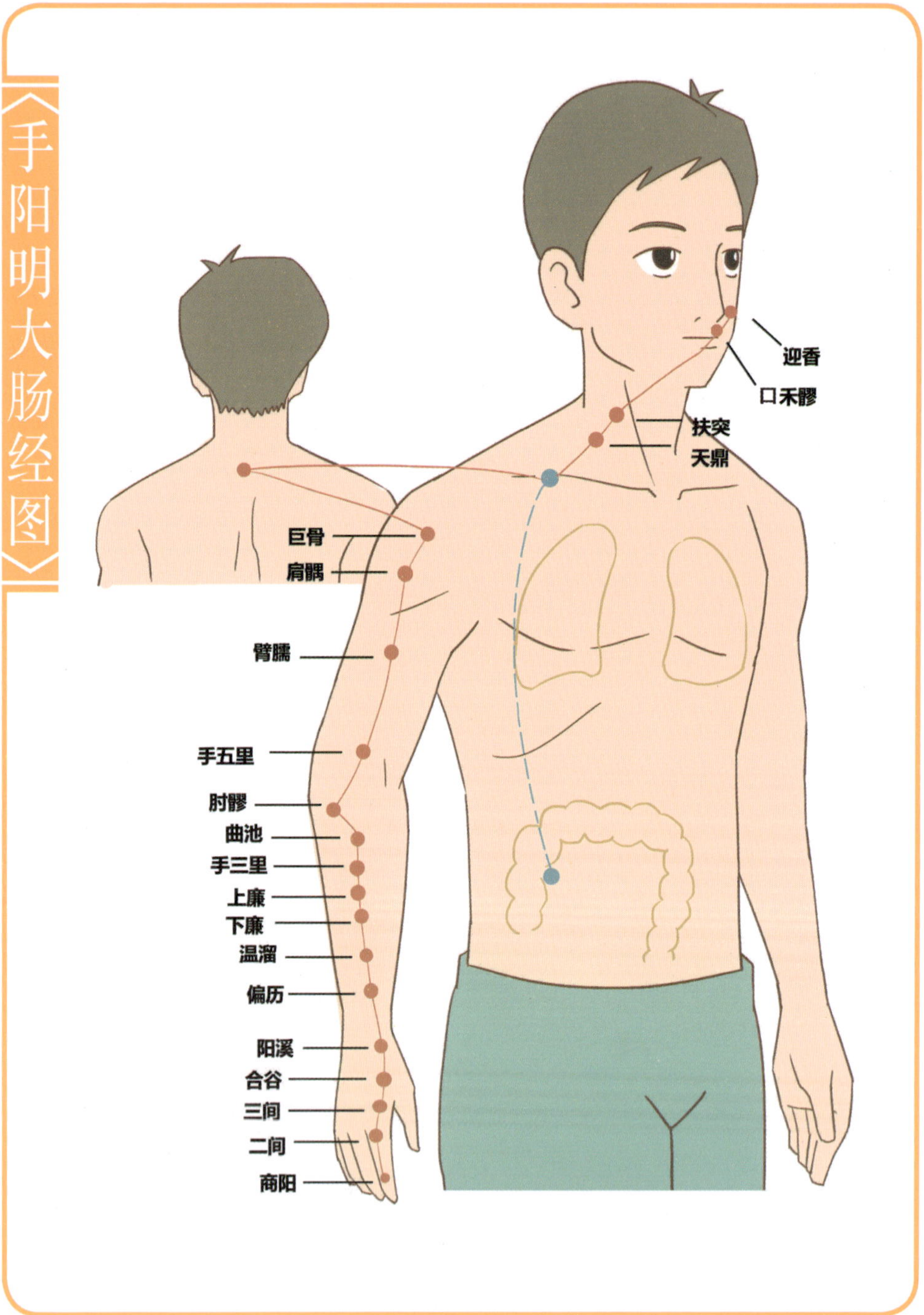
手阳明大肠经图
迎香
口禾髎
扶突
天鼎
巨骨
肩髃
臂臑
手五里
肘髎
曲池
手三里
上廉
下廉
温溜
偏历
阳溪
合谷
三间
二间
商阳

手阳明大肠经起于示指桡侧端（商阳穴）。
经过手背行于上肢伸侧前缘；
上肩至肩关节前缘。
向后与督脉在大椎穴处相会；
再向前下行入锁骨上窝（缺盆）。
进入胸腔络肺；
通过膈肌下行；
入属大肠。
其分支从锁骨上窝上行。
经颈部至面颊；
入下齿中，回出夹口两旁，左右交叉于人中。
至对侧鼻翼旁，经气于迎香穴处与足阳明胃经相接。

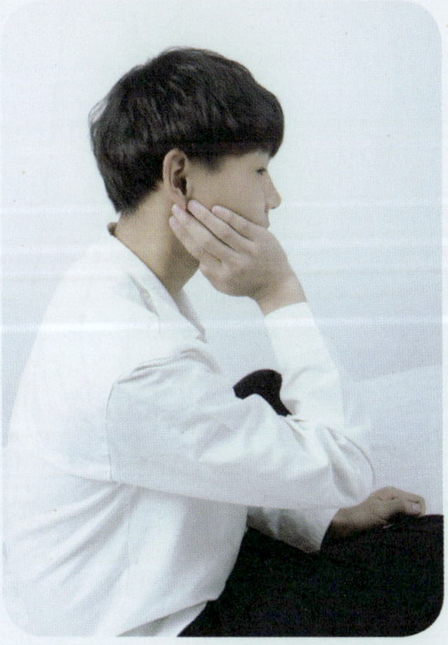

本经脉出现了异常时，身体就会表现下列病症：牙齿痛、颈部肿胀、眼睛昏黄、口干、鼻塞、流清涕或出血，咽喉疼痛，肩前、上臂部疼痛等。

五、手少阳三焦经

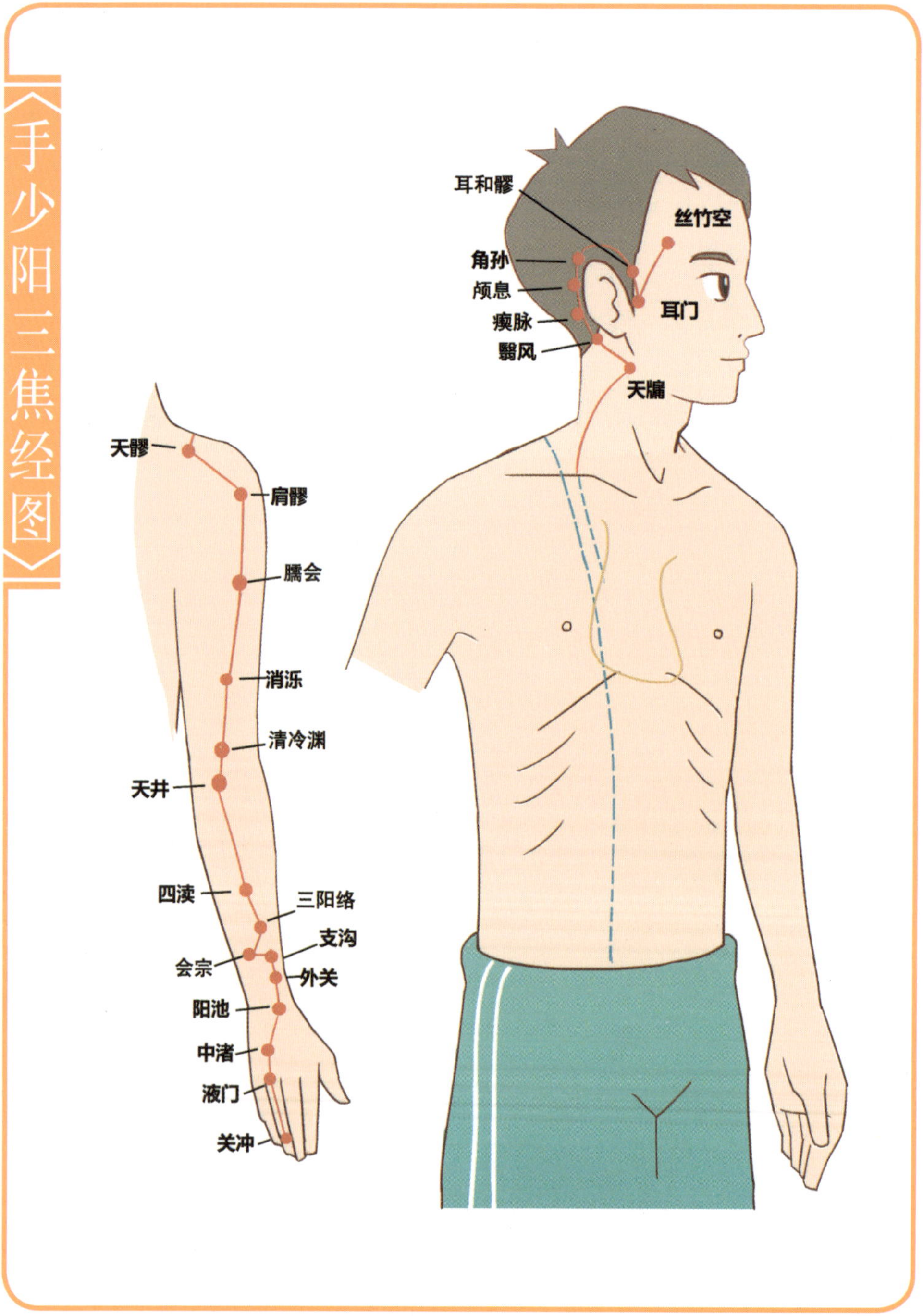
手少阳三焦经图
耳和髎
丝竹空
角孙
颅息
耳门
瘈脉
翳风
天牖
天髎
肩髎
臑会
消泺
清冷渊
天井
四渎
三阳络
支沟
会宗
外关
阳池
中渚
液门
关冲

手少阳三焦经脉起于小指、次指之端。
上出两指之间。
循手表腕；
出臂外两骨之间。
上贯肘，循臑外上肩；
而交出足少阳之后。
入缺盆，布膻中，散络心包，下膈，遍属三焦。

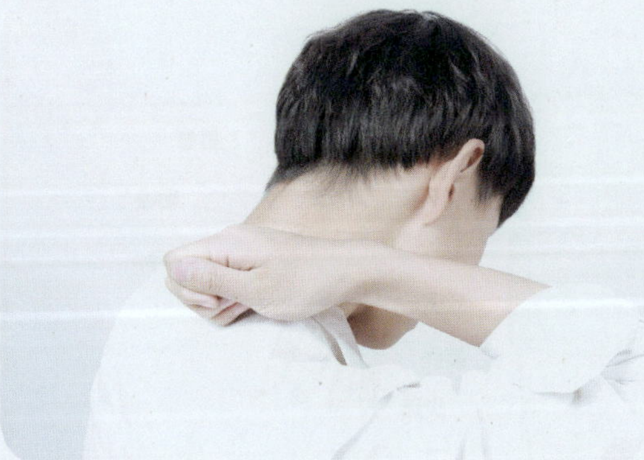

该经脉发生病变的主要表现为：耳聋、耳鸣、咽喉肿痛，外三焦经眼角痛，汗出，腮肿，耳后、肩、肘、臂部经脉通过处疼痛等症状。

六、手太阳小肠经

手太阳小肠经图

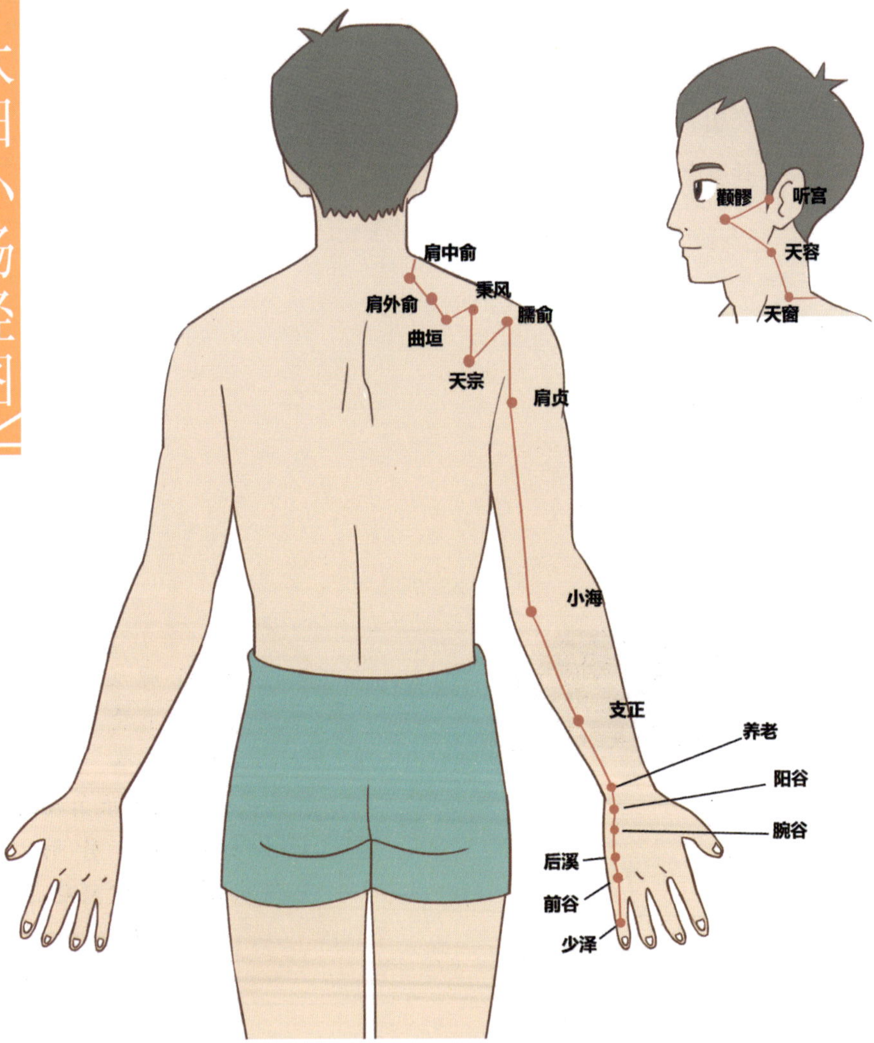

手太阳小肠经脉起于手小指尺侧端少泽穴。

沿手背、上肢外侧后缘;

过肘部,到肩关节后面;

绕肩胛部,左右交会并与督脉在大椎穴处相会。

前行入缺盆;

深入体腔,络心,沿食管,穿过膈肌,到达胃部。

下行,属小肠。

其分支从面颊部分出;

向上行于眼下,至目内眦;

经气于睛明穴与足太阳膀胱经相接。

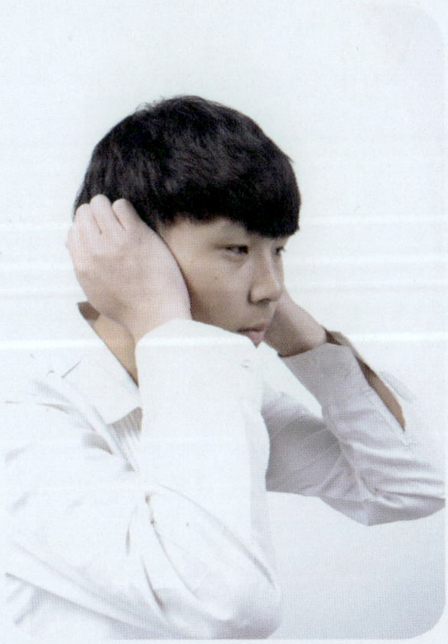

本经脉发生病变的主要表现为:咽痛、下颌肿、耳聋、中耳炎、眼痛、头痛、扁桃体红肿、失眠、落枕、肩痛、腰扭伤,目黄和肩部、上肢后边内侧本经脉通过处疼痛等症状。

七、足阳明胃经

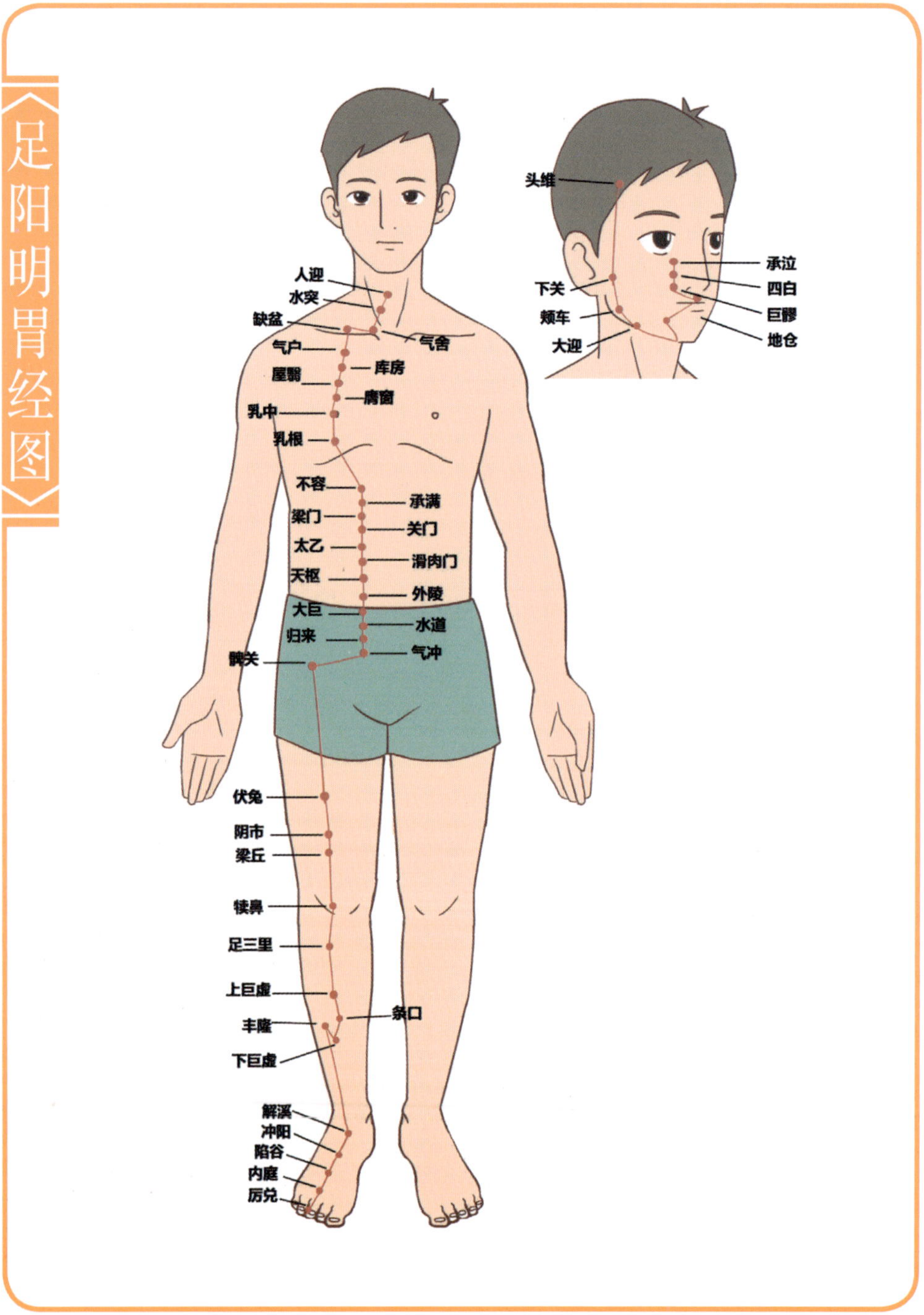
足阳明胃经图
头维
下关
颊车
大迎
承泣
四白
巨髎
地仓
人迎
水突
缺盆
气舍
气户
库房
屋翳
膺窗
乳中
乳根
不容
承满
梁门
关门
太乙
滑肉门
天枢
外陵
大巨
水道
归来
气冲
髀关
伏兔
阴市
梁丘
犊鼻
足三里
上巨虚
条口
丰隆
下巨虚
解溪
冲阳
陷谷
内庭
厉兑

足阳明胃经脉起于鼻翼旁（迎香穴）。

夹鼻上行，左右侧交会于鼻根部；

旁行入目内眦，与足太阳经相交；

向下沿鼻柱外侧；

入上齿中，还出，夹口两旁，环绕嘴唇。

在颏唇沟承浆穴处左右相交；

退回沿下颌骨后下缘到大迎穴处；

沿下颌角上行过耳前，经过上关穴（客主人穴），沿发际，至额前。

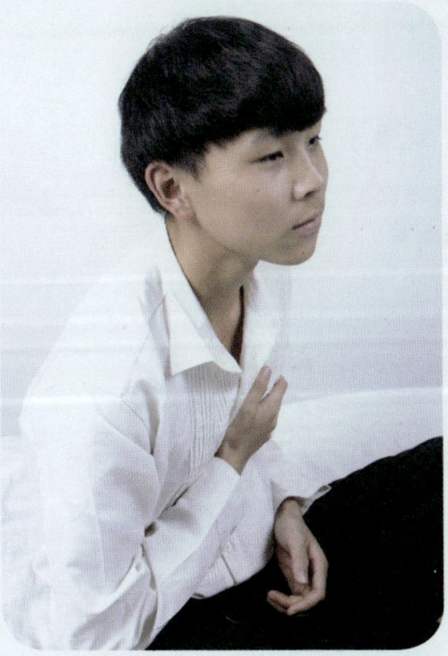

本经脉主治肠胃等消化系统、神经系统、呼吸系统、循环系统的某些病症，咽喉、头面、口腔、牙、鼻等器官病症，以及本经脉所经部位之病症。

八、足少阳胆经

足少阳胆经图

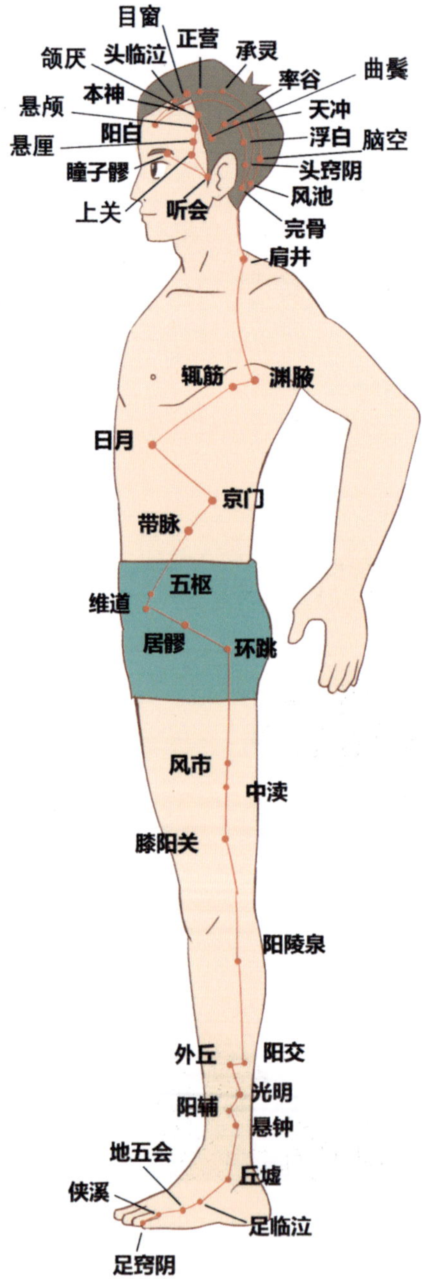

足少阳胆经脉循行路线起于眼外角（瞳子髎），

向上达额角部，

下行至耳后（风池穴），

由颈侧，经肩，进入锁骨上窝。

直行脉再走到腋下。

沿胸腹侧面。

在髋关节与眼外角支脉会合。

然后沿下肢外侧中线下行。

经外踝前，沿足背到足第 4 趾外侧端（窍阴穴）。

有 3 个分支：一支从耳（风池穴）穿过耳中，经耳前到眼角外；一支从外眼角分出，下走大迎穴，与手少阳三焦经会合于目眶下，下经颊车和颈部进入锁骨上窝，继续下行胸中，穿过膈肌，络肝属胆，沿胁肋到耻骨上缘阴毛边际（气冲穴），横入髋关节（环跳穴）；另一支从足背（临泣穴）分出，沿第 1 至第 2 跖骨间到大拇趾甲后（大敦穴）。

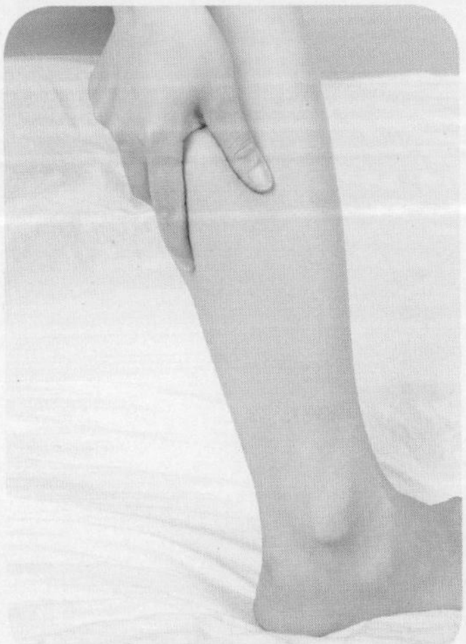

本经脉发生病变主要表现为：口苦，胁痛，偏头痛，外眼角痛，颈及锁骨上窝肿痛，腋下淋巴结肿大，股、膝、小腿外侧疼痛及第 4 足趾运动出现障碍等病症。

九、足太阳膀胱经

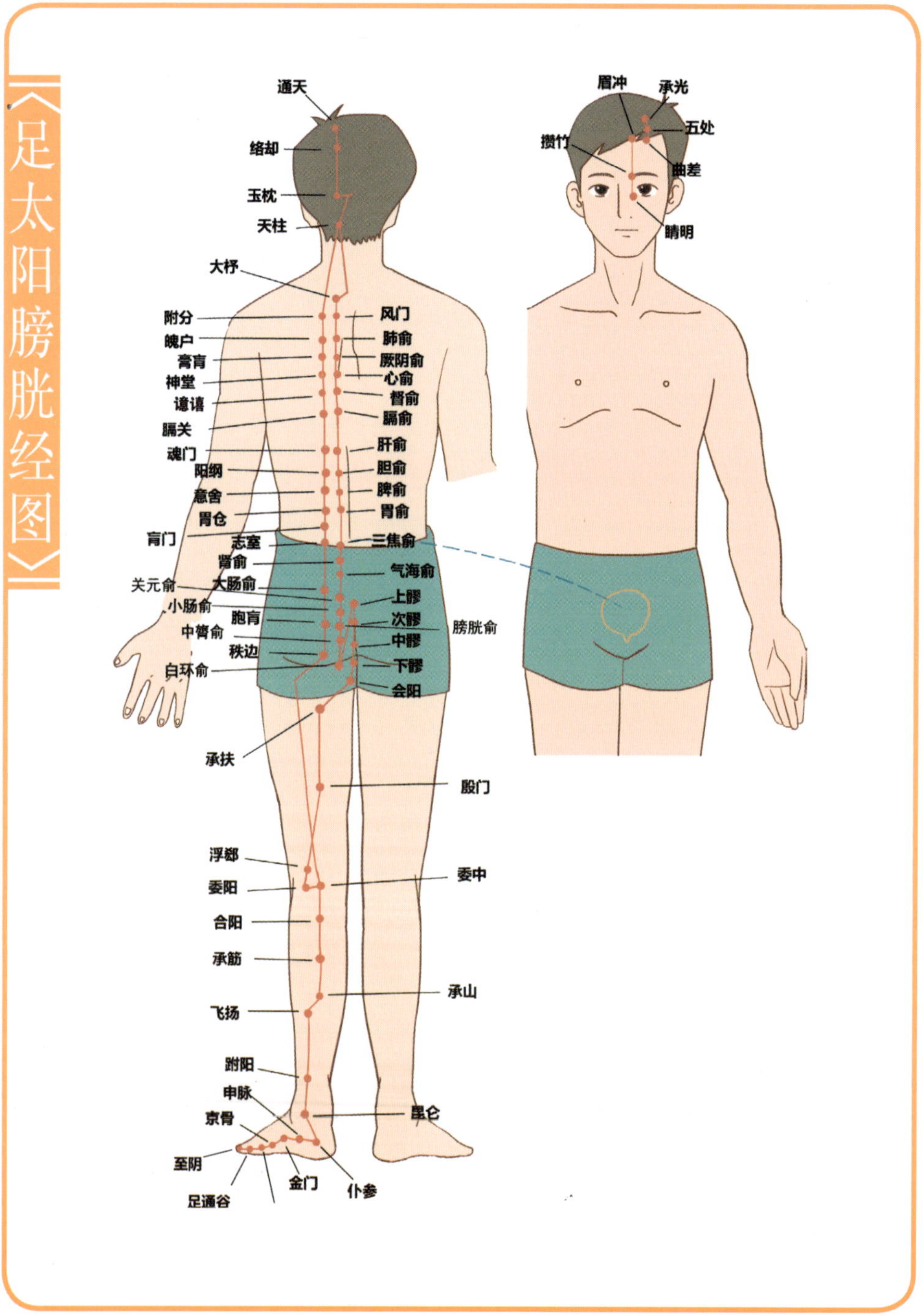
足太阳膀胱经图
通天
络却
玉枕
天柱
大杼
附分
魄户
膏肓
神堂
譩譆
膈关
魂门
阳纲
意舍
胃仓
肓门
志室
风门
肺俞
厥阴俞
心俞
督俞
膈俞
肝俞
胆俞
脾俞
胃俞
三焦俞
肾俞
气海俞
关元俞
大肠俞
上髎
小肠俞
胞肓
次髎
膀胱俞
中膂俞
中髎
秩边
下髎
白环俞
会阳
承扶
殷门
浮郄
委阳
委中
合阳
承筋
承山
飞扬
跗阳
申脉
昆仑
京骨
至阴
足通谷
金门
仆参
眉冲
承光
五处
攒竹
曲差
睛明

足太阳膀胱经起于目内眦（睛明穴）。

上达额部。

左右交会于头顶部（百会穴）。

本经脉分支从头顶部分出，至耳上角部。

直行本经脉从头顶部分别向后行至枕骨处；

进入颅腔，络脑。

回出分开下行至项部（天柱穴）。

下行交会于大椎穴。

再分左右沿肩胛部内侧，夹脊柱两旁（1.5 寸）。

到达腰部（肾俞穴）。

从脊柱两旁肌肉进入体腔，联络肾脏，属于膀胱。

一分支从腰部分出，沿脊柱两旁下行，穿过臀部。

从大腿后侧外缘下行至腘窝中（委中穴）。

腰部的支脉，向下通过臀部，进入腘窝中。

后项支脉，通过肩胛内缘直下，经过臀部下行，

沿大腿后侧至腘窝中与前一支脉会合，然后下行穿过腓肠肌。

出走于足外踝后面，沿足背外侧缘至小趾外侧端（至阴穴），交于足少阴肾经。

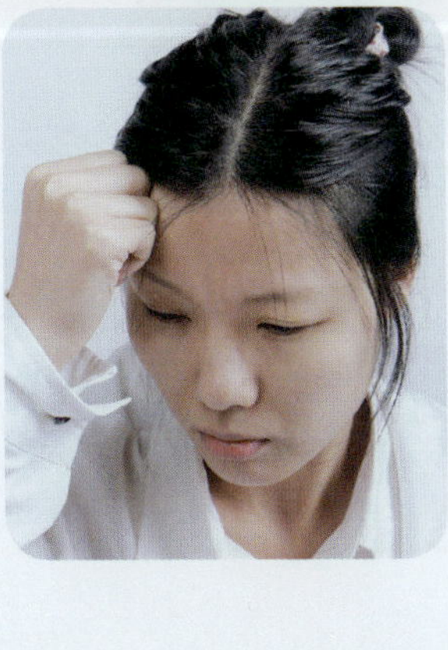

本经脉腧穴可主治泌尿生殖系统、神经系统、呼吸系统、循环系统、消化系统的病症及本经脉所经过部位的病症。如癫痫、头痛、目疾、鼻病、遗尿、小便不利及下肢后侧部位疼痛等病症。

十、足太阴脾经

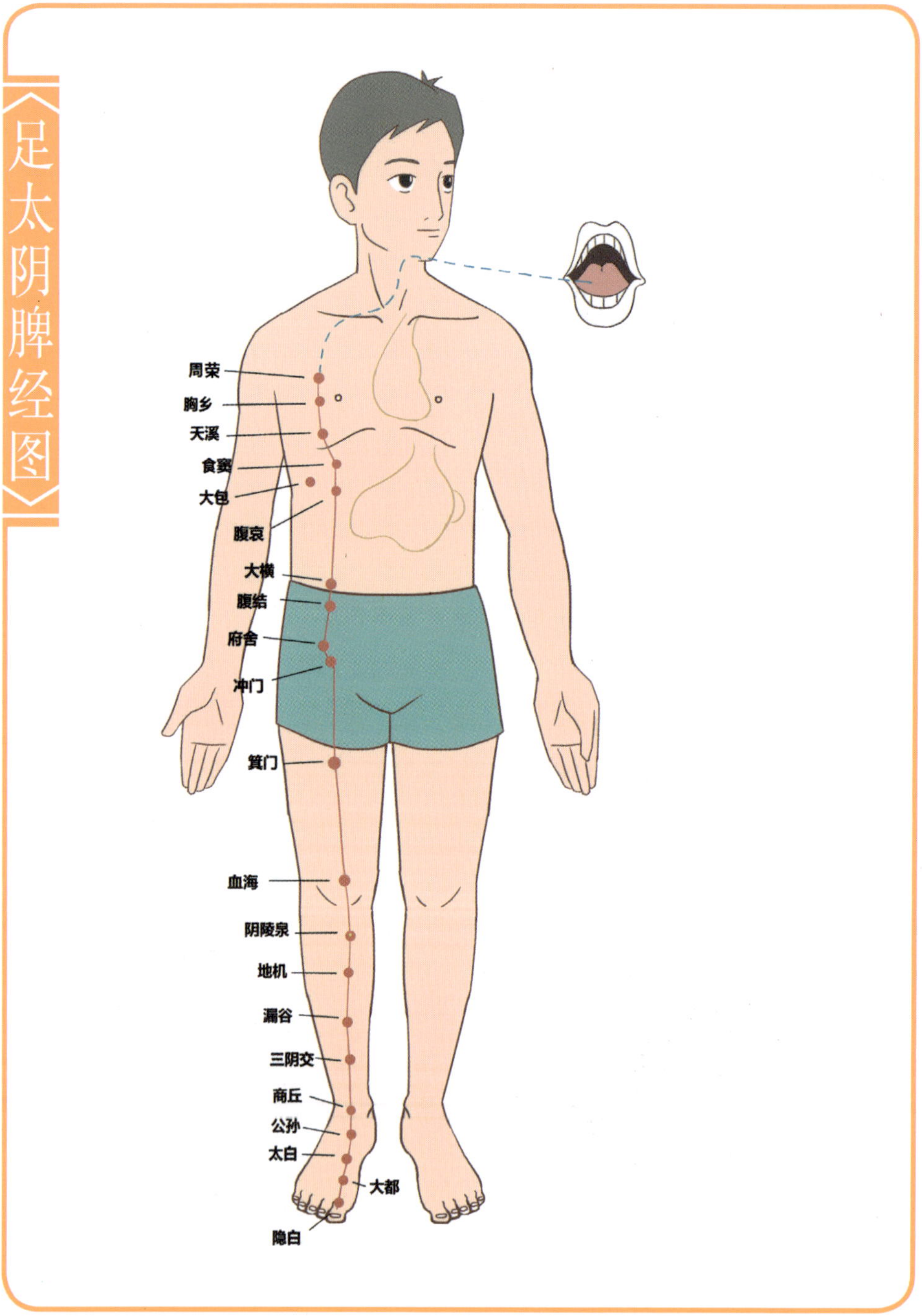
足太阴脾经图
周荣
胸乡
天溪
食窦
大包
腹哀
大横
腹结
府舍
冲门
箕门
血海
阴陵泉
地机
漏谷
三阴交
商丘
公孙
太白
大都
隐白

足太阴脾经脉起于足大趾内侧端隐白穴。

沿内侧赤白肉际上行。

过内踝的前缘，沿小腿内侧正中线上行。

在内踝上8寸处，交出足厥阴肝经之前。

上行沿大腿内侧前缘。

进入腹部，属脾，络于胃。

向上穿过膈肌，沿食管两旁。

连舌本，散舌下。

其分支从胃别出，上行通过膈肌，注入心中，交于手少阴心经。

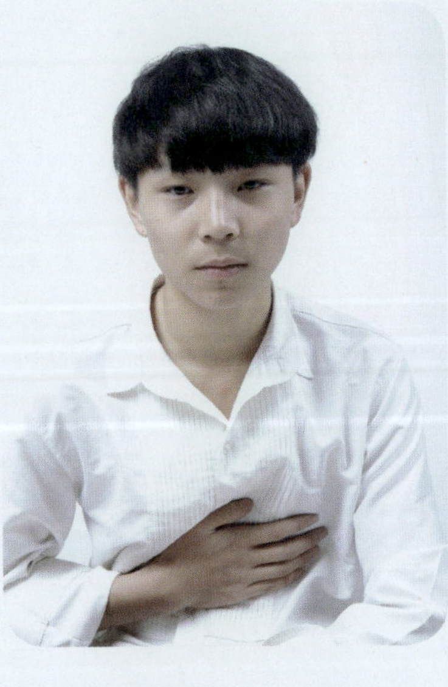

若脾经出现问题，会出现腹胀、便溏、下痢、胃脘痛、嗳气、疲惫无力等症状。此外，舌根剧痛，下肢内侧肿胀等均为脾经失调。

十一、足厥阴肝经

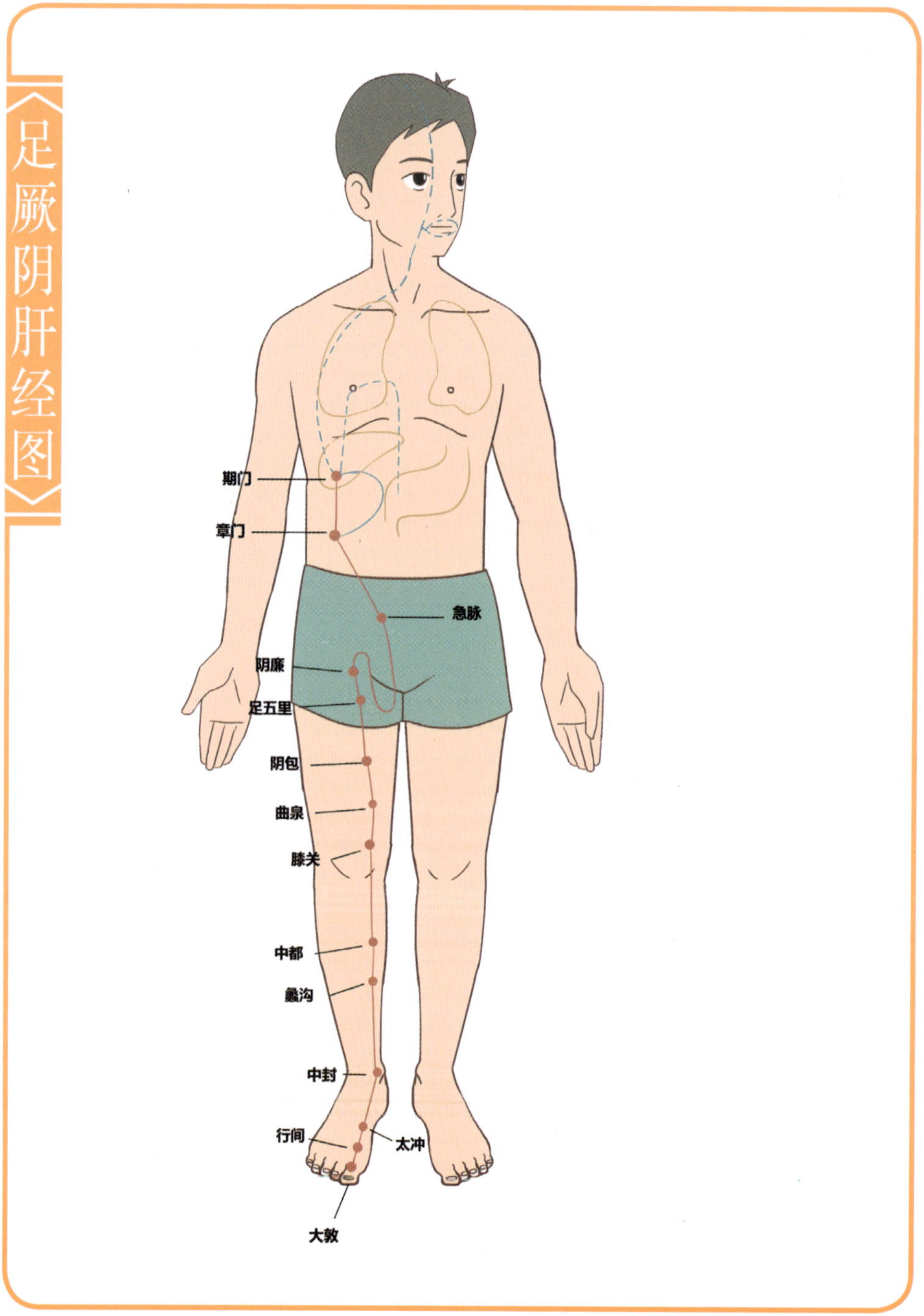

足厥阴肝经脉起于足大趾外侧毫毛处（大敦穴），

向上沿足背至内踝前1寸处；

向上沿胫骨内缘，在内踝上8寸处交出足太阴脾经之后；

上行过膝内侧；

沿大腿内侧中线进入阴毛中，绕阴器，至小腹，夹胃两旁，属于肝脏，联络胆腑；

向上穿过膈肌，分布于胁肋部。

沿咽喉的后边，向上进入鼻咽部，

连接于“目系”，向上出于前额，与督脉会于头顶部。

其分支从肝分出，穿过膈肌，向上流注于肺，交于手太阴肺经。

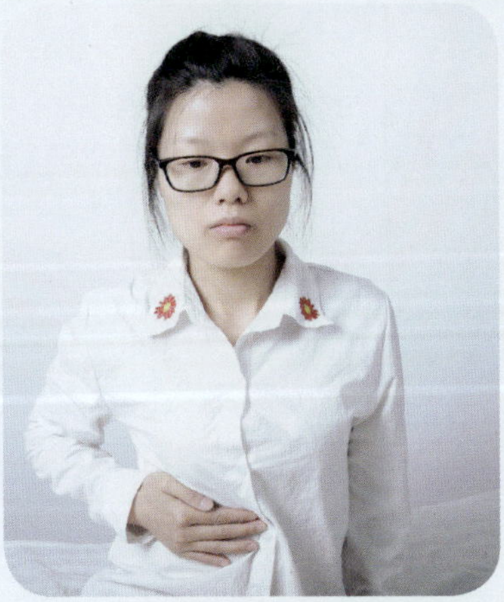

该经脉发生病变临床主要表现为：腰痛不可以俯仰，胸胁胀满，小腹疼痛，疝气，巅顶痛，咽干，眩晕，口苦，情志抑郁或易怒等。

十二、足少阴肾经

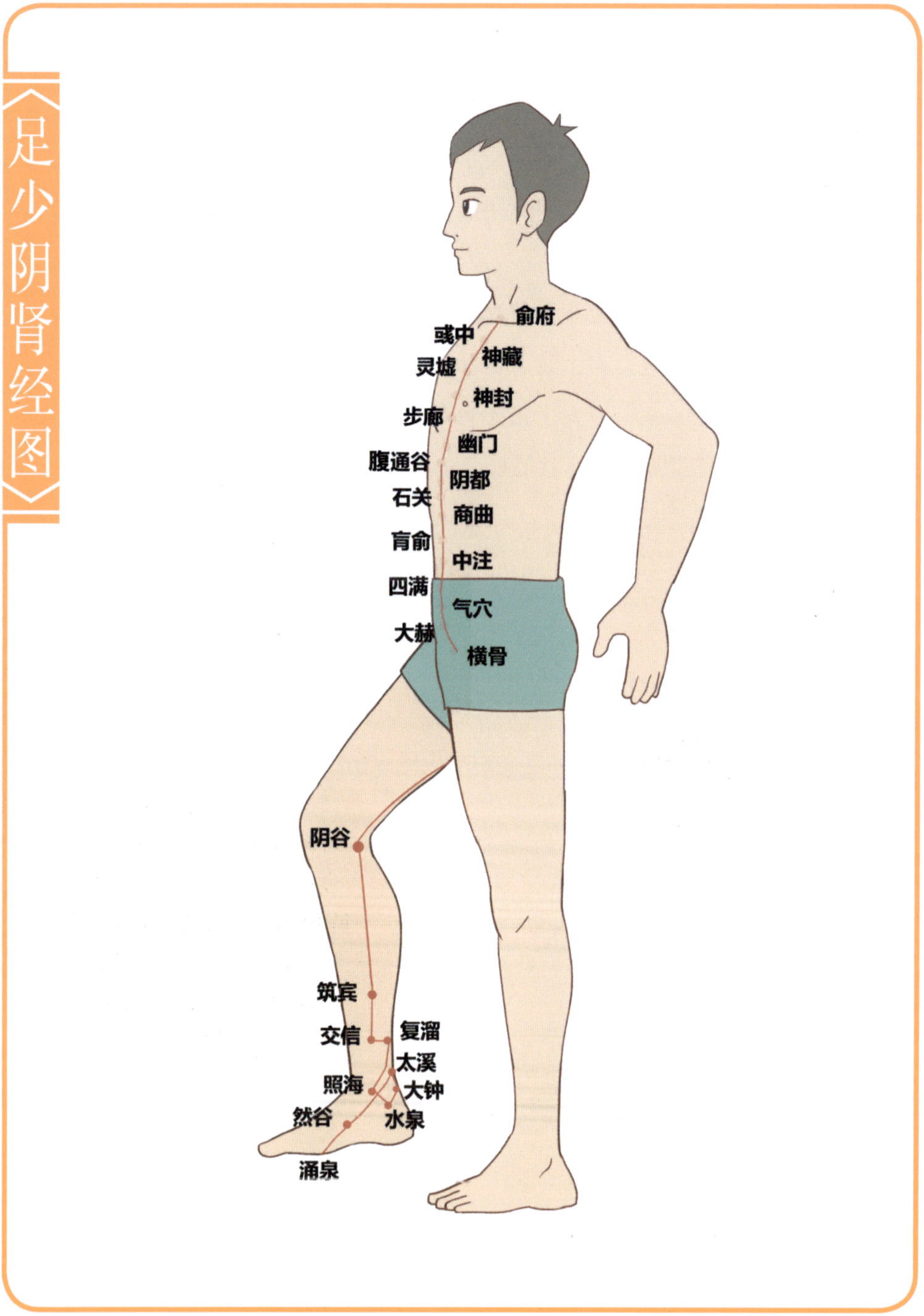
足少阴肾经图
俞府
彧中
神藏
灵墟
神封
步廊
幽门
腹通谷
阴都
石关
商曲
肓俞
中注
四满
气穴
大赫
横骨
阴谷
筑宾
交信
复溜
太溪
照海
大钟
然谷
水泉
涌泉

足少阴肾经脉起于足小趾下面；
斜行于足心（涌泉穴），出行于舟骨粗隆之下；
沿内踝后缘，分出进入足跟；
向上沿小腿内侧后缘，至腘窝内侧；
上股内侧后缘入脊内（长强穴）；
穿过脊柱，属肾，络于膀胱。
本经脉直行于腹腔内；
从肾上行，穿过肝和膈肌，进入肺；
沿喉咙，到舌根两旁。
本经脉一分支从肺中分出，络于心；
注于胸中，交于手厥阴心包经。

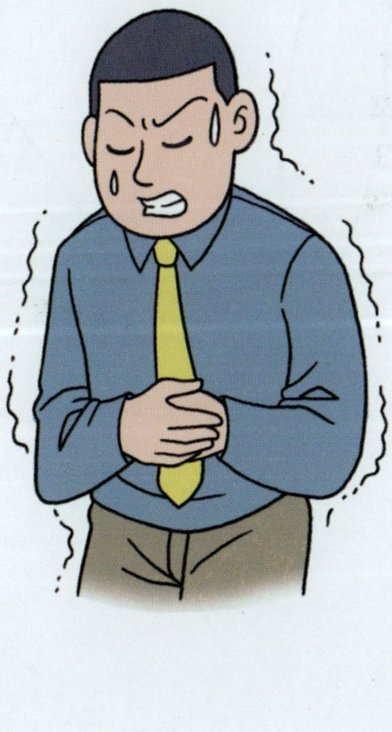

本经脉主要治疗妇科、前阴、肾、肺、咽喉等病症。如月经不调、阴挺、遗精、小便不利、水肿、便秘、泄泻，以及经脉循行部位的病变。

十三、任脉

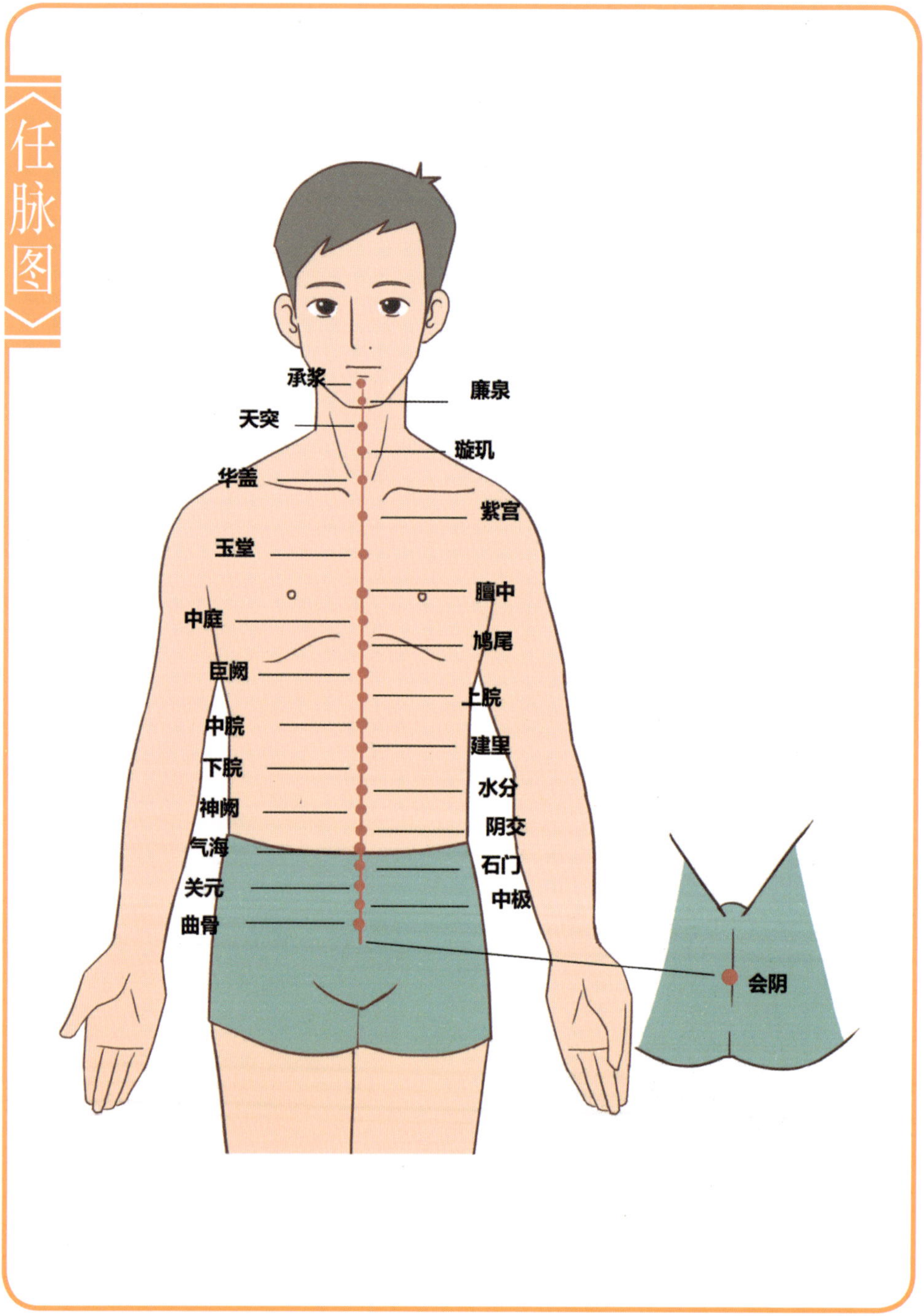
任脉图
承浆
廉泉
天突
璇玑
华盖
紫宫
玉堂
膻中
中庭
鸠尾
巨阙
上脘
中脘
建里
下脘
水分
神阙
阴交
气海
石门
关元
中极
曲骨
会阴

任脉是奇经八脉之一，与督、冲二脉皆起于胞中，同出“会阴”，称为“一源三歧”。

任脉行于胸腹正中，上抵颏部。

任脉与六阴经有联系，称为“阴脉之海”，具有调节全身诸阴经经气之作用。

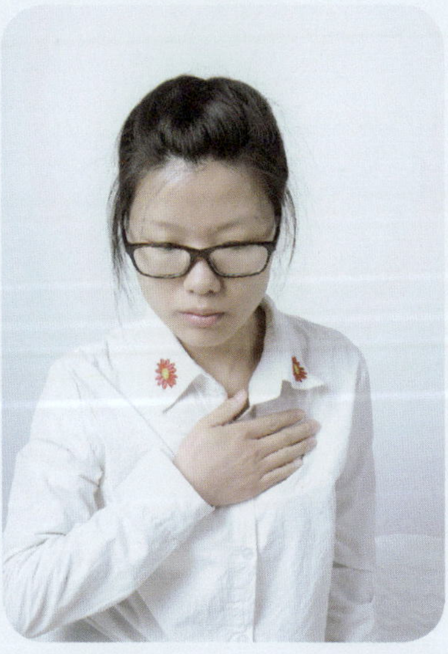

本经脉腧穴主治小腹、胸、颈、头面局部等部位的病症及相应的内脏器官疾病，少数腧穴有强壮作用，并可治疗神志病症。

十四、督脉

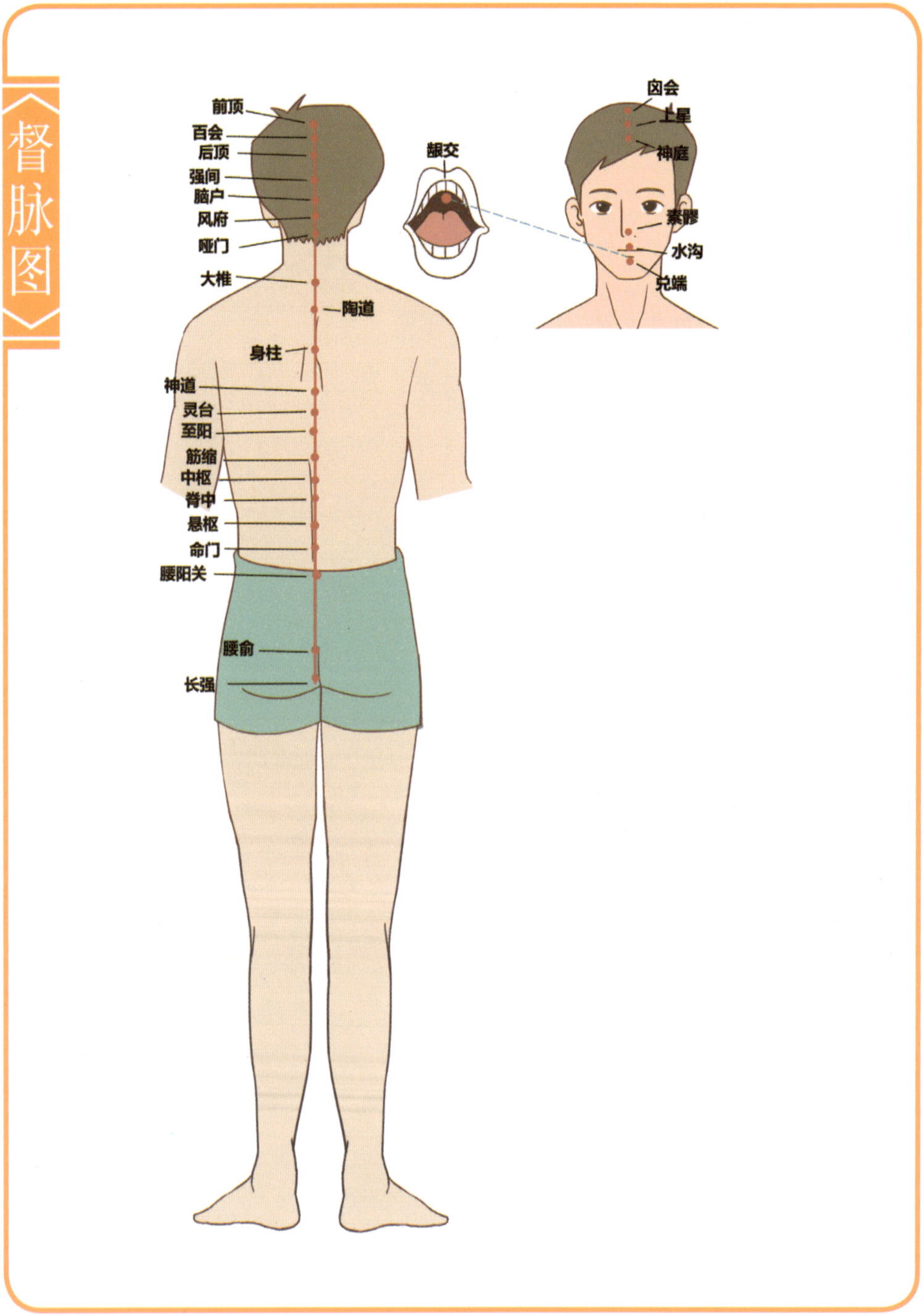
督脉图
前顶
百会
后顶
强间
脑户
风府
哑门
大椎
陶道
身柱
神道
灵台
至阳
筋缩
中枢
脊中
悬枢
命门
腰阳关
腰俞
长强
龈交
囟会
上星
神庭
素髎
水沟
兑端

督脉起于小腹内胞宫。

下出会阴部。

向后行于腰背正中至尾骶部的长强穴。

沿脊柱上行。

经项后部至风府穴，进入脑内。

沿头部正中线，上行至巅顶百会穴。

经前额下行鼻柱至鼻尖的素髎穴，过人中，至上齿正中的龈交穴。

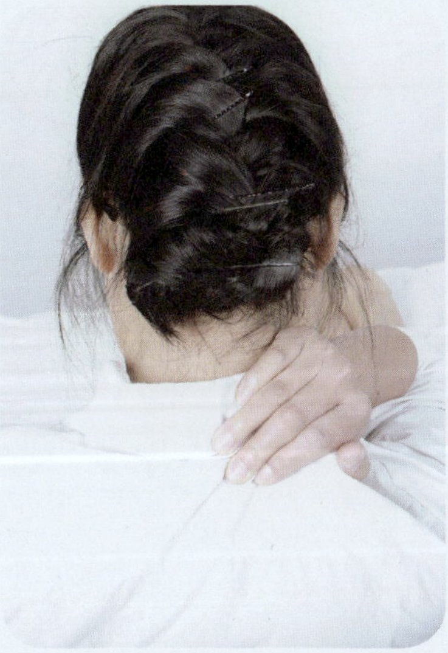

该经脉主治病症为神志病，热病，腰骶、背、头项局部病症及相应的内脏疾病。如颈项剧痛、角弓反张等。

第二节　神阙穴：生命之根蒂

穴位释义

神阙穴，俗称“肚脐眼”。神，尊也、上也、长也，指父母或先天；阙，牌坊也。神阙名意指先天或前人留下的标记。

取穴方法

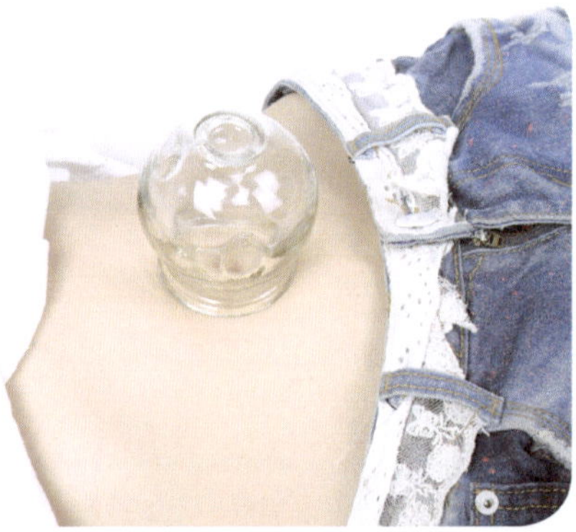

神阙位于人体腹部的肚脐，为任脉上的穴位，带脉、冲脉也通过此穴。它是人体保健及治疗的重要穴位之一。

穴位功效

神阙穴内连五脏六腑，具有调整人体脏腑阴阳气血之作用。胎儿通过脐带从母体中获取营养，神阙穴被称之为“生命之根蒂”。

它是人体神气出入之门户，归属于任脉，为经气之海，五脏六腑之本。

经常在神阙穴拔罐可起到健脾强肾、和胃理气、行气利水、散结通滞、活血调经的作用。

穴位配伍

1. 配关元穴（针灸）治泄泻（《针灸资生经》），配百会穴、膀胱俞穴治脱肛。

2. 配关元穴，有温补肾阳的作用。主治久泄不止、肠鸣腹痛。

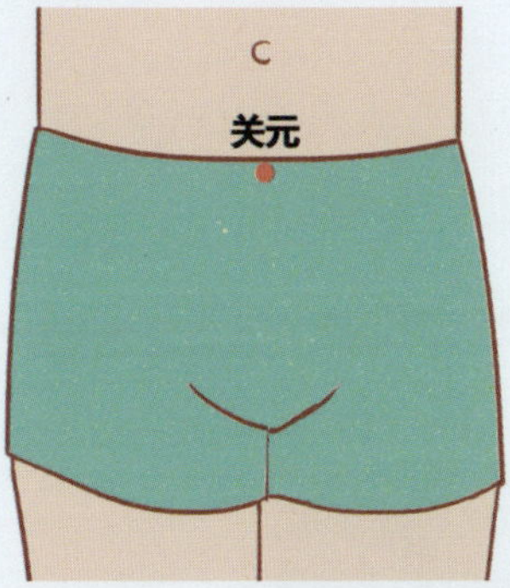

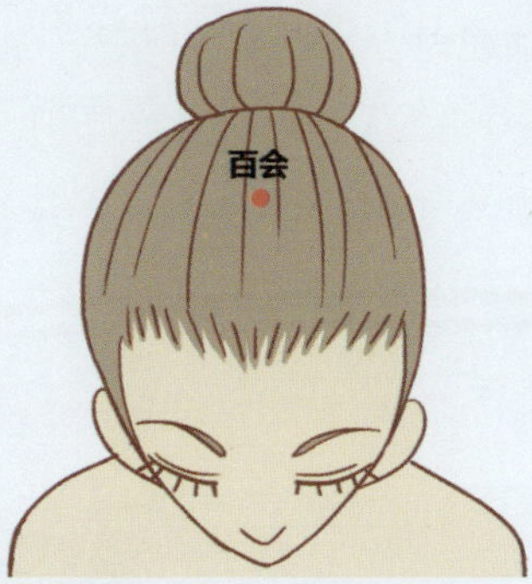

3. 配百会穴、膀胱俞穴，有升阳举陷、回阳固脱的作用。主治脱肛。

4. 配石门穴，有温阳利水、通经行气的作用。主治大腹水肿，小便不利。

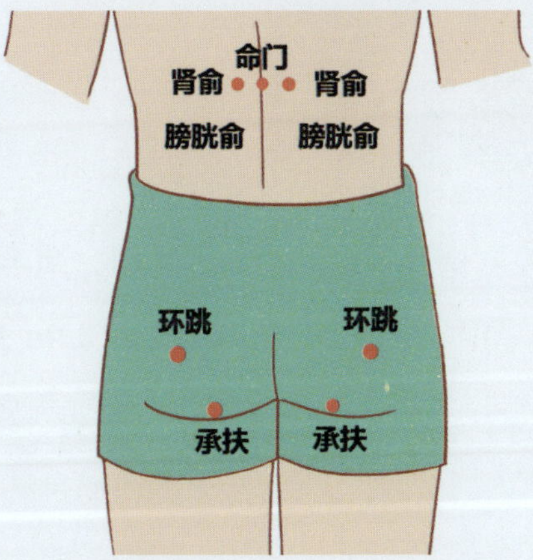

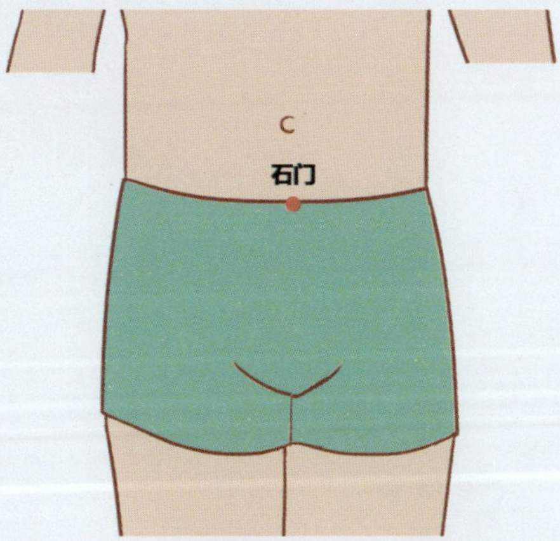

拔罐神阙穴主治疾病

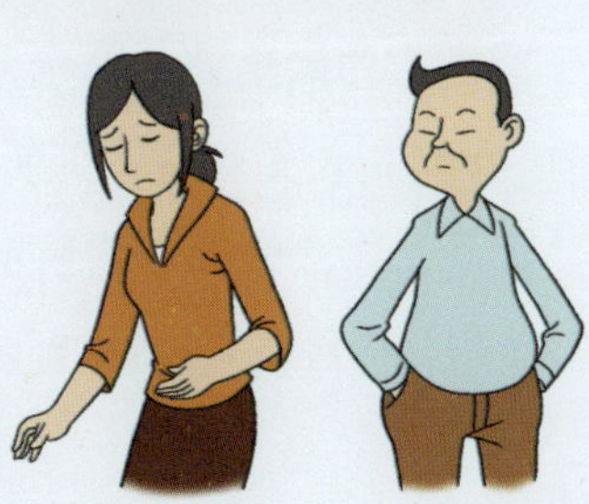

取神阙穴进行拔罐对治疗腹痛肠鸣、水肿膨胀、泻痢脱肛、中风脱症等有独特的疗效。

第三节 肾俞穴：益肾助阳要穴

穴位释义

肾，肾脏也。俞，输送也。

因肾俞穴经属足太阳膀胱经，膀胱经与肾经互为表里，且肾俞位于背部脊柱两侧，与肾脏相对应，故肾俞名意指肾脏的气血物质由此外输膀胱经。

取穴方法

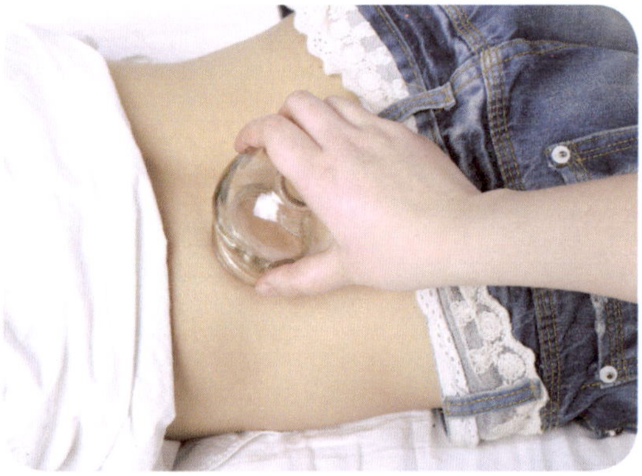

肾俞穴在腰部，位于第 2 腰椎棘突下左右旁开 1.5 寸处。取穴时，两手以肚脐为出发点围绕腰部画一个圆圈，肾俞穴正位于圆圈与脊柱左右旁开 2 指的交点处。

穴位功效

肾俞穴为最重要的背俞穴之一。背俞穴是脏腑精气注疏于体表的部位，而肾俞穴所处的位置对应肾脏所在部位，为肾脏之气疏通出入之处。

因此，肾俞穴对于肾脏的功能有着十分重要的保健作用。长期按摩此穴有益肾助阳、强肾利水的功效。

穴位配伍

1. 配殷门穴、委中穴，有行气通经络的作用。主治腰膝酸痛。

2. 配京门穴，有温补肾阳的作用。主治遗精、阳痿等病症。

3. 配听宫穴、翳风穴，有益肾聪耳的作用。主治耳鸣、耳聋之症。

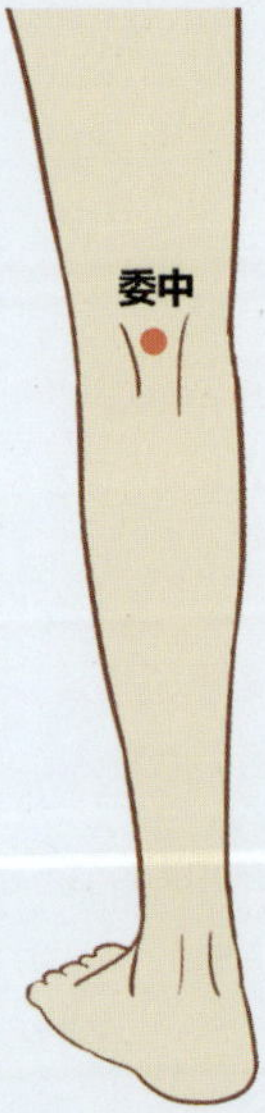

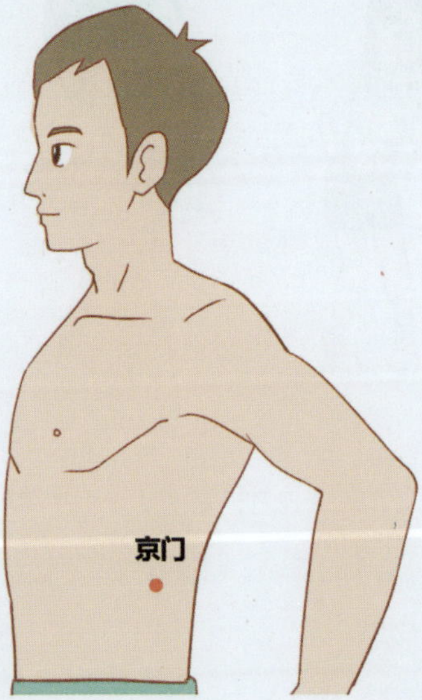

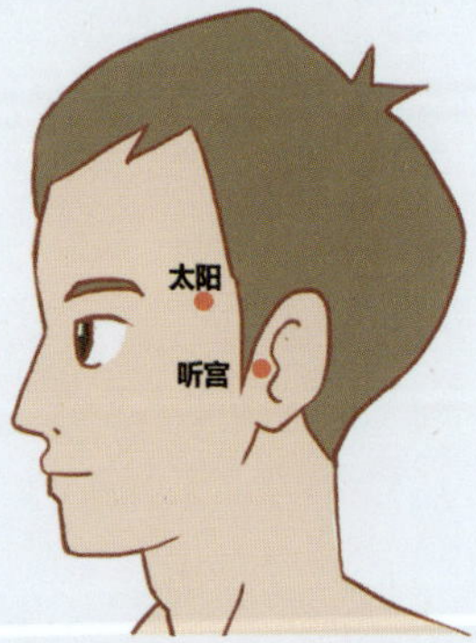

4. 配关元穴、三阴交穴，有壮元阳、助运化、利水湿的作用。主治肾炎、小便不利、水肿等疾病。

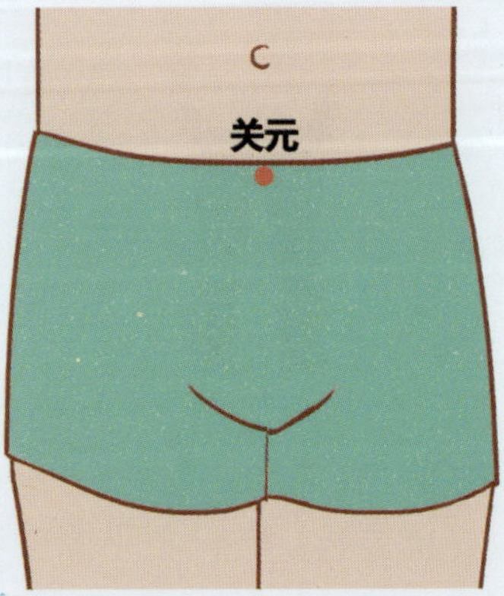

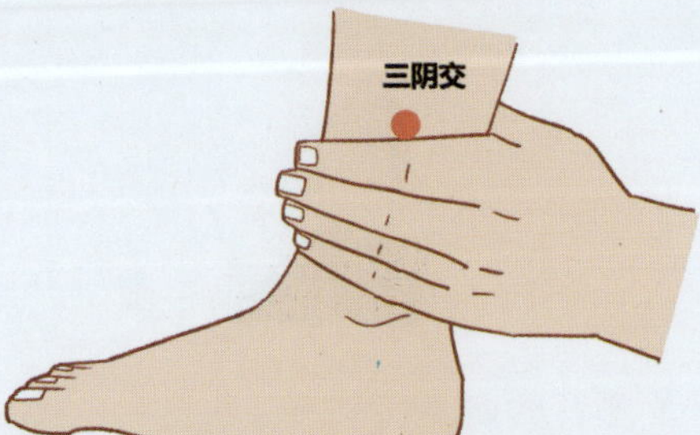

拔罐肾俞穴主治疾病

肾俞穴的主治疾病多与肾阳虚衰有关，包括虚损腰痛，脊强反折，遗尿，尿频，泄泻，遗精，白浊，阳痿，早泄，赤白带下，五劳七伤，头晕耳鸣，癫痫，惊恐，手足逆冷等。

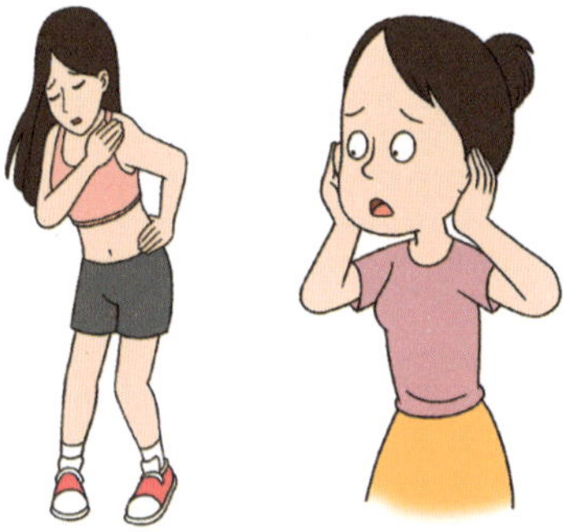

1. 疲劳、无力 。

长时间从事脑力劳动工作者（如作家），缺乏体力劳动而又少运动，平常须多按摩后腰的肾俞穴，有强肾的作用，能够缓解久坐不动而引起的阳气相对不足，无力、疲劳等各类不适症状。

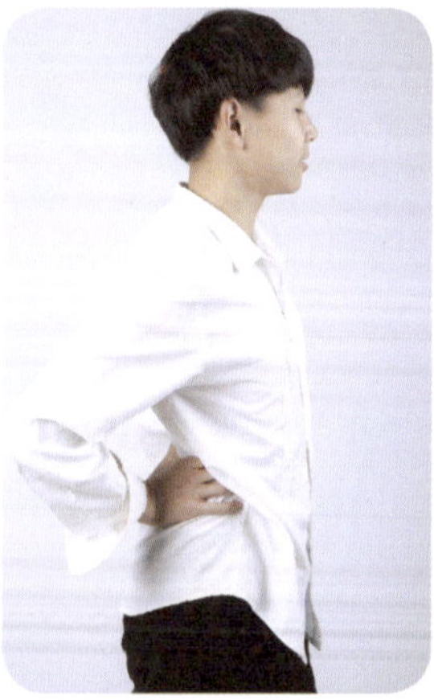

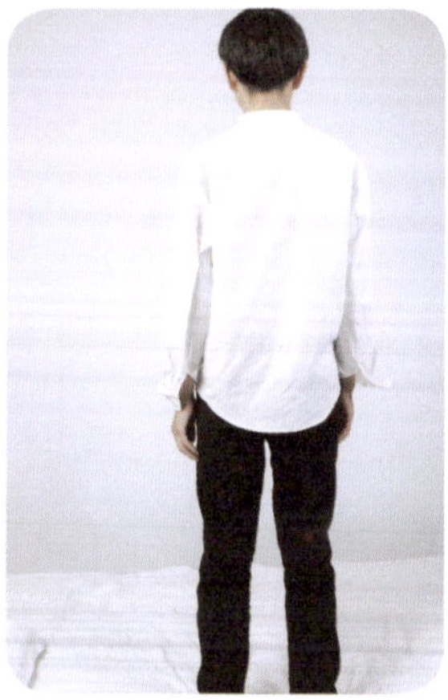

2. 腰背酸痛。

肾俞穴治疗腰背酸痛其效果非常好。可以在出去散步时，两手握空拳，边走边击打双侧肾俞穴，每天坚持击打 30 ～ 50 次。

第四节　大椎穴：统领一身阳气

穴位释义

大椎，在背脊椎骨中最高处，第7颈椎棘突下凹陷处。古人排序，认为这是脊骨中的老大，故名大椎，又名百劳。

取穴方法

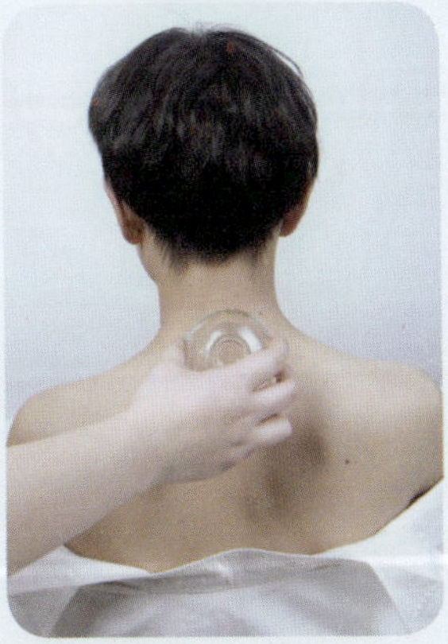

取定穴位时正坐低头，大椎穴位于人体的颈部下端，第7颈椎棘突下凹陷处。若突起骨不太明显，让患者活动颈部，不动的骨节为第1胸椎，约与肩平齐。

穴位功效

大椎穴具有益气壮阳之功，此穴位于人体背部之上，故为阳中之阳穴，具有统领一身阳气，联络一身阴气的作用。常拔罐此穴，具有调节阴阳，疏通经络，行气活血，清热解毒，预防感冒，增强人体免疫力的功效。

穴位配伍

1. 配肺俞穴。治虚损、盗汗、劳热。
2. 配间使穴、乳根穴。治脾虚疟疾。
3. 配四花穴（双膈俞穴、双胆俞穴）。治百日咳。

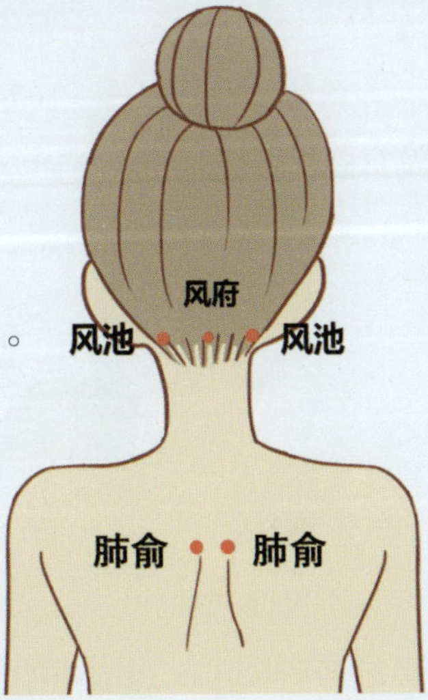

4. 配曲池穴，预防流行性脑膜炎；配合谷穴，治白细胞减少。

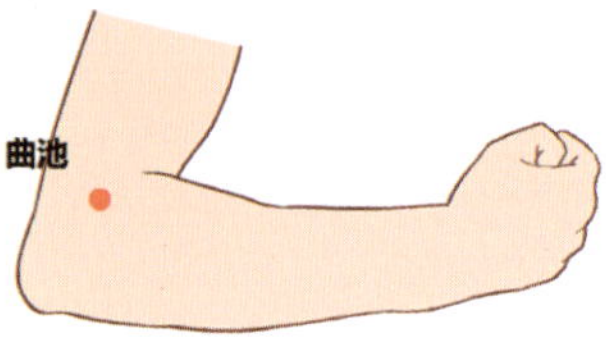

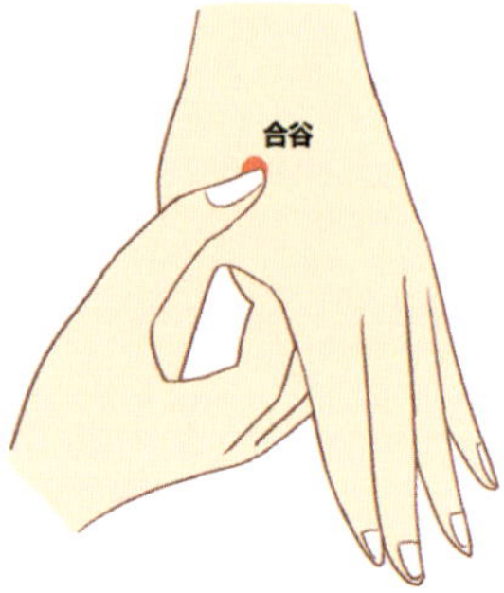

5. 配足三里穴、命门穴，提高机体免疫力。

6. 配定喘穴、孔最穴。治哮喘。

7. 配曲池穴、合谷穴，治泄热；配腰奇穴、间使穴，治癫痫。

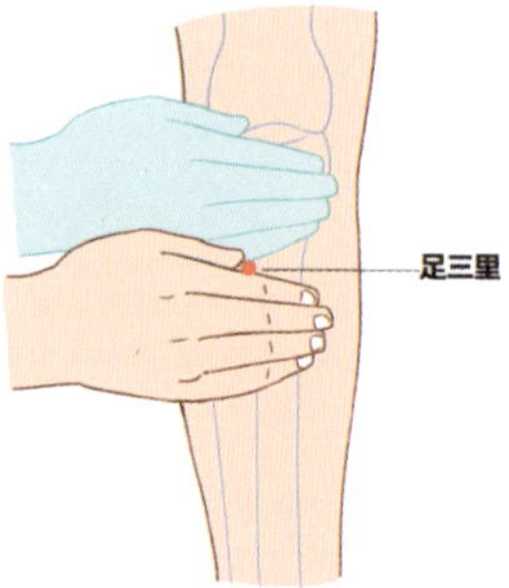

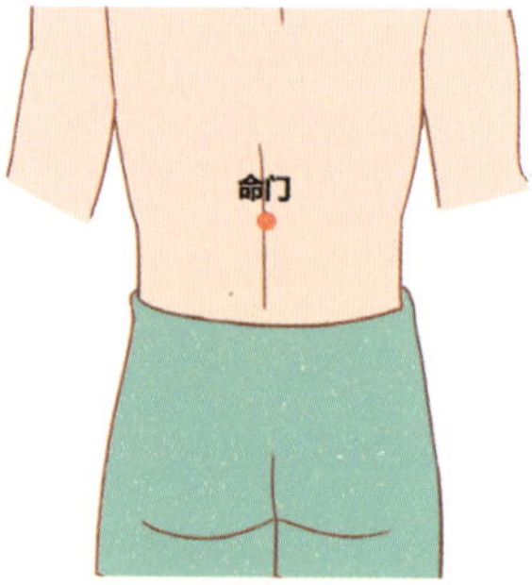

拔罐大椎穴主治疾病

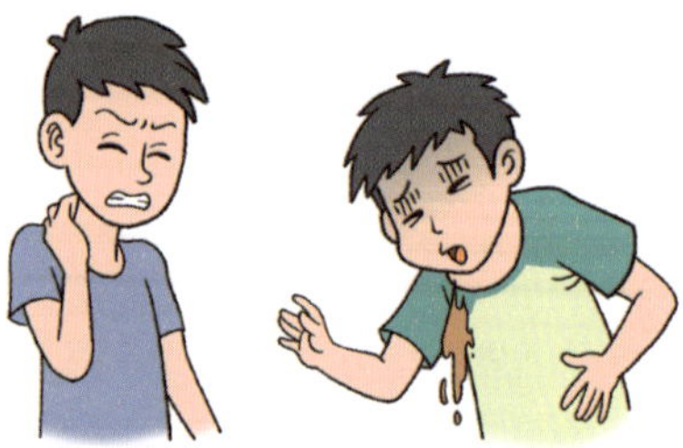

拔罐大椎穴主要可治疗感冒，肩背痛，腰脊强，落枕，五劳虚损，七伤乏力，中暑，呕吐，黄疸，风疹等病症。

1. 感冒。

在大椎穴处实施拔罐可用单罐疗法，留罐 10 分钟，如有咳嗽可在双侧肺俞穴加拔罐。

2. 落枕。

在大椎穴处涂上红花油类具跌打损伤作用的按摩油，然后实施拔罐，并留罐 10 分钟即可。肩部可加拔几只火罐，其效果更佳。

第五节　合谷穴：镇静安神，调气镇痛

穴位释义

合，结合；谷，山谷。合谷穴在第 1 至第 2 掌骨之间，局部呈山谷样凹陷，故名。《针灸甲乙经》曰："合谷，一名虎口，在手大指次指岐骨间。手阳明之所过也，为原。"

在人体全身体表的数百个腧穴中，合谷穴的治疗范围最为广泛，它具有全身性的治疗作用。

取穴方法

人体合谷穴位于手背，第 1 至第 2 掌骨间，当第 2 掌骨桡侧的中点处。取穴时以其中一手的拇指指骨关节横纹，放在另一只手的虎口上，当拇指尖下是此穴。

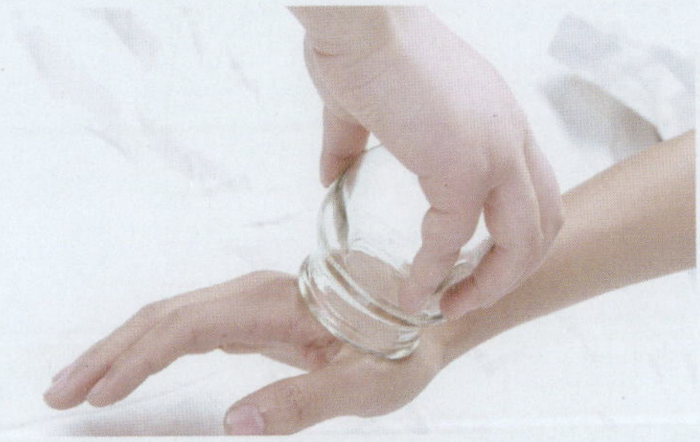

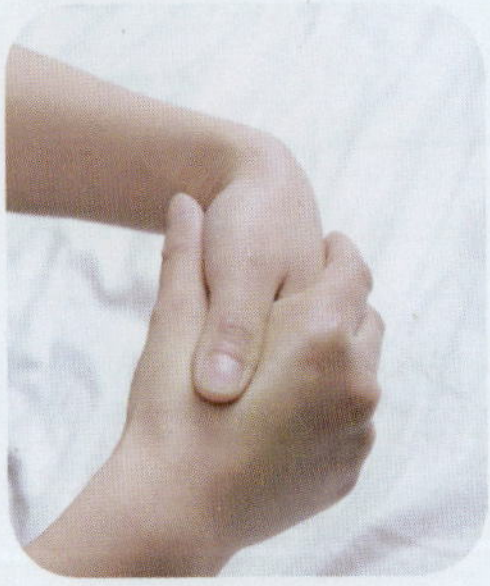

【注】体质较差的患者及孕妇忌按合谷穴。

穴位功效

合谷穴属于手阳明大肠经，大肠经与足阳明胃经相接，因此合谷穴对胃肠道疾病有较好的治疗作用。

合谷穴治疗，能调经气、和胃腑，以达到安和脏腑，起到药非能及的疗效。此外还能镇静止痛，通经活络，清热解表。因此还能治疗感冒、咽喉肿痛等表证。

合谷穴具有疏散风邪、开关通窍、清泻肺气、和胃通肠、调经引产等功效，补气固脱、益气回阳之功用，常用于救治气虚晕厥（休克）患者，是回阳九针穴之一。

穴位配伍

1. 配太阳穴，有疏风散邪的作用，主治头痛。
2. 配迎香穴，有清泻肺气的作用，主治鼻疾。

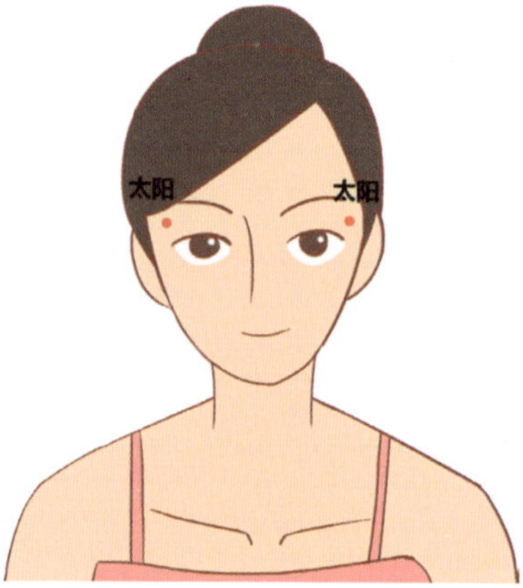

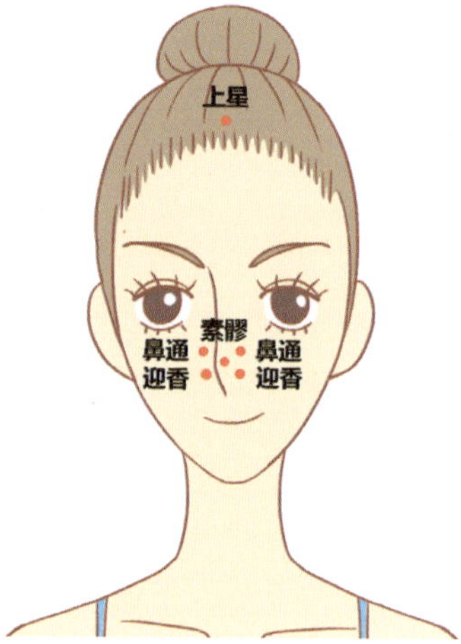

3. 配少商穴，有清热利咽的作用，主治咽喉肿痛。
4. 配三阴交穴，有调经引产的作用，主治经闭，滞产。
5. 配地仓穴、颊车穴，有开通关窍的作用，主治口眼㖞斜。

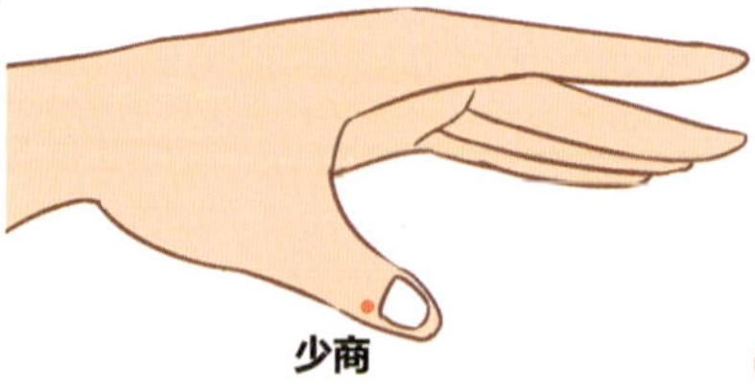

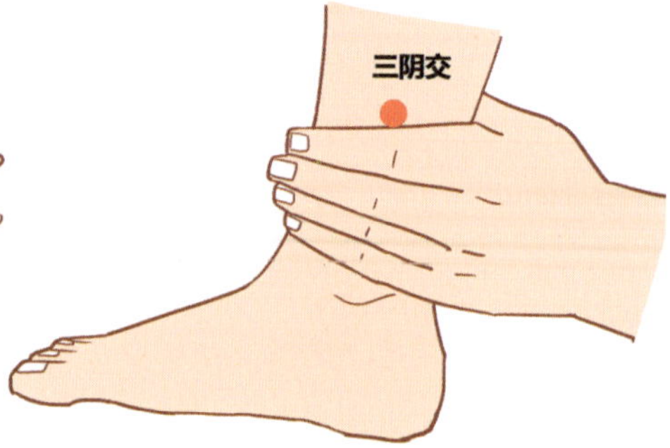

拔罐合谷穴主治疾病

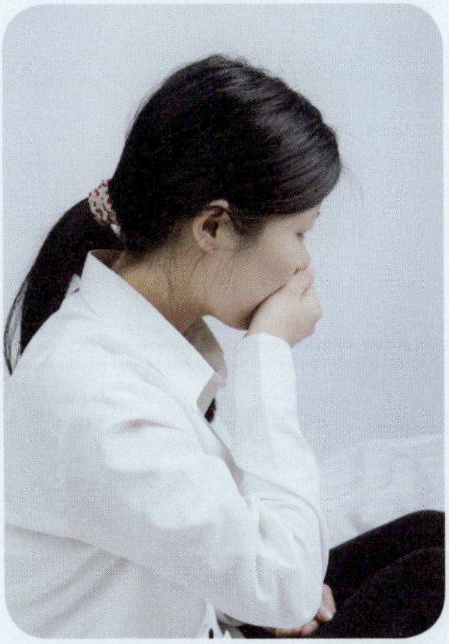

合谷穴为人体手阳明大肠经上的重要穴道之一，由此穴的主治疾病即可看出本穴道的治病效果非同一般。

拔罐合谷穴主治牙疼痛、牙龈疼痛、青春痘、眼睛疲劳、咽喉疼痛、耳鸣、面部神经麻痹、口眼㖞斜、打嗝、腹痛、痛经等病症。

1. 感冒、发热。

合谷穴具有清热散邪、宣发阳气、扶助正气的作用，可以用于治疗和预防感冒，特别是对药物过敏的患者或者不适合服药的患者尤佳。

2. 手指麻木，屈伸不利。

对于颈椎病引起的手指麻木，类风湿关节炎引起的屈伸不利，以及中风后遗症出现的肢体无力、手指麻木、屈伸不利，拔罐刺激合谷穴可以缓解上述不适症状，特别是对于大拇指和示指的麻木屈伸不利有奇效。

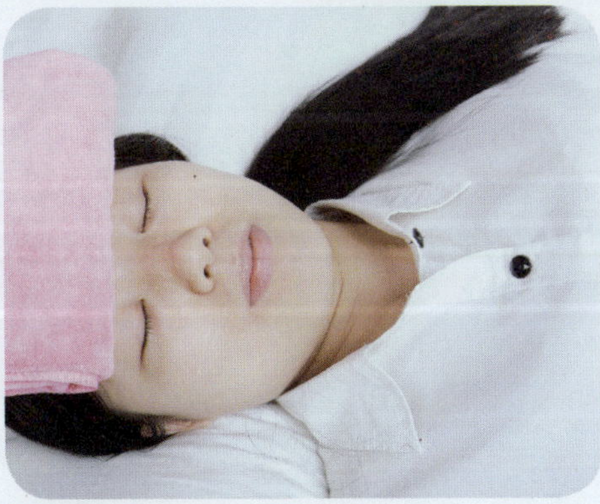

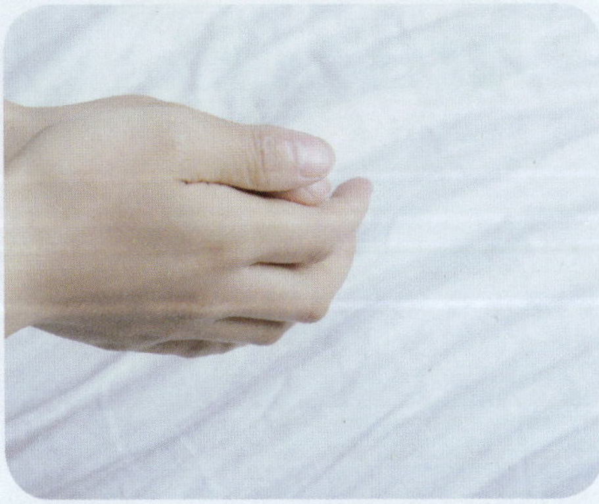

第六节　涌泉穴：引火下行好养生

穴位释义

涌，外涌而出也，泉，泉水也。

涌泉穴名意指体内肾经的经水由此外涌而出体表。

此穴为肾经经脉的第一穴，它连通肾经的体内、体表两条经脉，肾经之气犹如源泉之水，从足下涌出灌溉周身四肢各处。

取穴方法

涌泉穴为人体足底穴位，位于足前部凹陷处第 2 至第 3 趾趾缝纹头端与足跟连线的前 1/3 处，为全身俞穴的最下部位。

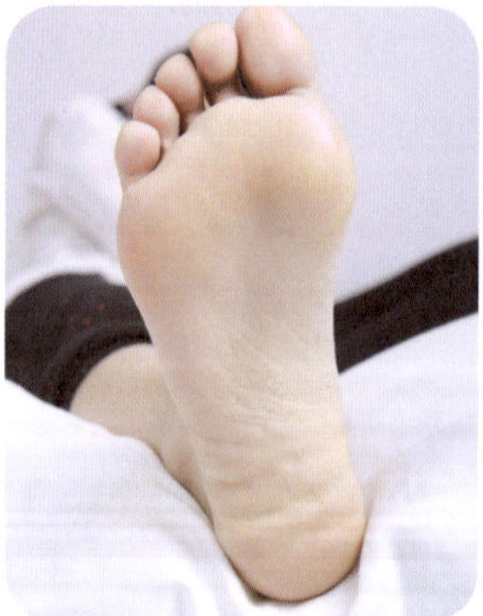

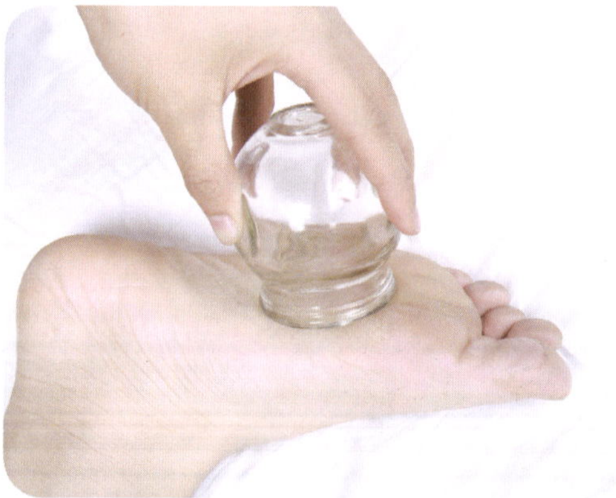

取穴时，可采用正坐或仰卧跷足的姿势，该穴位于足底部，在足前部凹陷处，第 2、第 3 趾趾缝纹头端与足跟连线的前 1/3 处。

穴位功效

涌泉穴有益肾固本、平肝熄风、滋阴降火、开窍醒神、宁心安神之功效。适用于头目昏花、失眠、头颈痛、足心热、中风、下肢瘫痪、目涩咽干等病症。

穴位配伍

1. 配然谷穴，有疏胸理气的作用，主治喉痹。

2. 配阴陵泉穴，有平肝熄风、滋阴降火的作用，主治热病挟脐急痛、胸胁满。

3. 配水沟空穴、照海穴，有开窍醒神的作用，主治癫痫。

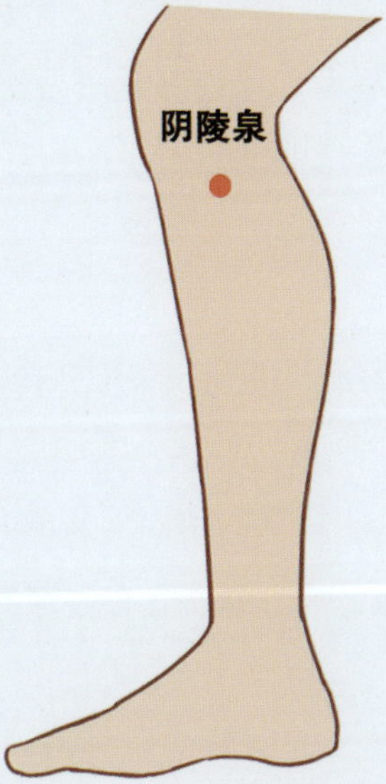

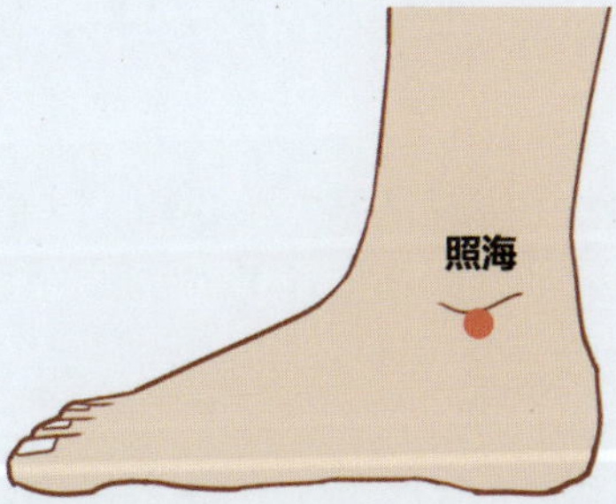

4. 配太冲穴、百会穴，有镇定止痛的作用，主治头痛。

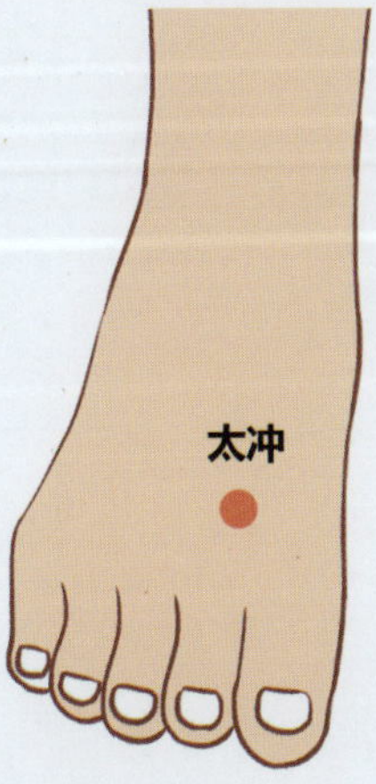

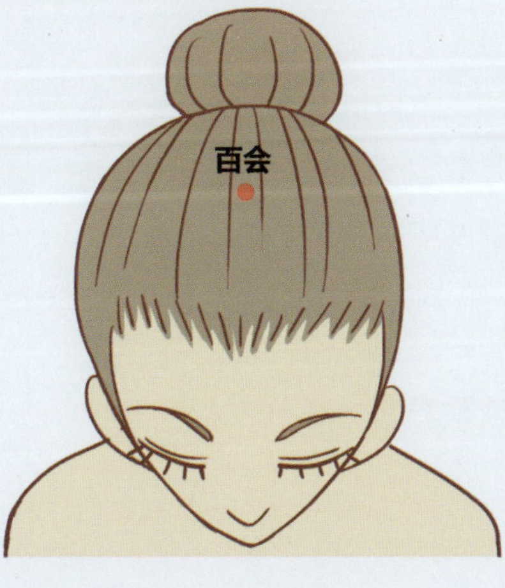

拔罐涌泉穴主治疾病

涌泉穴主要治疗神经衰弱、精力减退、倦怠感、妇女病、失眠、多眠症、高血压、晕眩、焦躁、糖尿病、过敏性鼻炎、更年期综合征、怕冷症、肾脏病等病症。

1. 外感咳嗽。

将桃仁、杏仁、栀子、百部、白芷、白胡椒各 5 克，混合研为末。先用热水泡脚至腰背部觉暖，然后擦干，取适量粉末用姜汁或陈醋调匀，涂于涌泉穴上，用医用胶布固定，时间不少于 6 小时，每日 1 次。

2. 高血压。

用悬灸法，拔罐涌泉穴至足跟，以局部出现红热为度，也可配按拔罐太溪穴、曲池穴、百会穴，效果更佳。

3. 心悸、失眠。

肾阴亏虚所致的心悸、失眠等疾病，拔罐涌泉穴、肾俞穴有较好的疗效。

第七节　足三里穴：滋补身体胜吃老母鸡

穴位释义

“三里”是指理上、理中、理下。胃处于肚腹的上部，胃胀、胃脘疼痛时，拔罐足三里可“理上”；腹部正中出现不适，拔罐足三里可“理中”；小腹在肚腹的下部，小腹上的病痛拔罐足三里可“理下”。

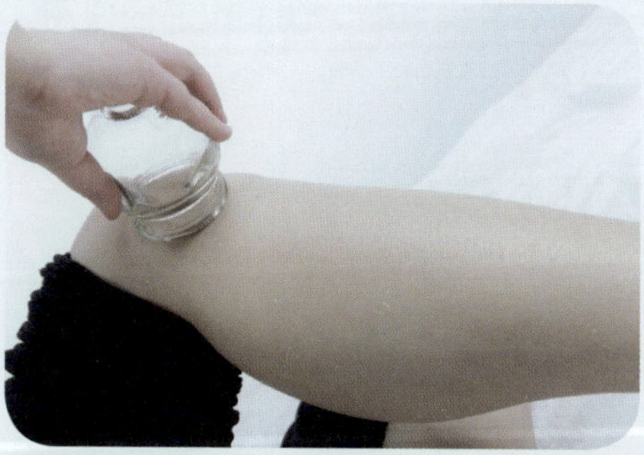

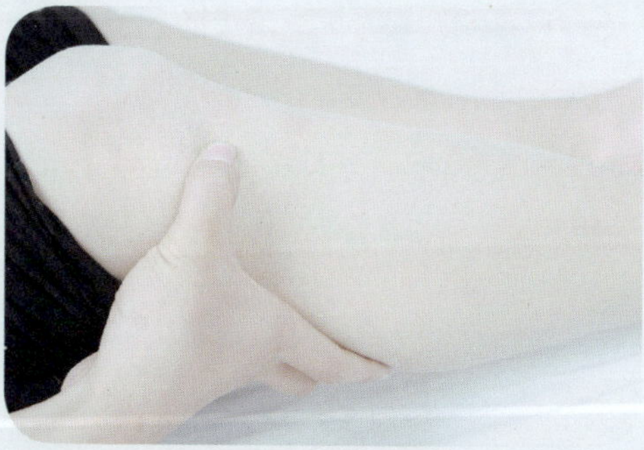

取穴方法

足三里穴位于外膝眼下四横指、胫骨边缘。从下往上触摸小腿的外侧，左膝盖的膝盖骨下面，可摸到凸块（胫骨外侧髁）。

由此再往外，斜下方一点之处，还有另一凸块（腓骨小头）。这两块凸骨以线联结，以此线为底边向下作一正三角形，此正三角形的顶点，即为足三里穴。

穴位功效

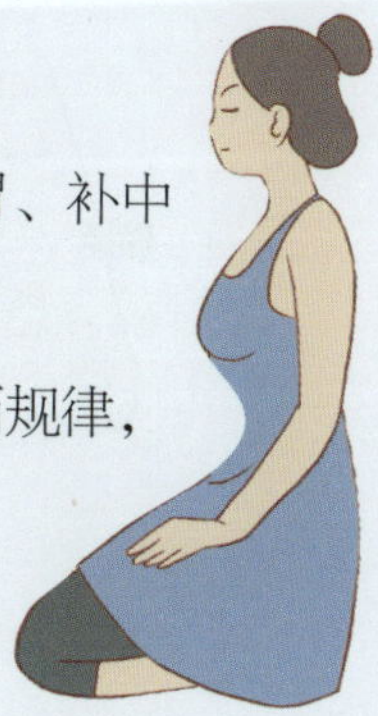

足三里穴是足阳明胃经的主要穴位之一，它具有调理脾胃、补中益气、通经活络、疏风化湿、扶正祛邪之功效。

现代医学研究证明，按摩足三里穴，可使胃肠蠕动有力而规律，并能提高多种消化酶的活力，增进食欲，帮助消化。

在神经系统方面，可促进脑细胞功能的恢复，提高大脑皮质细胞的工作能力。

在循环系统、血液系统方面，可以改善心功能，调节心律，增加红细胞、白细胞、血色素和血糖量。

在内分泌系统方面，对垂体－肾上腺皮质系统功能有双向性良性调节作用，提高机体防御疾病的能力。

穴位配伍

1. 配冲阳、仆参、飞扬、复溜、完骨穴，有补益肝肾、濡润宗筋的作用，主治足痿失履不收。

2. 配天枢、三阴交、肾俞、行间穴，有调理肝脾、补益气血的作用，主治月经过多、心悸等病症。

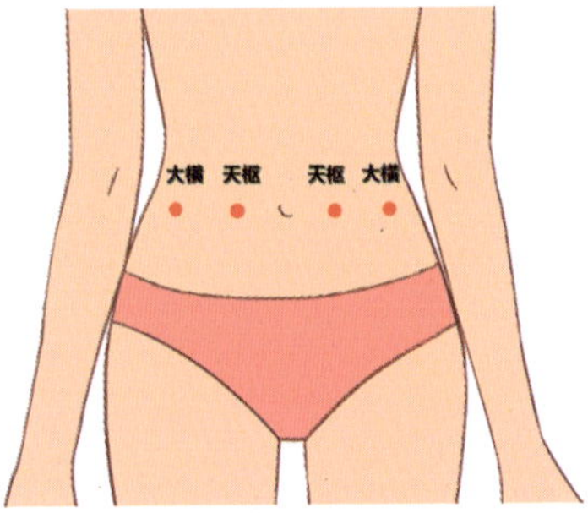

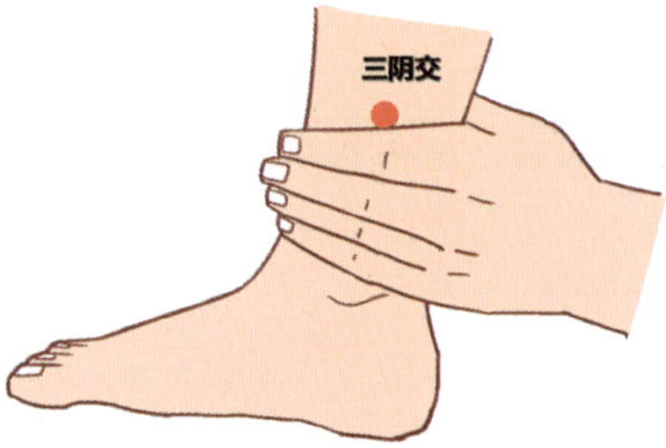

3. 配曲池、丰隆、三阴交穴，有健脾化痰的作用，主治头晕、目眩等病症。

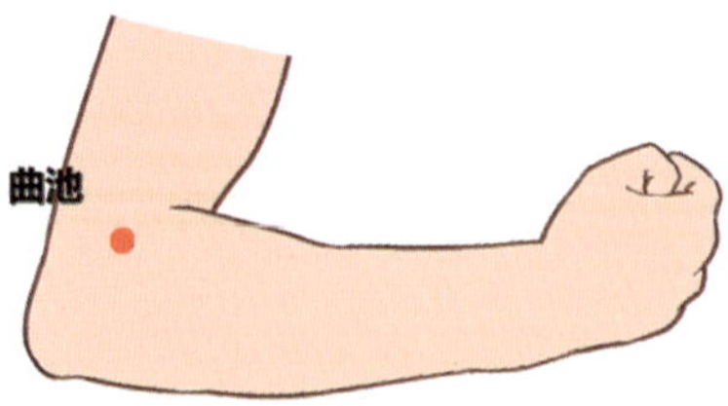

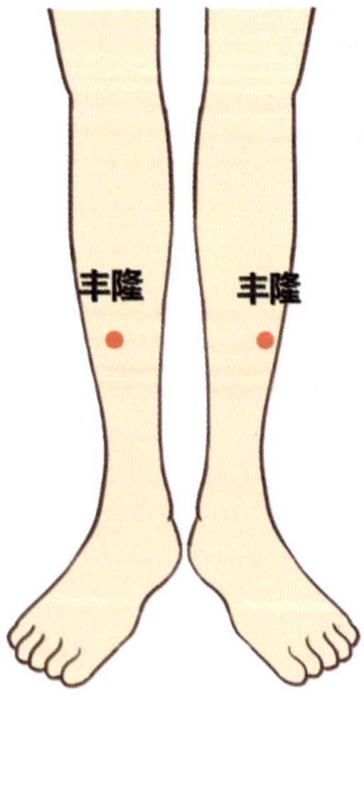

4. 配梁丘、期门、内关、肩井，有清泻血热，疏肝理气，宽胸理气的作用，主治乳痛。

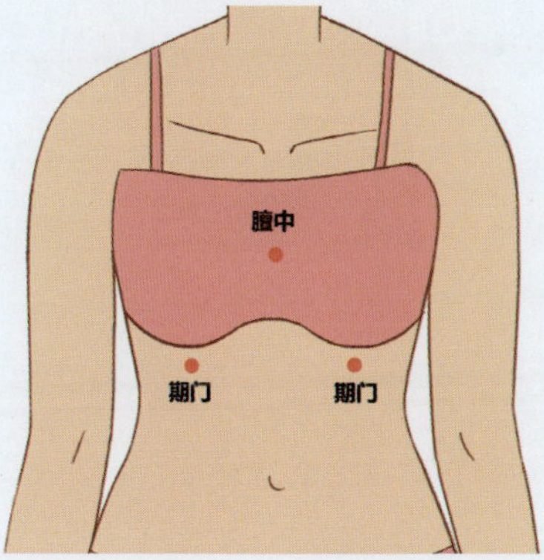

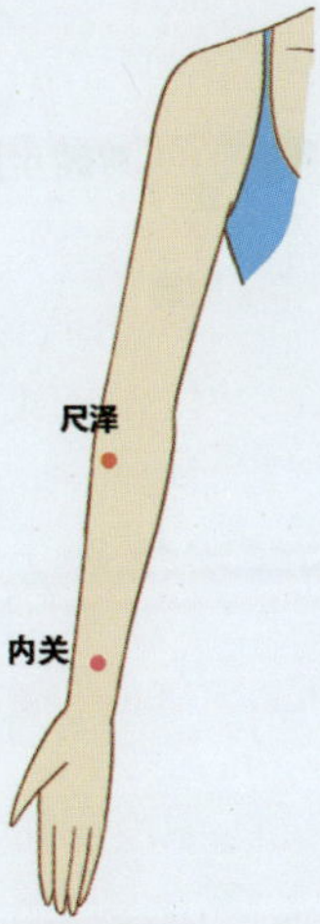

5. 配上巨虚、三阴交、切口两旁俞穴，有良好的镇痛作用，用于胃次全切除术的辅助治疗。

6. 配阴陵泉、行间穴，有理脾胃，化湿浊，疏肝胆，清湿热的作用，主治急性中毒性肝炎。

7. 配中脘、内关穴，有和胃降逆，宽中利气的作用，主治胃脘痛。

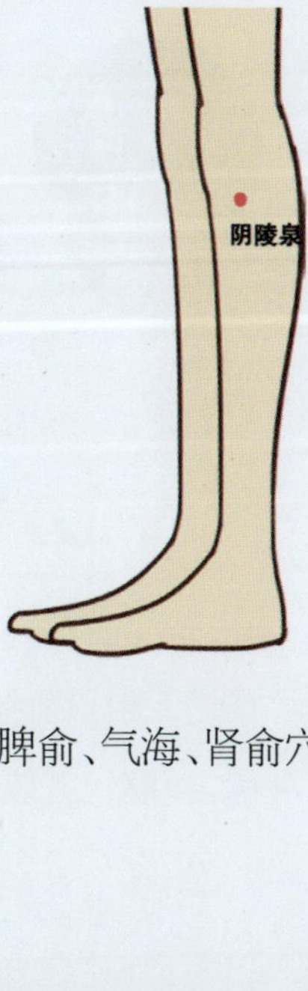

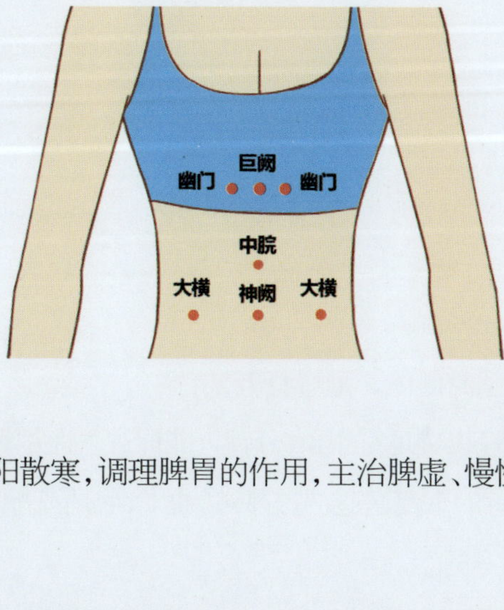

8. 配脾俞、气海、肾俞穴，有温阳散寒，调理脾胃的作用，主治脾虚、慢性腹泻。

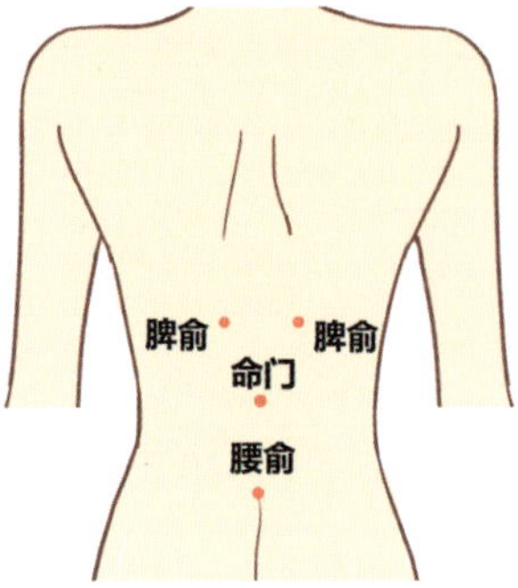

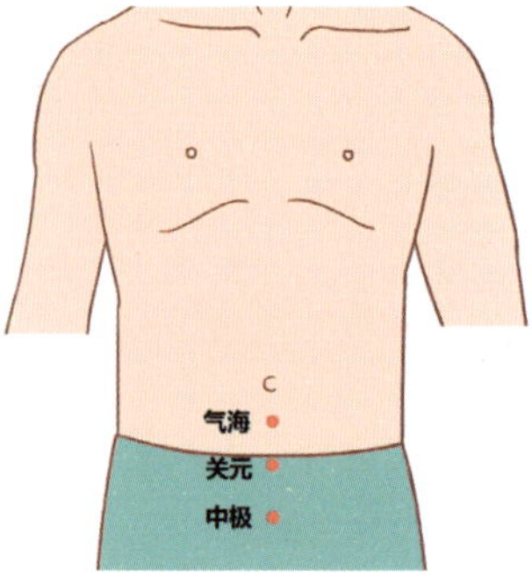

拔罐足三里穴主治疾病

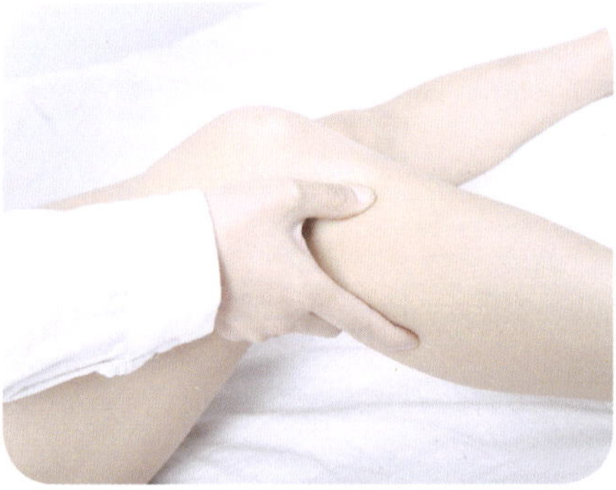

足三里主治甚广，为全身强壮要穴之一，能调节改善机体免疫功能，有防病保健作用。常用于治疗胃痛、呕吐、腹胀、肠鸣、消化不良、下肢痿痹、泄泻、便秘、痢疾、疳积、癫痫、中风、脚气、水肿、下肢不遂、心悸、气短、虚劳羸瘦等病症。

1. 胃痛、呕吐、消化不良、泄泻。

经常拔罐足三里，对治疗胃部疾病有良好的效果。

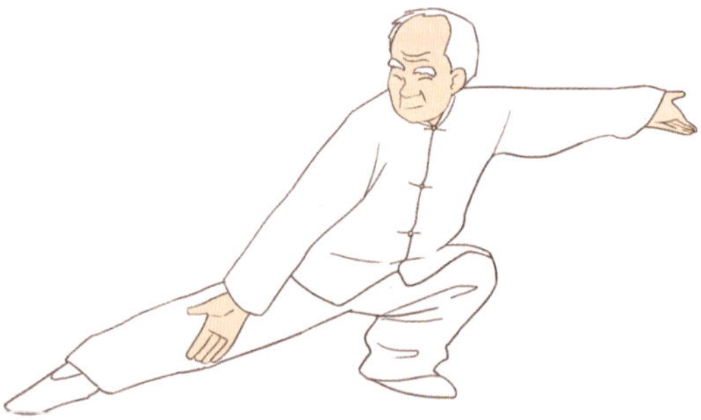

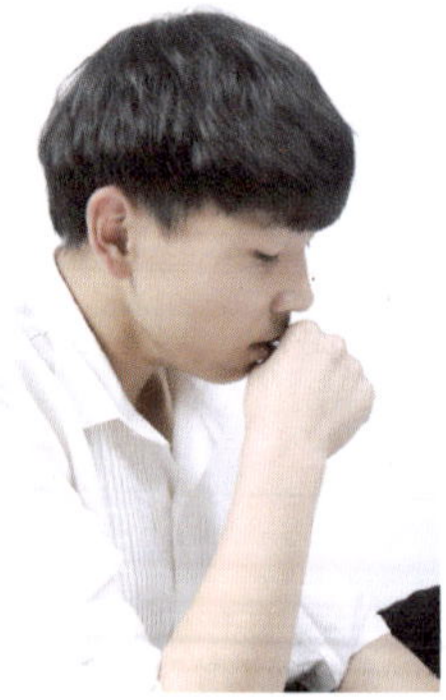

2. 强身健体，延缓衰老。

每晚拔罐足三里 10 分钟，能促进气血循环，让肾经畅通无阻。肾经是采纳气血和排毒的重要通道，肾经脉畅通了，它所支配的头发、牙齿、骨骼也就能恢复生机。

第八节　三阴交穴：赶走妇科疾病

穴位释义

三阴，指足太阴脾经、足少阴肾经、足厥阴肝经 3 条阴经；交，交会也。此穴名意指足部的 3 条阴经中气血物质在此穴交会。

此穴物质有脾经提供的湿热之气，有肝经提供的水湿之气，有肾经提供的寒冷之气，3 条阴经气血交会于此，故名三阴交穴。

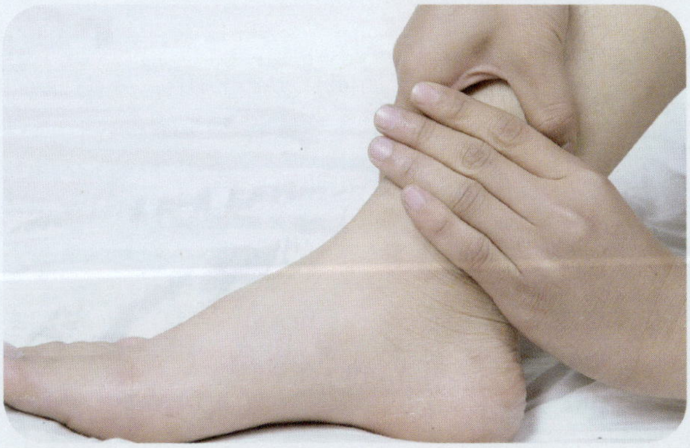

取穴方法

三阴交穴位于小腿内侧，当足内踝尖上 3 寸，胫骨内侧缘后方。

取穴时，内踝尖上方量 4 横指，示指上缘与胫骨后缘的交点即为此穴。

穴位功效

三阴交穴的作用是将交会的脾经、肾经、肝经气血重组后进行分流，是人体极其关键的穴位，经常拔罐此穴相当于同时对 3 条经络进行了保健。不仅可健脾益血，也可调肝补肾。此外对各种妇科疾病和男性生殖系统疾病也有良好的治疗作用。

穴位配伍

1. 配天枢、合谷穴，有清热除湿、健脾和中的作用，主治急性肠炎。

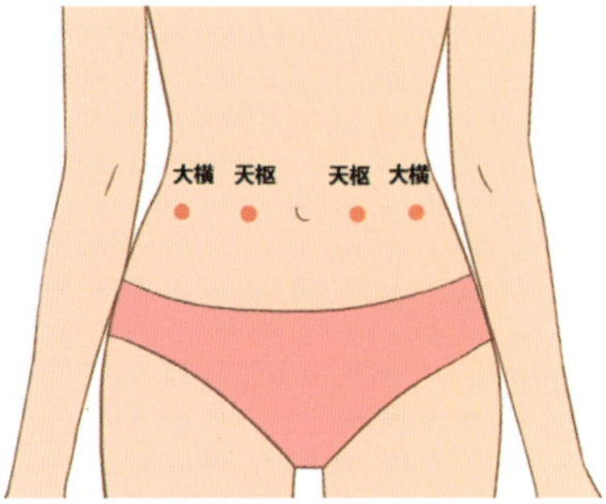

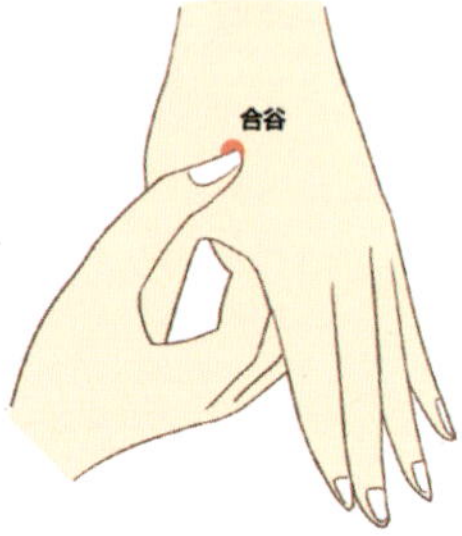

2. 配中脘、内关、足三里穴，有活血化瘀的作用，主治血栓闭塞性脉管炎。

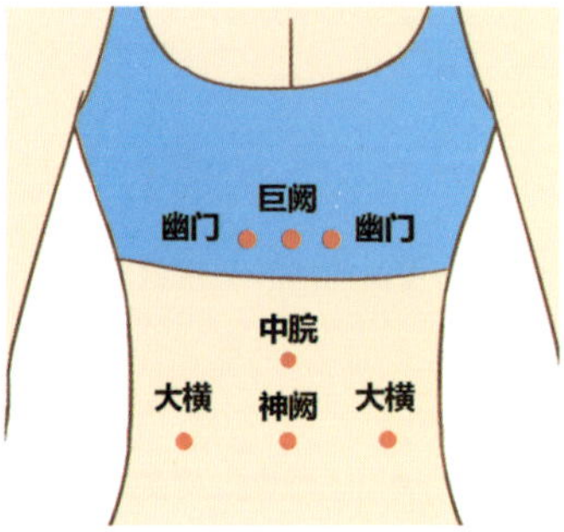

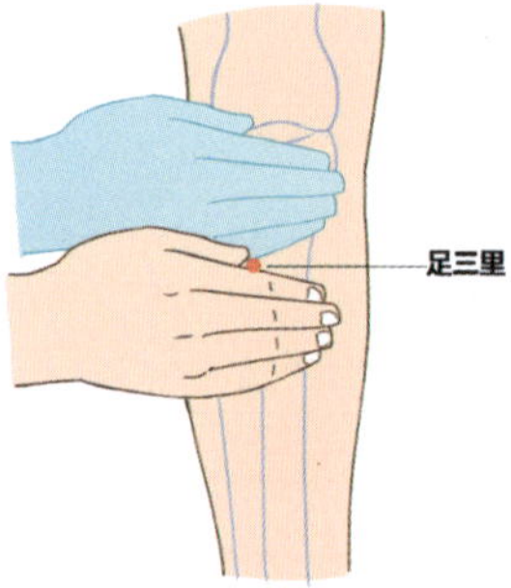

3. 配阴陵泉、膀胱俞、中极穴，有渗变利尿的作用，主治癃闭。

4. 配中极穴，有疏肝理气、活血化瘀的作用，主治月经不调，痛经。

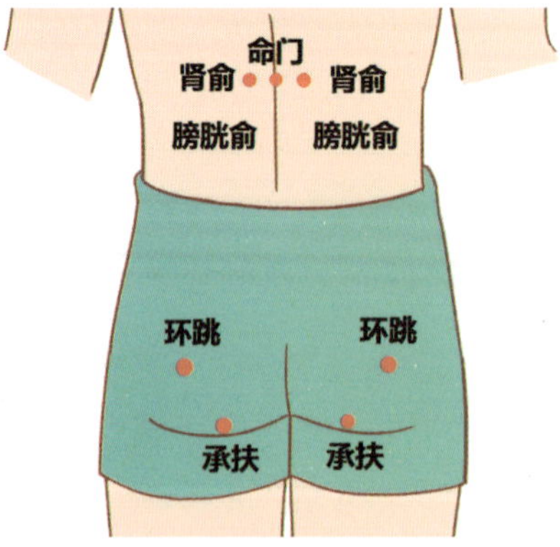

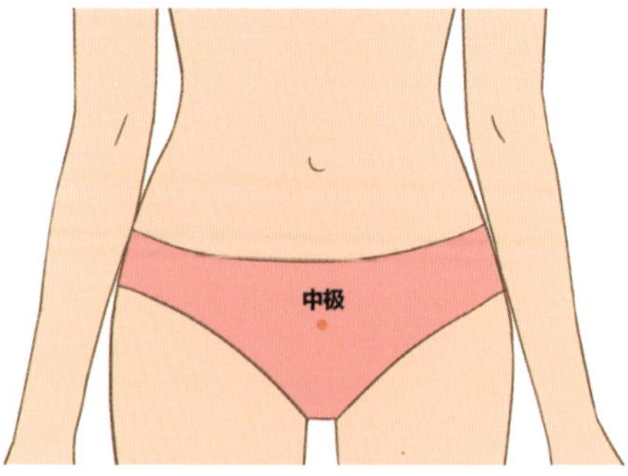

5. 配脾俞、肾俞穴，有益气健脾生津、滋养肝肾、补肾填精的作用，主治神水将枯。

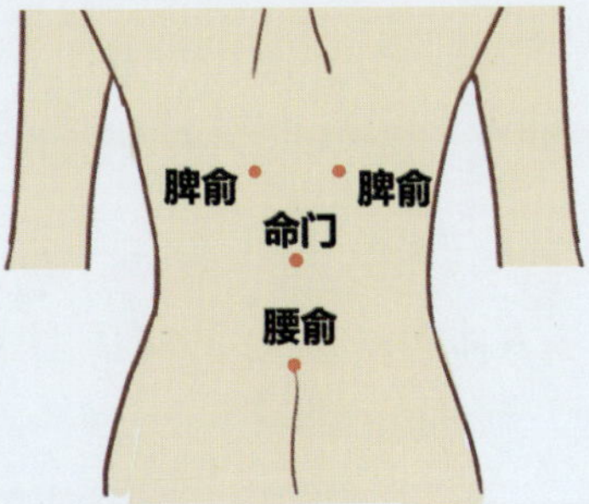

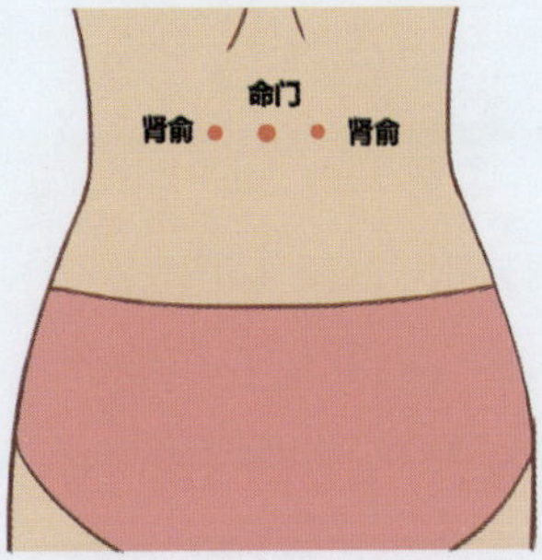

拔罐三阴交穴主治疾病

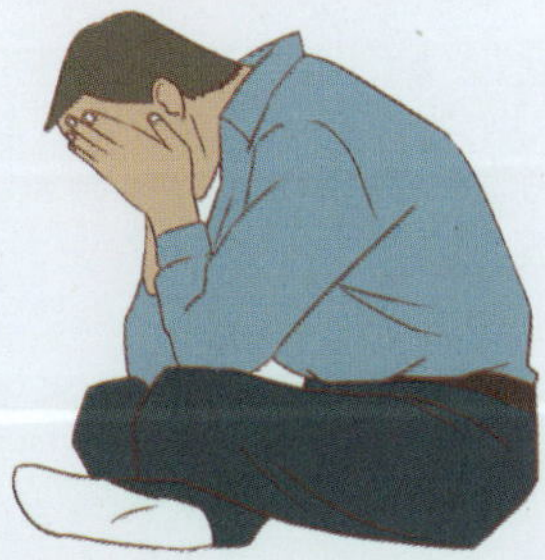

刺激三阴交对脾、肝、肾三经皆有保健效果，所以其治疗范围甚广。

临床可应用于小便不利，遗尿，脚气，失眠，神经性皮炎，高血压病，脾胃虚弱，腹泻等常见病症。

在生殖方面，三阴交不仅是妇科疾病常用穴，也是治疗男性功能障碍最常用的穴位之一，其主治疾病包括遗精、阳痿、阴茎痛、小便不利、睾丸缩腹等病症。

1. 失眠。

每天拔罐三阴交 10 ~ 15 分钟，可以滋补肝肾，降火除烦，有助睡眠。

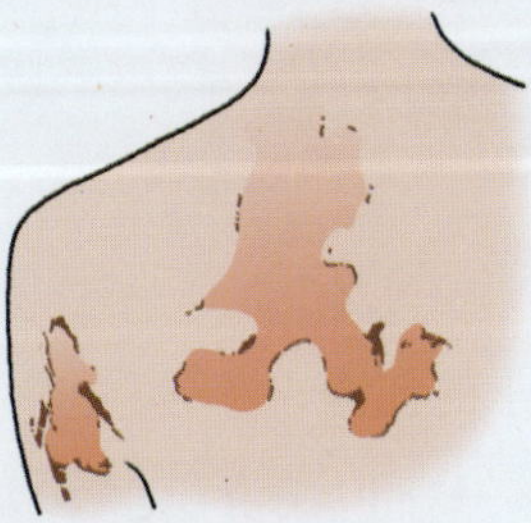

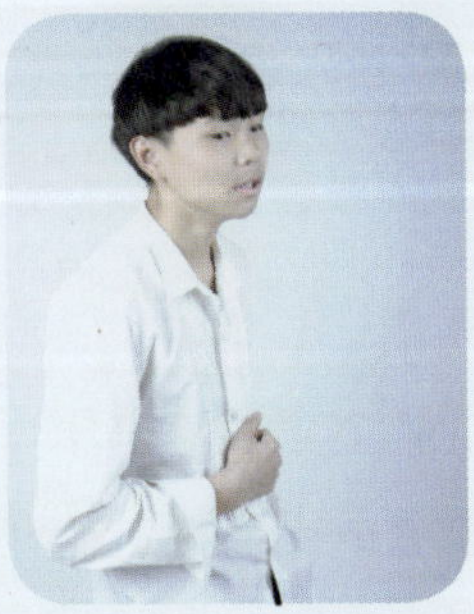

2. 湿疹、神经性皮炎。

三阴交属脾经，拔罐脾经穴位能排出体内湿浊之气，而皮肤之所以过敏、发炎、出现湿疹也正是脾湿过重所致。

第九节 内关穴：心脏的保护伞

穴位释义

内关穴。内，指内侧。关，指关卡也。

内关穴名意指心包经的体表精气由此注入体内，心包经体内经脉精气无法从本穴的地部孔隙外出体表，如被关卡阻挡一般，故而得名。

本穴位于手厥阴心包经，是心包经络穴，因此本穴对心血管功能有明显的调节作用，可以防治心血管系统的各种疾病。临床上治疗冠心病时常选此穴为主穴，所以内关穴又被称为“冠心病的救星”、“心宝”等。

取穴方法

内关穴位于前臂掌侧，当曲泽穴与大陵穴的连线上，腕横纹上 2 寸，掌长肌腱与桡侧腕屈肌腱之间。

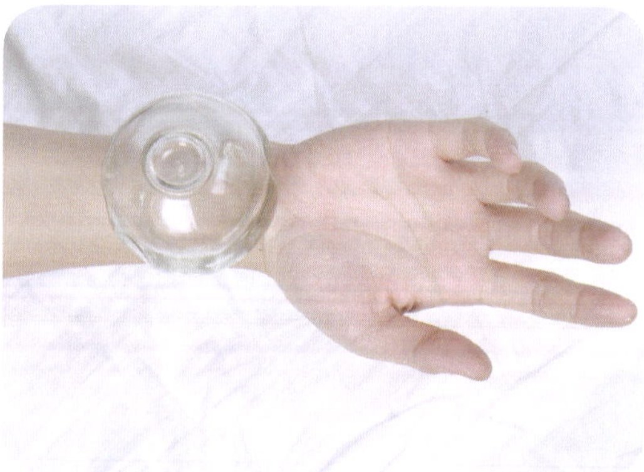

取此穴道时，患者须采用正坐或仰卧，仰掌的姿势，将右手 3 个手指头并拢，并把 3 个手指中的无名指，放在左手腕横纹上，这时右手的示指和左手手腕交叉点的中点，就是内关穴。

为说明准确的穴位位置，可以攥一下拳头，攥完拳头之后，在内关穴上，有两根筋，内关穴处于这两根筋的位置上。

穴位功效

内关穴为常用特定穴，亦是全身强壮要穴之一。其穴络属于厥阴心包经，对心、胸、胃、神经性疾病均有疗效。

本穴位能起到宁心安神、宣痹解郁、宽胸理气、宣肺平喘、缓急止痛、降逆止呕、调补阴阳气血、疏通经脉等作用。

在平日的养生保健中，经常按压该穴位，能舒缓疼痛症状，解除疲劳。

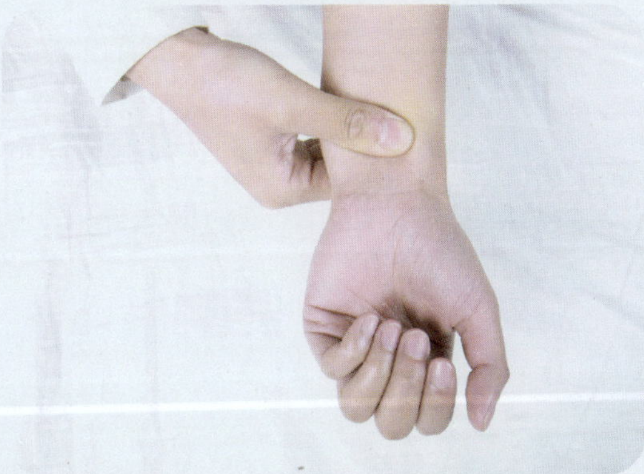

内关穴防治疾病甚广，它是多功能、高效用、适应范围广的重要腧穴。

内关穴对血液循环系统、消化系统、神经系统、内分泌系统都具有良好的调节作用。尤其对心脏功能的调节作用十分明显，按摩内关穴可使心肌收缩力增强，改善心脏功能。

穴位配伍

1. 配公孙穴，有和胃降逆的作用，主治腹痛病症。

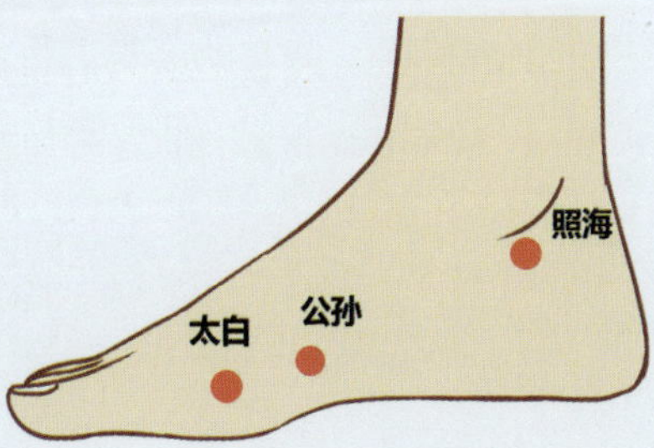

2. 配膈俞穴，有宽胸理气的作用，主治胸满支肿病症。

3. 配中脘穴、足三里穴，有调和胃气的作用，主治胃脘痛、呕吐、呃逆病症。

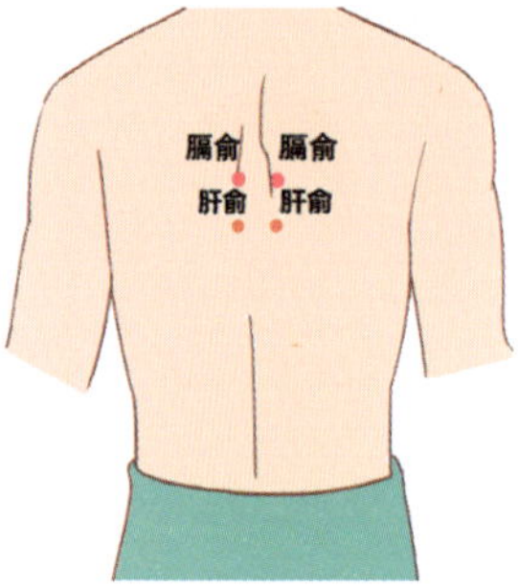

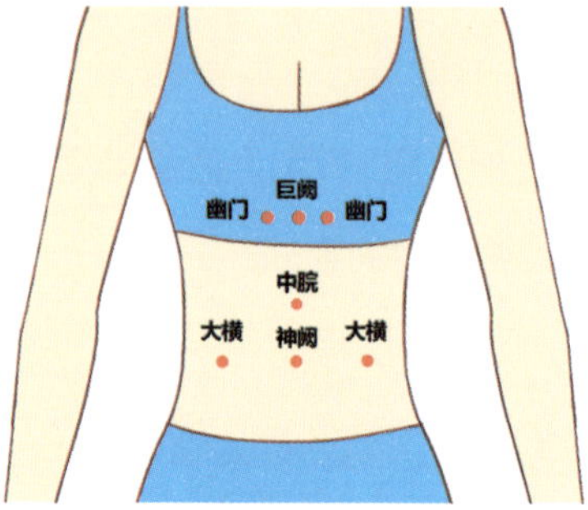

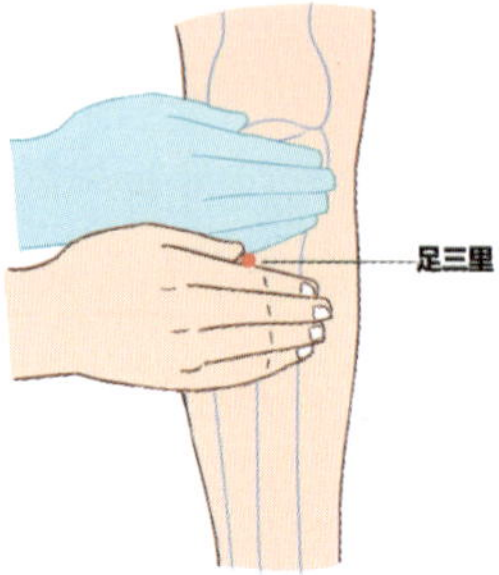

4. 配外关穴、曲池穴，有通经活络的作用，主治上肢不遂、手震颤病症。

5. 配患侧悬厘穴，有益心安神的作用，主治偏头痛；配建里穴，可治疗胸闷病症。

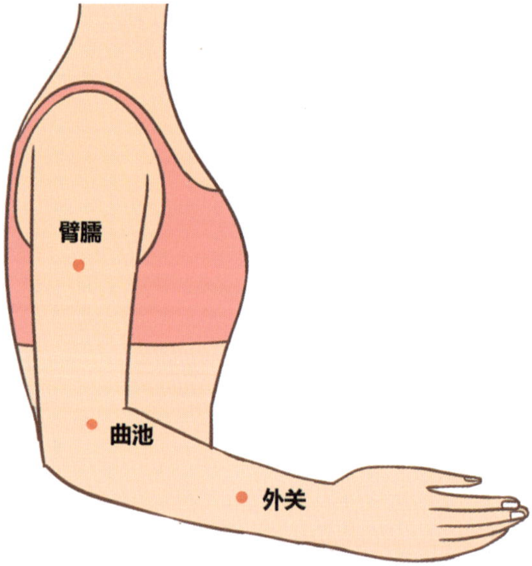

拔罐内关穴主治疾病

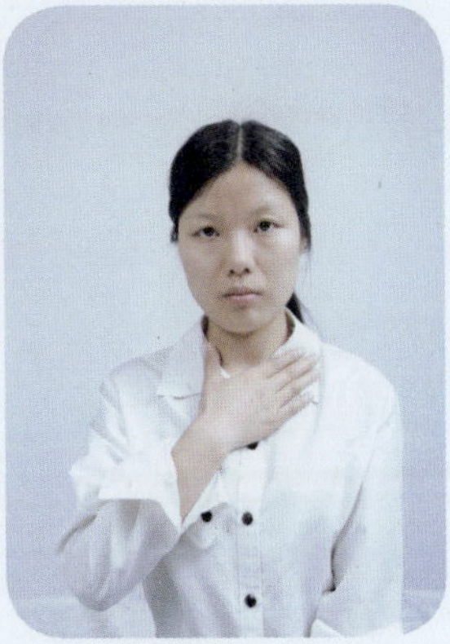

该穴为人体手厥阴心包经上的重要穴道之一，是多种疾病按摩治疗的首选穴位。

内关穴的主治病症包括：孕吐、晕车、手臂疼痛、头痛、眼睛充血、恶心呕吐、胸肋痛、上腹痛、心绞痛、月经痛、呃逆、腹泻、精神异常等。

1. 心痛、心悸、心绞痛。

平时有心痛、心悸症状的患者，经常拔罐内关穴，以局部红热为度，每天 10 ～ 15 分钟。

心绞痛发作时，给予内关、合谷穴强烈刺激，可以较快地缓解心绞痛症状，为医院抢救和治疗赢得时间。

2. 高血压、高血脂。

高血压、高血脂、高血糖“三高”令很多患者感到苦恼，几乎需终身服药。“三高”的原因很多，主要是过食肥甘厚味，长此遂得此症。

取内关、曲池、足三里、涌泉穴经常施以拔罐，每穴 10 ～ 15 分钟，以局部红热为度，可以有效地降低血压、血脂。

3. 呃逆。

拔罐内关穴，对缓解呃逆有良好的效果。同时可配膻中、膈俞、中脘穴予以治疗。

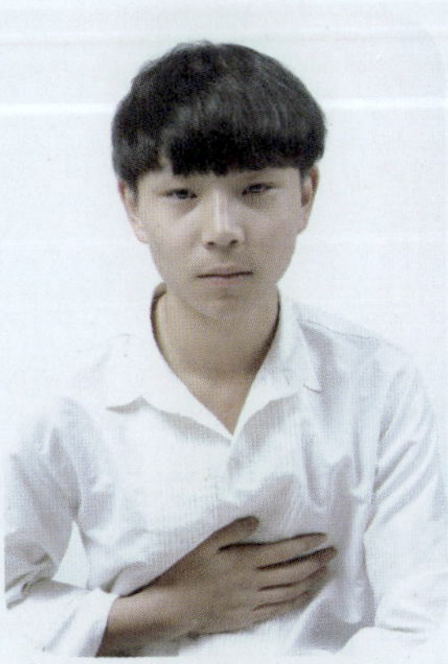

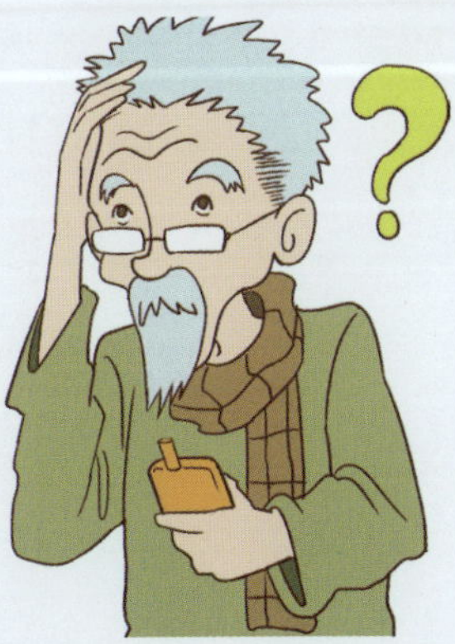

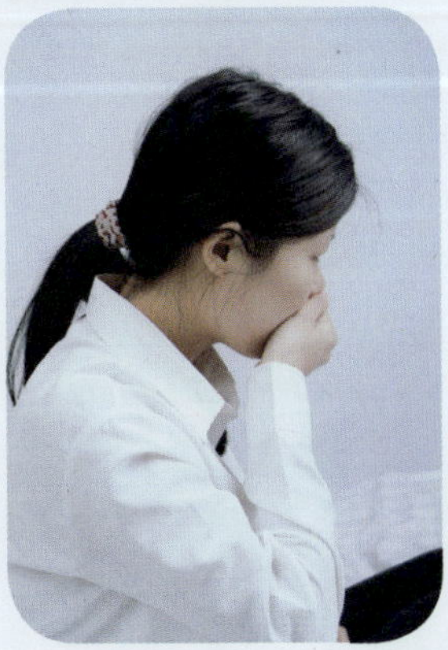

第十节　百会穴：提神醒脑要穴

穴位释义

百会穴，百脉之会，贯达全身。《采艾编》云："三阳五会，五之为言百也"，意为百脉于此交会。

百脉之会，百病所主，故百会穴的治症颇多，为临床常用穴之一。

取穴方法

百会穴位于头顶正中线与两耳尖连线的交点处。

取此穴道时，须让患者采用正坐的姿势，百会穴位于人体的头部，头顶正中心，可以通过两耳角直上连线中点，简易取此穴。当前发际上 5 寸，后发际上 7 寸，前后发际之间的直线距离约为 12 寸。

穴位功效

百会穴具有醒脑开窍、扶阳固脱、升阳举陷、清头散风的功效。

现代研究表明，针刺百会透曲鬓、前神聪、悬厘等穴，能够使患者血液流变学的各项指标得到改善，使脑组织细胞有一定恢复。

刺激百会、前顶、四神聪等穴，对中风偏瘫患者的大脑皮质中枢生物电活动有良好的调节作用。

头痛患者脑组织含氧量及血流量明显降低，针刺后改善了脑组织氧合血红蛋白饱和度及血流量，从而起到通经活络、止痛的效果。

穴位配伍

1. 配天窗穴，有开窍醒神的作用，主治中风失音，不能言语。

2. 配长强穴、大肠俞穴，有益气固脱、升阳举陷的作用，主治脱肛。

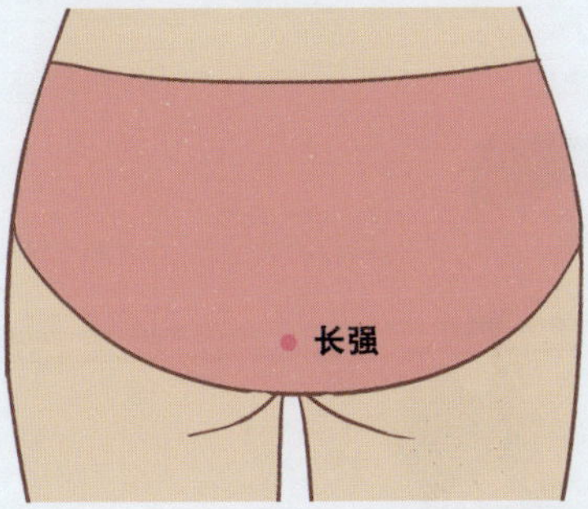

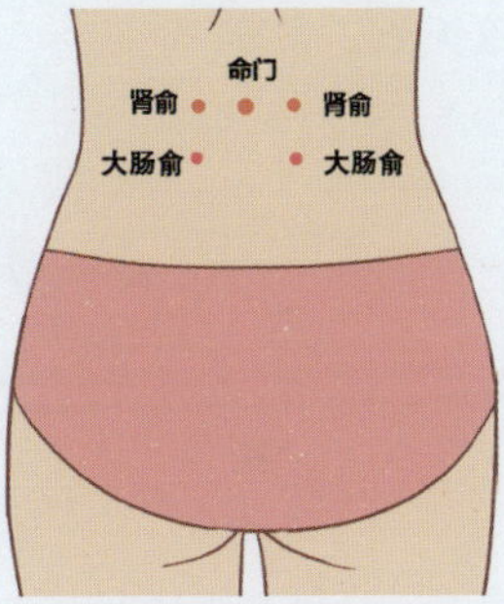

3. 配脑空穴、天枢穴，有清头散风的作用，主治头风。

4. 配百会透曲鬓穴、天柱穴，有祛邪止痛的作用，主治脑血管痉挛、偏头痛。

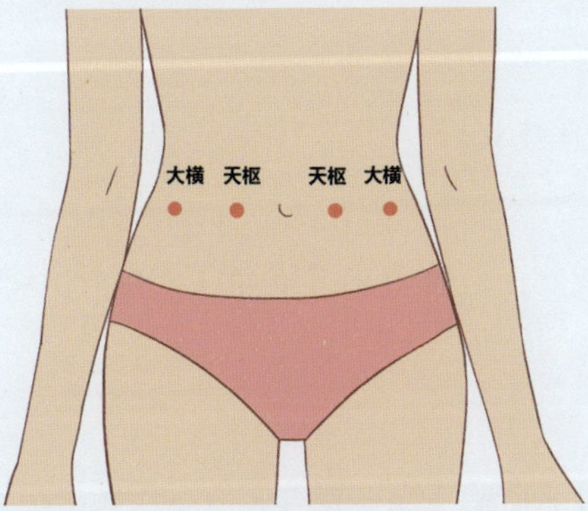

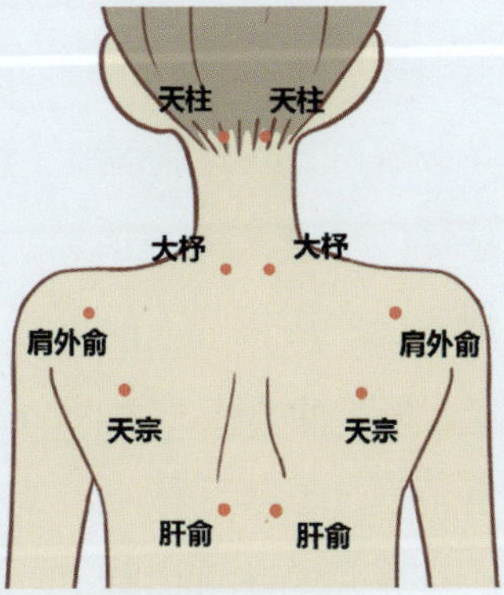

5. 配水沟穴、足三里穴，有补益气血的作用，主治低血压。

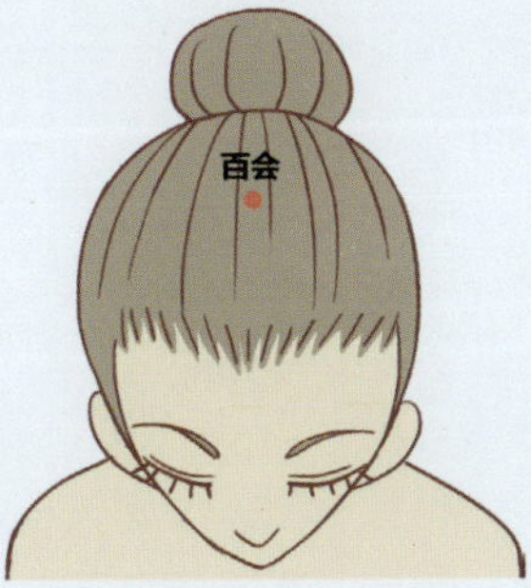

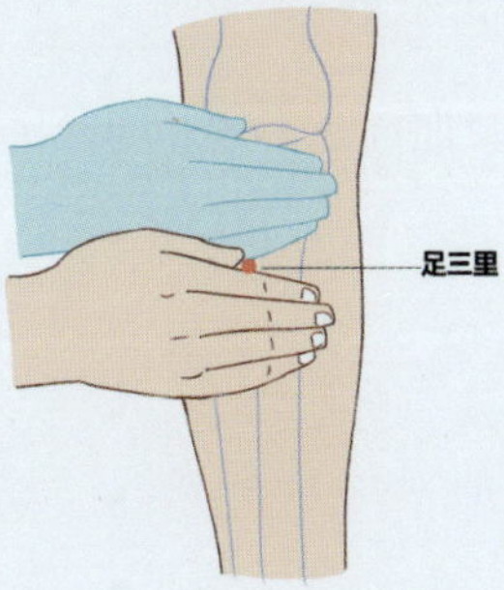

拔罐百会穴主治疾病

百会穴为人体督脉经络上的重要穴道之一，是治疗多种疾病的首选穴，医学研究价值较高。本穴主治病症包括：头痛、头重脚轻、痔疮、高血压、低血压、宿醉、目眩失眠、焦躁等。

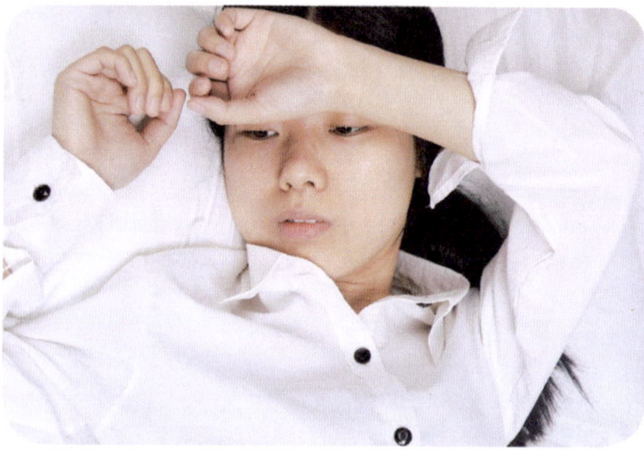

1. 低血压。

坚持拔罐百会穴，能逐渐缓解低血压症状。

2. 记忆力减退、高血压。

拔罐百会穴可增强人的记忆力。此外，百会穴还是降血压的良穴，经常拔罐百会穴，可宁神清脑，降低血压。

3. 胃下垂、子宫下垂。

中气下陷就会出现内脏下垂，如胃下垂和子宫下垂等。百会穴是诸阳之会，扶阳固脱、升阳举陷的功效是较为显著的。拔罐百会穴，可以益气举陷，控制胃下垂和子宫下垂。

第三章

小火罐，大作用，促健康——疏经通络祛百病

感冒

感冒是感受风邪而引起的常见外感疾病。临床表现以头痛、鼻塞、流涕、喷嚏、咳嗽、恶寒发热、全身肌肉酸痛为特征，四季均可发病。感冒可用拔罐进行治疗，主要是借助罐体内压，依靠大罐边缘吸附皮肤，牵拉挤压浅层肌肉，刺激经络、穴位，达到祛除外邪，治愈感冒之目的。

拔罐取穴

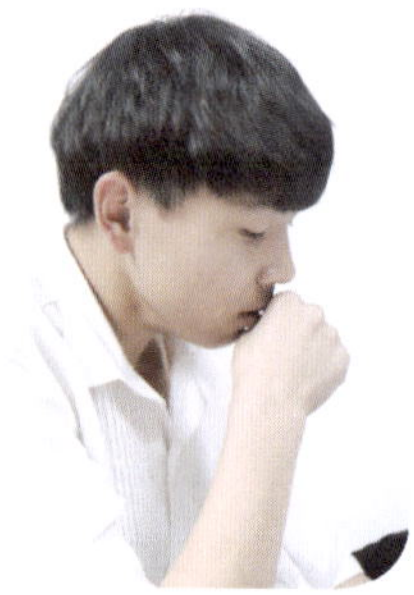

感冒是外感风邪侵袭人体的一种外感疾病，俗称“伤风”。所以应选取祛风邪解表证的穴位。

其常用拔罐部位主要选取三大穴位，即大椎穴、肺俞穴和风门穴，每天取 2 ~ 3 个穴位交替应用。

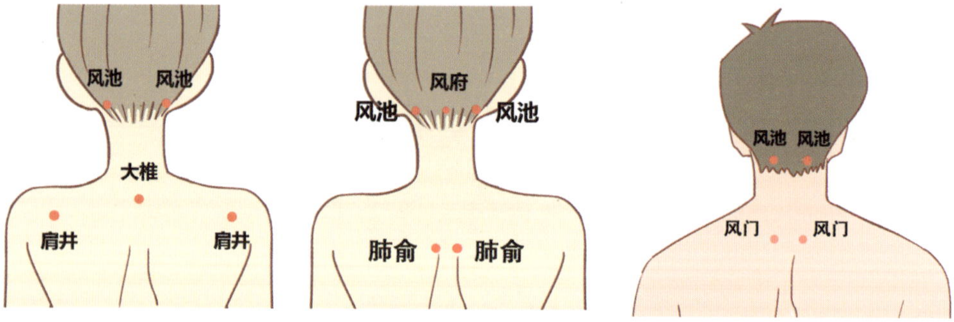

拔罐方法

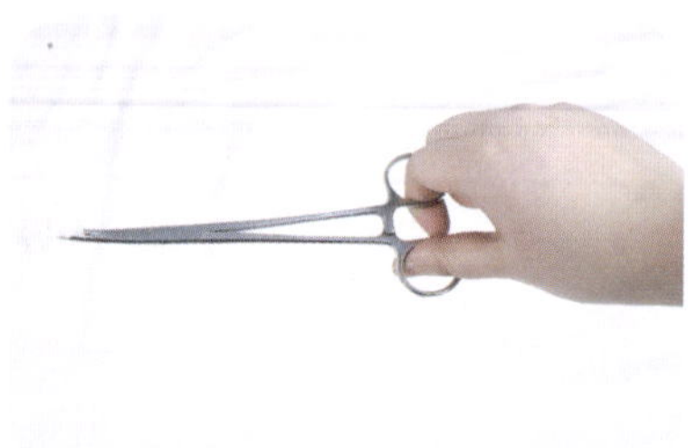

拔罐方法与操作是治疗的重要环节。

● 操作方法与技巧之一

（1）用镊子夹住一小团棉球，蘸上 95% 的酒精，但不宜太多，以湿润为度。

（2）左手握住罐体，罐口朝右下方向，随后把燃着的棉球伸入罐内燃烧 1 ~ 2 秒钟，快速取出，左手紧急把罐体送往穴位。

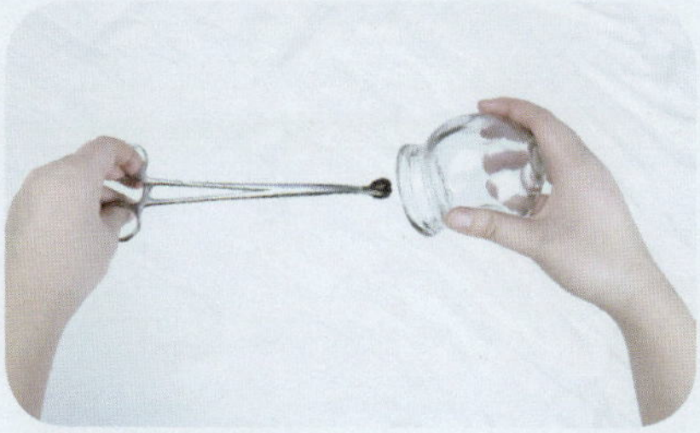

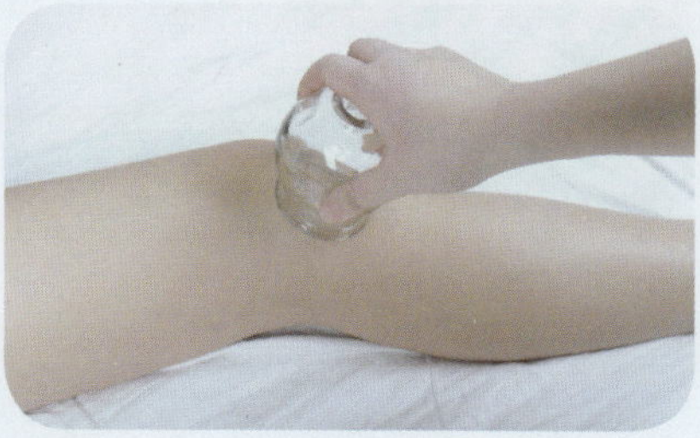

● 操作方法与技巧之二

（1）取面粉 10 克，用水搅和成面团。

（2）捏成比罐口大的圆薄饼，贴至皮肤上。

（3）用一团正燃烧旺盛的纸迅速丢进罐内，立即把罐盖在面饼上，这样吸附力更强，对第一次使用者来说，可防止因操作不慎烧伤皮肤 。

拔罐的时间也很重要，大火罐吸力较强，每次可以拔 5 ~ 10 分钟，小火罐吸力相对弱，每次可以拔 10 ~ 15 分钟，早晚各 1 次，坚持拔罐 3 ~ 5 天，病症痊愈。

贴心小提示

注意将罐送往穴位的过程中，切勿将罐口对准穴位，以免空气进入罐内，而是须将罐底朝前去接近穴位，接触皮肤时，顺势快捷地将罐口扭转扣到穴位上，这样罐即紧紧吸住穴位皮肤。

拔罐过程中，如感到头晕、心悸、脉搏变弱，应迅速取下火罐，喝适量开水一般能够缓解症状。

此外，拔罐时还须注意室内温度，以免再次受凉。

慢性支气管炎

慢性支气管炎是指气管、支气管黏膜及其周围组织的慢性炎症，通常由气候变化、病毒性感染或细菌感染、吸烟、空气污染等原因引起。

拔罐取穴

（1）穴位：

大椎穴和大杼穴。

（2）部位：

颈部、脊柱两侧、肩胛上区。

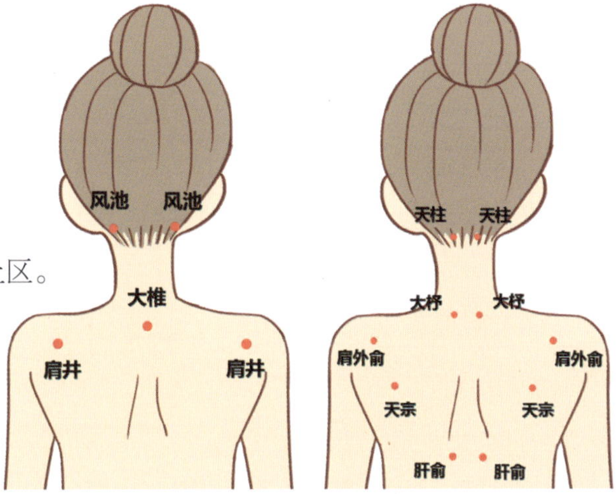

拔罐方法

（1）取口径为 4 ～ 6 厘米的玻璃火罐，或陶瓷罐、竹罐。

（2）用浓度为95%的酒精棉球撕松散贴于罐底，点燃棉球后待罐中空气燃烧将尽。

（3）立即将罐扣在选取的治疗部位上，使其与皮肤牢固吸住。

（4）每次 10 ～ 15 分钟即可。

贴心小提示

在拔罐操作时不可将罐口烧烤过热；操作点燃黏于罐底的松散酒精棉球时，须注意不能脱落，防止引起烫伤皮肤 。

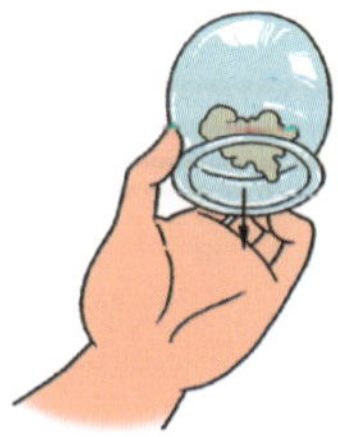

慢性胃炎

慢性胃炎可由急性胃炎转变而来，也可因不良饮食习惯，长期服用对胃有刺激性的药物，口、鼻、咽、幽门部位的感染病灶及自身的免疫性疾病等原因而导致。

临床表现为慢性反复性的上腹部疼痛、胃口差、消化不良、胃酸过多、饱胀感、嗳气等。一般分为胃气壅滞、肝胃气滞、脾胃虚寒3型。

一、胃气壅滞

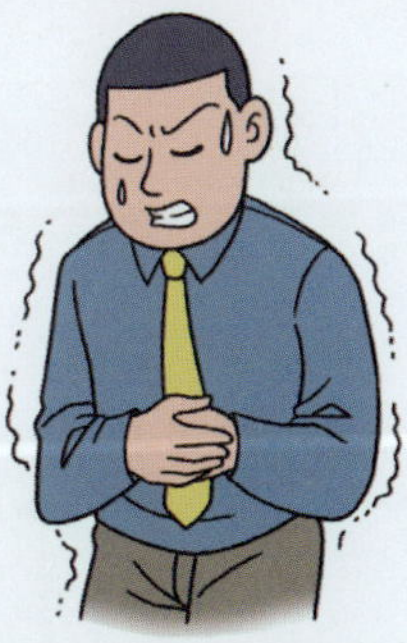

胃脘胀痛，食后加重，嗳气，有酸腐气味，或有明显的伤食病史，或有感受外邪病史，或有怕冷、怕热、肢体困重等不适之感。

拔罐取穴

拔罐治疗胃气壅滞，须取穴道为上脘、中脘、下脘、天枢、内关和足三里。

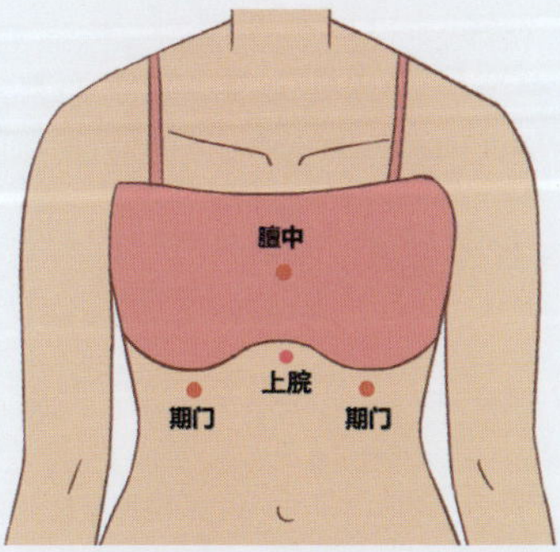

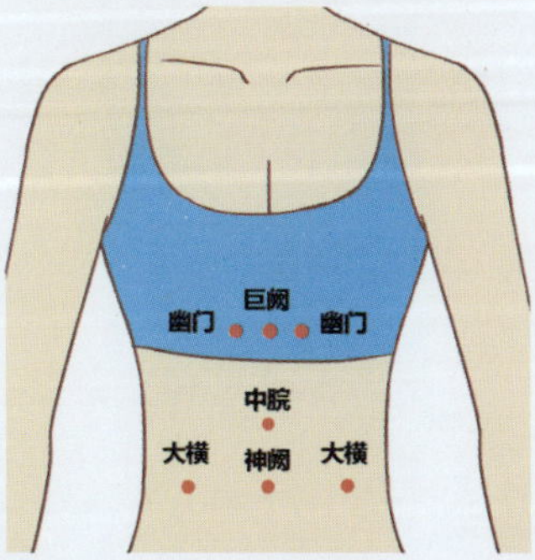

◎上脘穴：位于上腹部，前正中线上，当脐中上5寸。

◎中脘穴：位于上腹部，前正中线上，当脐中上4寸。

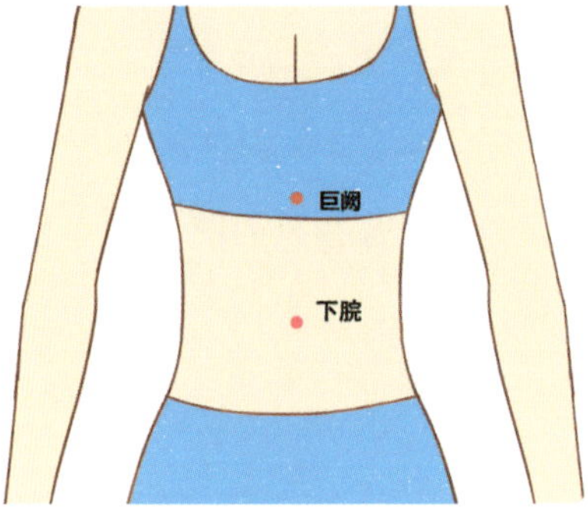

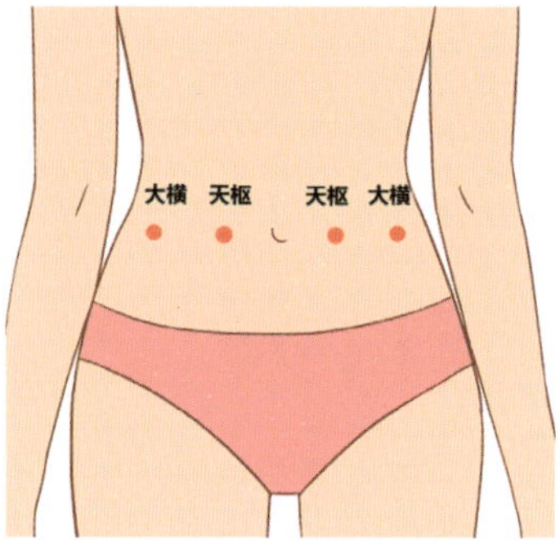

◎下脘穴：位于上腹部，前正中线上，当脐中上2寸。

◎天枢穴：位于腹中部，距脐中2寸。

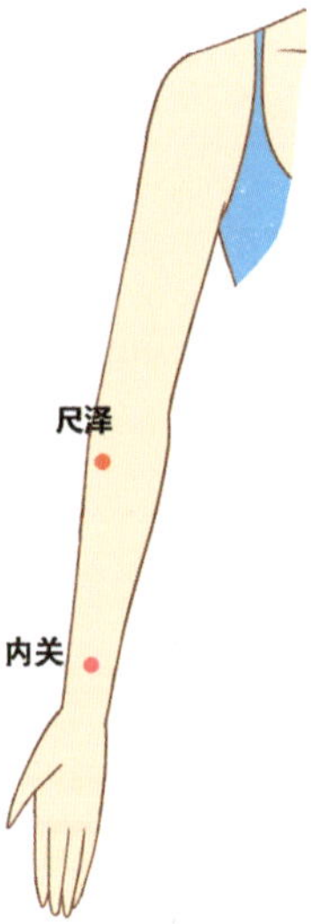

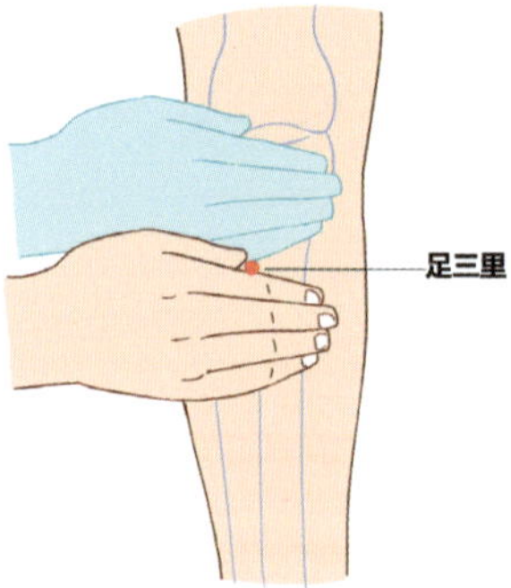

◎内关穴：位于前臂掌侧，当曲泽与大陵的连线上，腕横纹上2寸，掌长肌肌腱与桡侧腕屈肌肌腱之间。

◎足三里穴：在小腿前外侧，当犊鼻下3寸，距胫骨前缘1横指。

拔罐方法

采用单纯拔罐法，各穴留罐 10 ~ 15 分钟 ，每天 1 次，10 次为 1 个疗程。

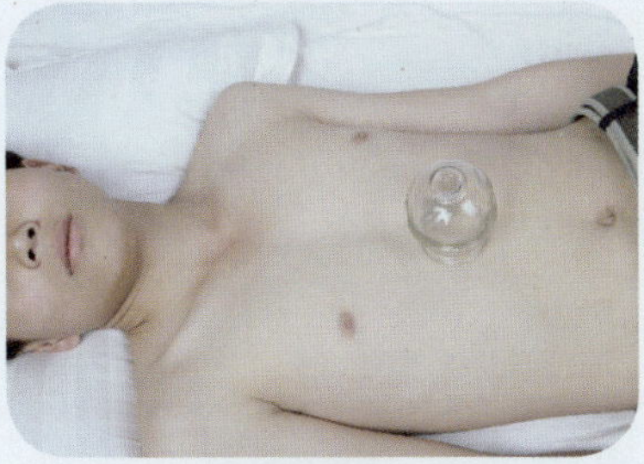

拔上脘穴

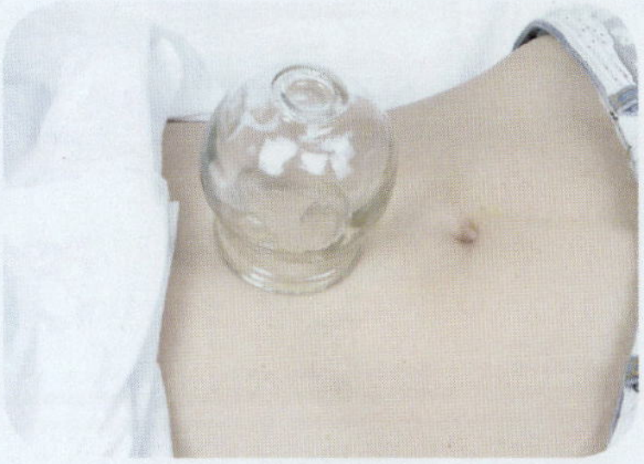

拔中脘穴

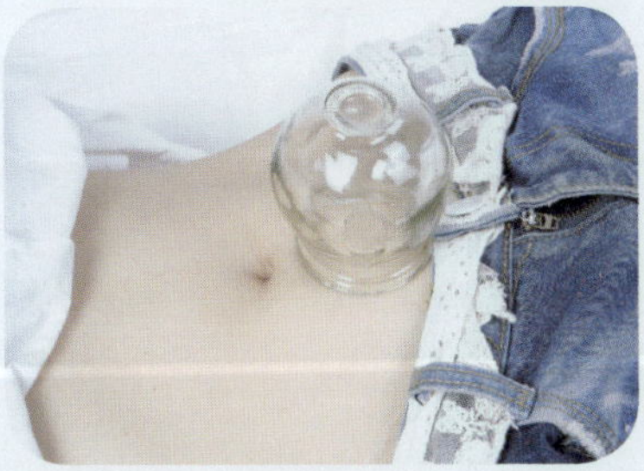

拔下脘穴

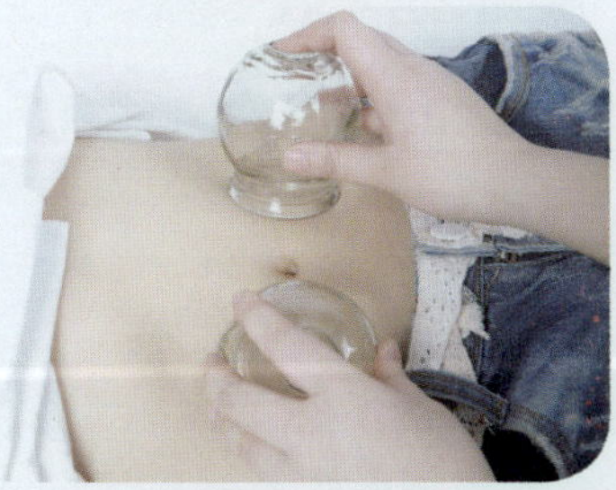

拔天枢穴

二、肝胃气滞

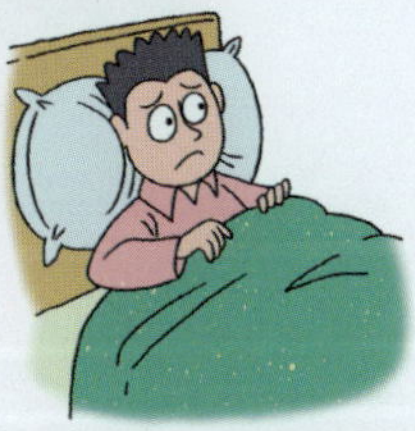

胃脘胀痛，连及两胁，疼痛攻撑走窜，可因情志变化而加重，伴有善太息，不思饮食，精神抑郁，夜寐不安。

拔罐取穴

本病症取穴包括肝俞、期门、中脘和足三里。

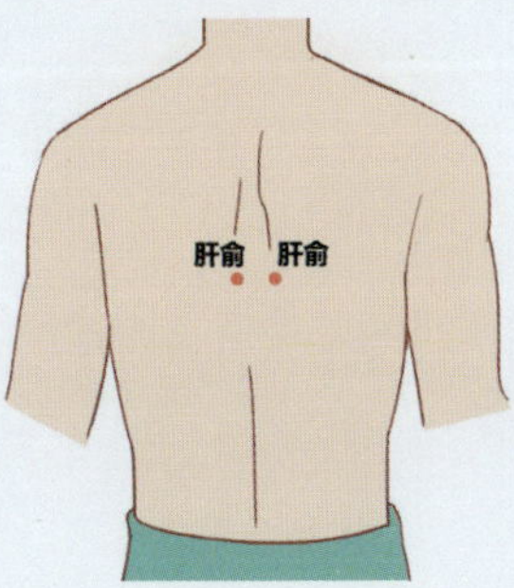

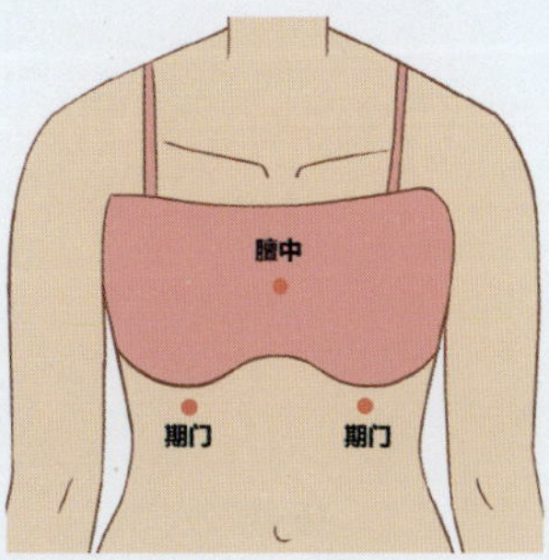

◎肝俞穴：位于背部，当第9胸椎棘突下，旁开1.5寸。

◎期门穴：位于胸部，当乳头直下，第6肋间隙，前正中线旁开4寸。

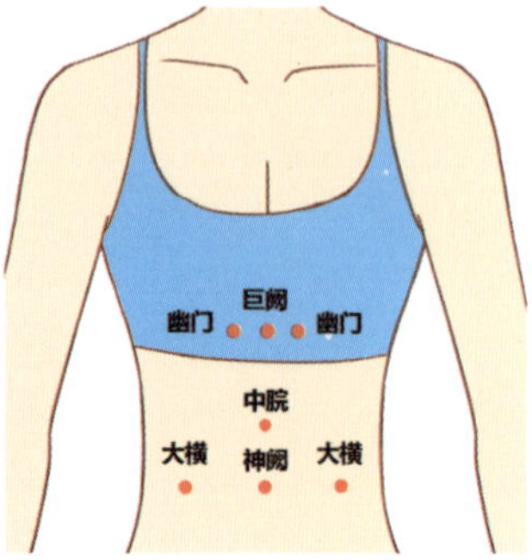

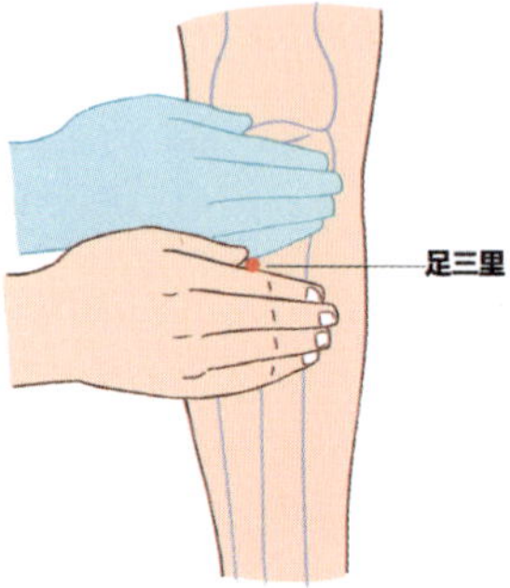

◎中脘穴：位于上腹部，前正中线上，当脐中上4寸。

◎足三里穴：位于小腿前外侧，当犊鼻下3寸，距胫骨前缘1横指。

拔罐方法

采用单纯拔罐法，每穴留罐10分钟，隔天1次，10次为1个疗程。

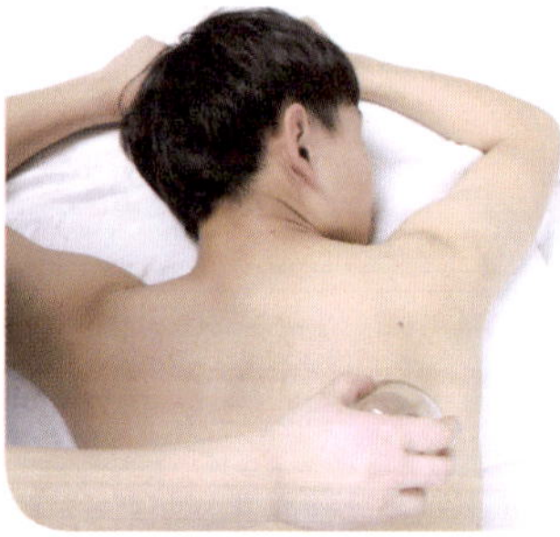

拔肝俞穴

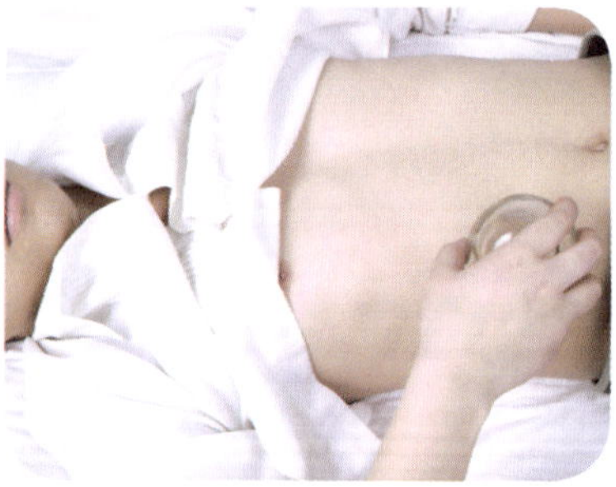

拔期门穴

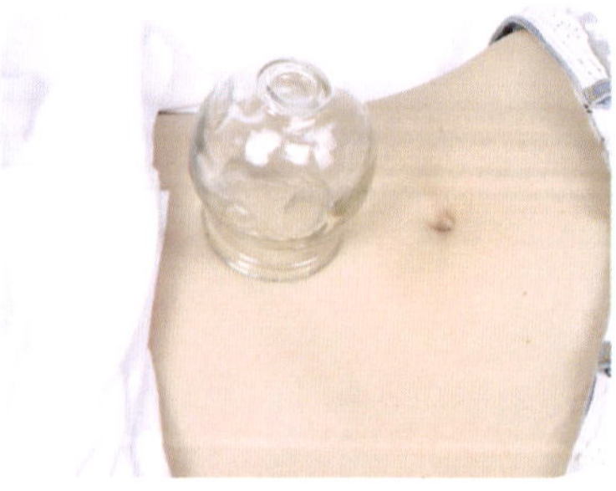

拔中脘穴

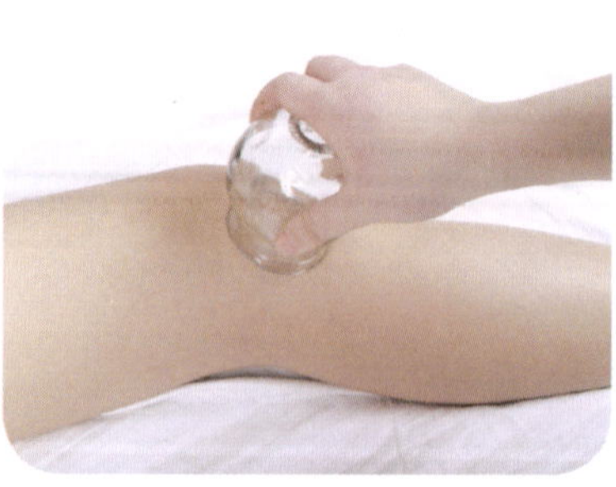

拔足三里穴

三、脾胃虚寒

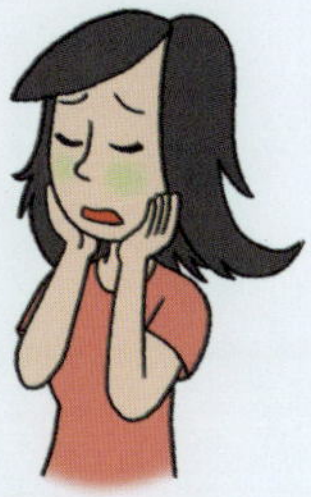

胃脘隐痛，遇寒冷或饥饿时疼痛加剧，得温暖或进食后则缓解，喜温暖，喜按揉，伴有面色差，神疲，四肢乏力、不温，食少便稀薄，或吐清水。

拔罐取穴

本病症取穴包括脾俞、胃俞、中脘、气海、关元和足三里。

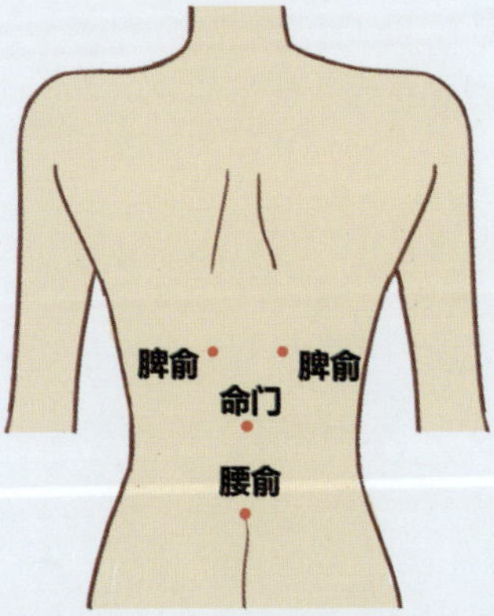

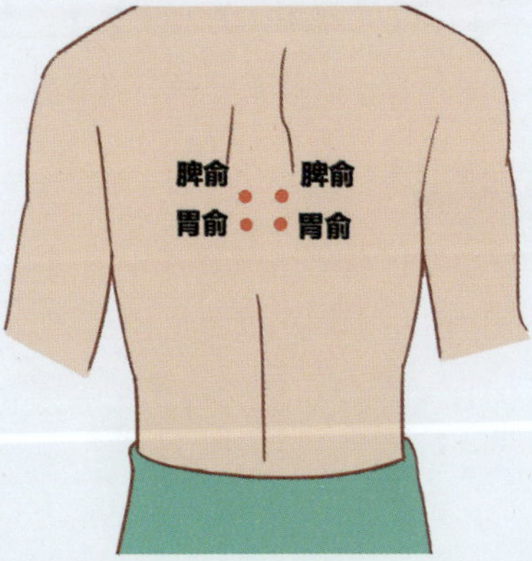

◎脾俞穴：位于背部，当第 11 胸椎棘突下，旁开 1.5 寸。

◎胃俞穴：位于背部，当第 12 胸椎棘突下，旁开 1.5 寸。

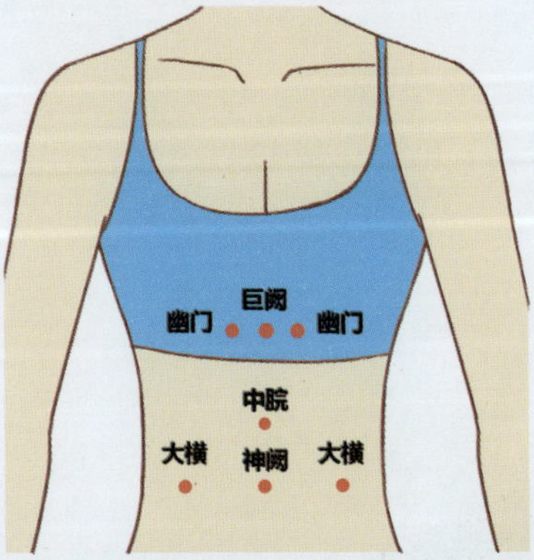

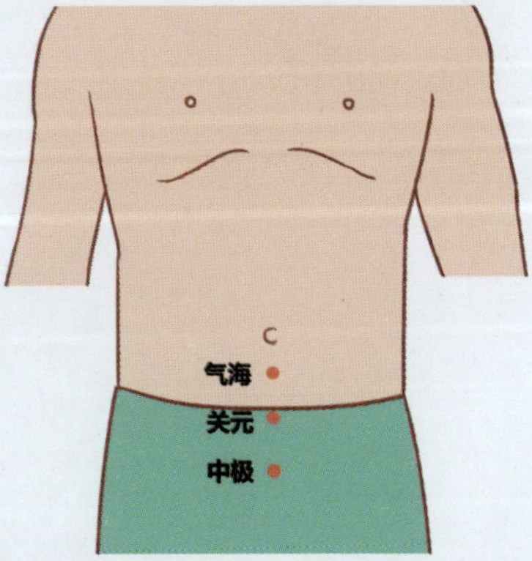

◎中脘穴：位于上腹部，前正中线上，当脐中上 4 寸。

◎气海穴：位于下腹部，前正中线上，当脐中下 1.5 寸。

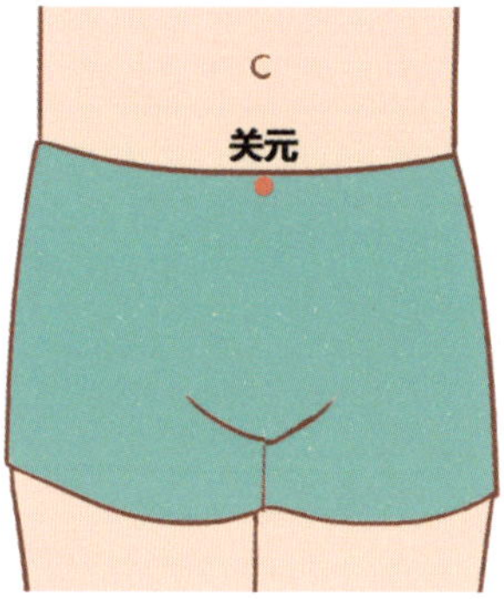

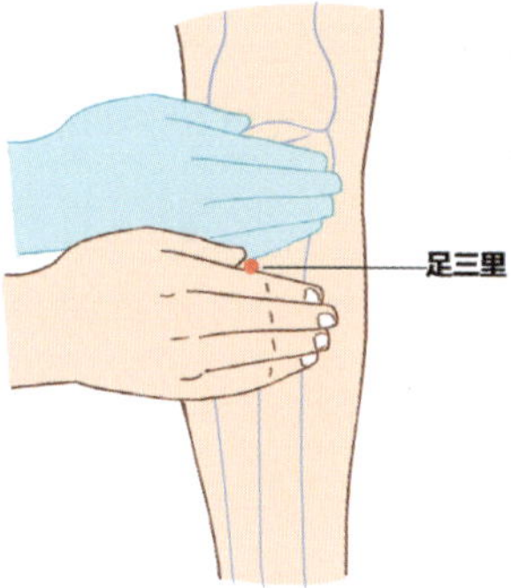

◎关元穴：位于下腹部，前正中线上，当脐中下3寸。

◎足三里穴：位于小腿前外侧，当犊鼻下3寸，距胫骨前缘1横指。

拔罐方法

采用单纯拔罐法，留罐10分钟。拔罐后加温灸中脘、气海、关元穴各15～20分钟，以局部皮肤红晕，有温热感为度。每天1次，10次为1个疗程。

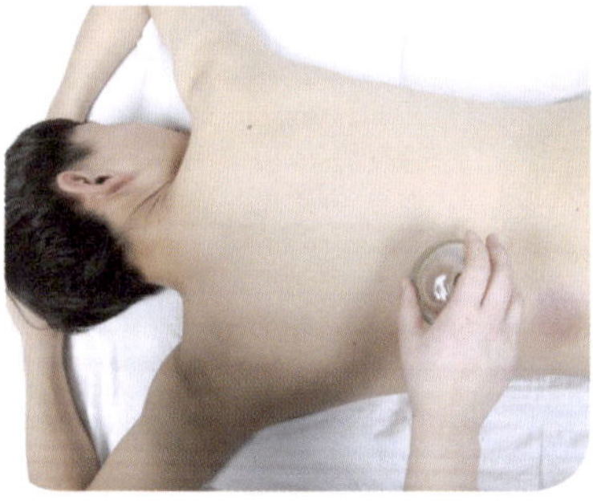

拔脾俞穴

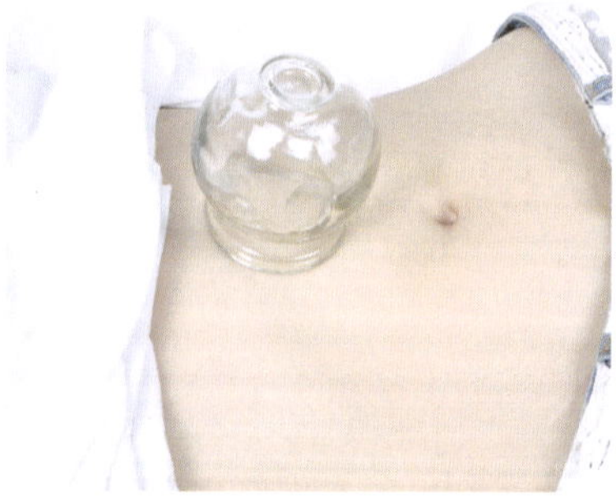

拔中脘穴

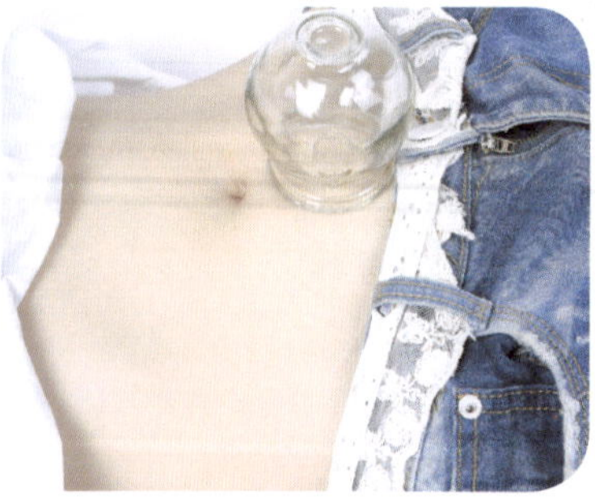

拔气海穴

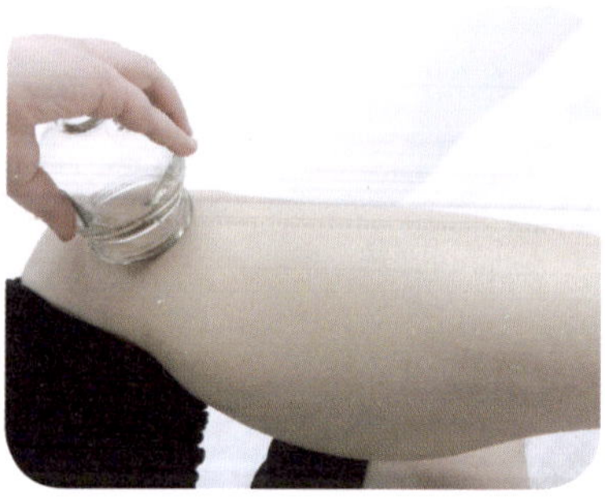

拔足三里穴

贴心小提示

慢性胃炎须坚持多疗程拔罐，具有明显的镇痛效果，如坚持治疗，亦能取得较好的远期疗效，并可以促进溃疡愈合等。

日常生活起居须有规律，注意饮食调配，少食多餐，以清淡为主，忌生、冷、油腻和辛辣食物。

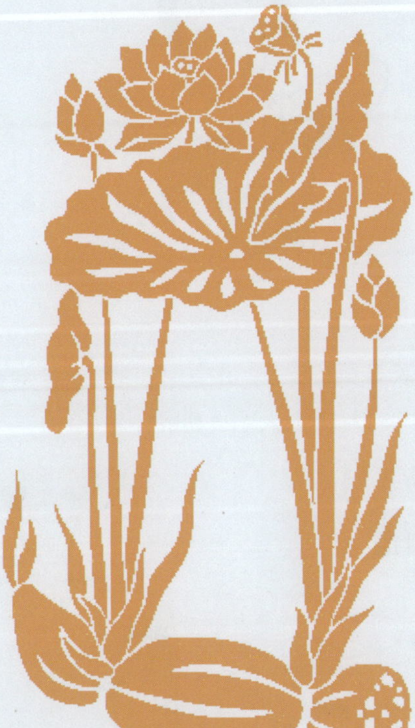

颈椎病

颈椎病又称颈椎综合征，是由于颈部长期劳损，颈椎及其周围软组织发生病理改变或骨质增生等，导致颈神经根、颈部脊髓、椎动脉及交感神经受到压迫或刺激而引起的一组复杂的症候群。

颈椎病根据临床症状表现及其病情的轻重度，可分为寒湿阻络、血瘀阻络2型。

一、寒湿阻络

头痛、后枕部疼痛，颈项强硬，转侧不利，一侧或两侧肩背与手指麻木酸痛，或头痛牵涉上背痛，颈肩部畏寒喜热，颈椎旁有时可以触及肿胀结节 。

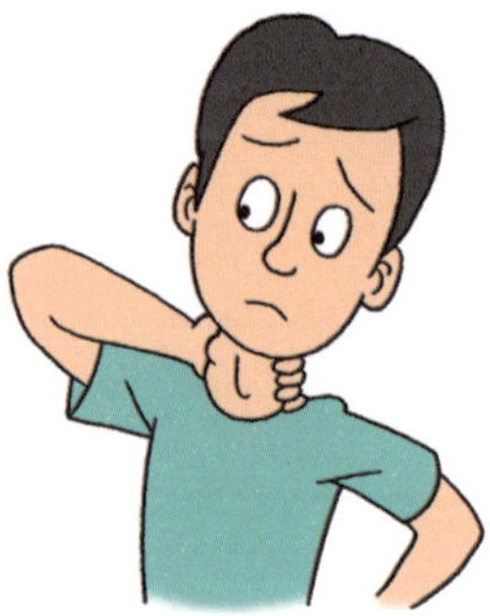

拔罐取穴

本病症取穴包括肩井、大杼、天宗、曲池和合谷。

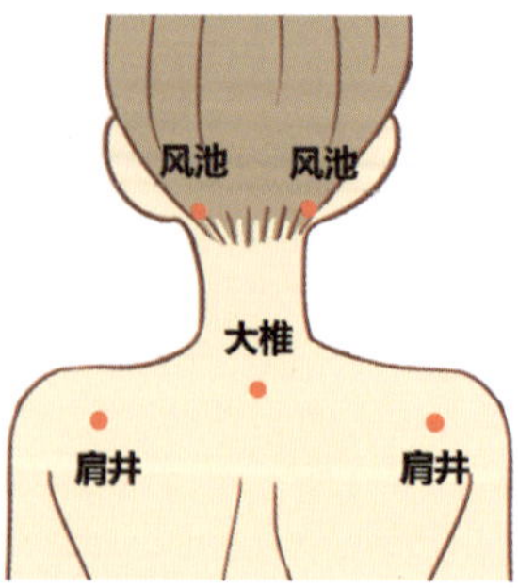

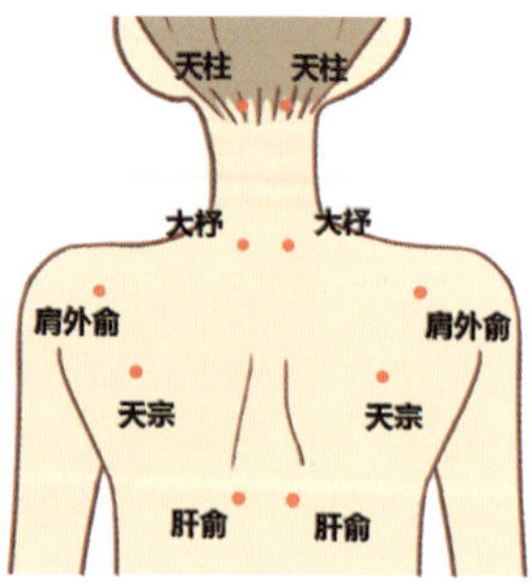

◎肩井穴：位于肩上部，当大椎与肩峰端连线的中点。

◎大杼穴：位于背部，当第 1 胸椎棘突下，旁开 1.5 寸。

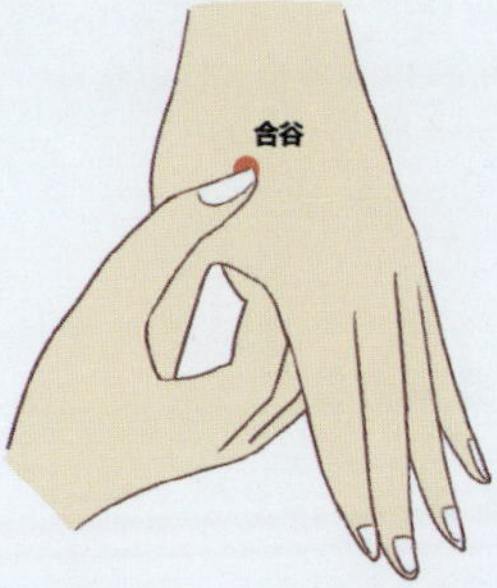

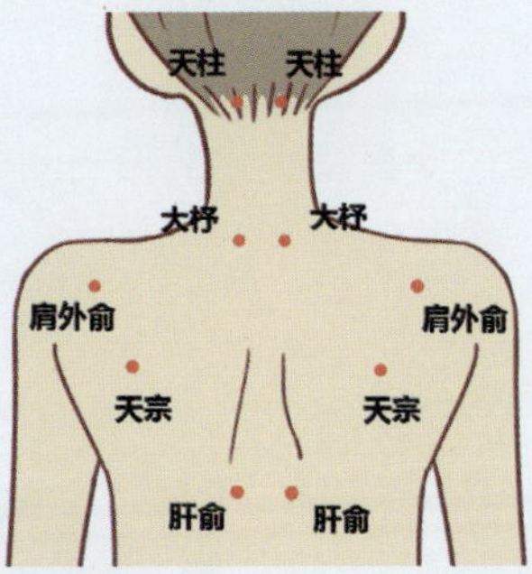

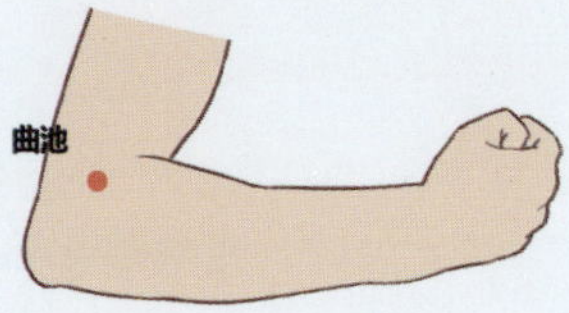

◎天宗穴：位于肩胛部，当冈下窝中央凹陷处，与第 4 胸椎相平。

◎曲池穴：位于肘横纹的外侧端，屈肘时当尺泽与肱骨外上髁连线中点。

◎合谷穴：位于第 1、第 2 掌骨间，当第 2 掌骨桡侧的中点处。

拔罐方法

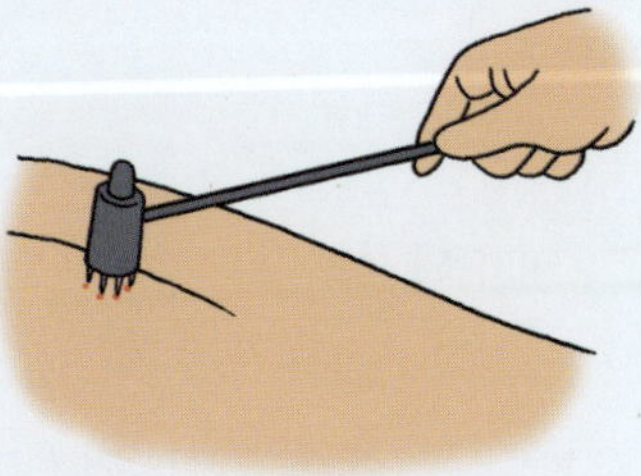

采用叩刺、走罐、拔罐法进行治疗。

（1）先用梅花针轻叩上述部位，以微出血为度。

（2）血止后走罐，走罐前在罐口和走罐部位均匀涂抹上红花油，走至皮肤潮红为止。

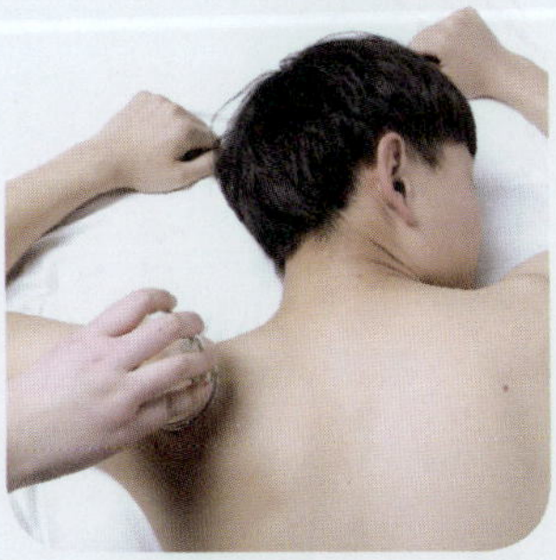

走罐肩井穴

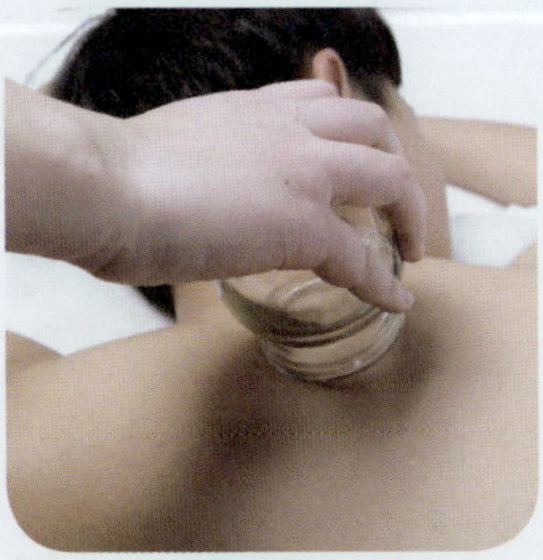

走罐大杼穴

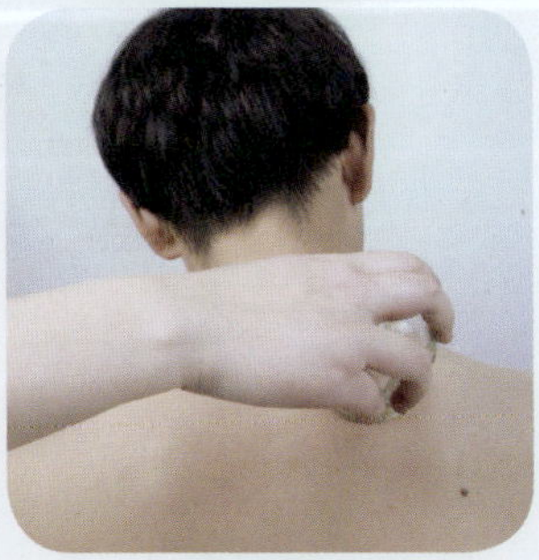

走罐天宗穴

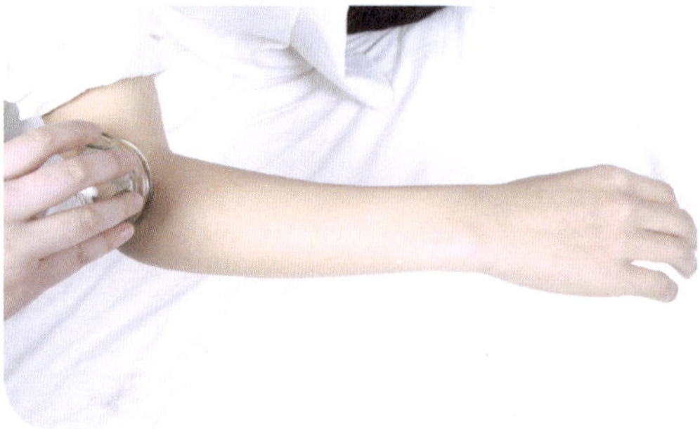
走罐曲池穴

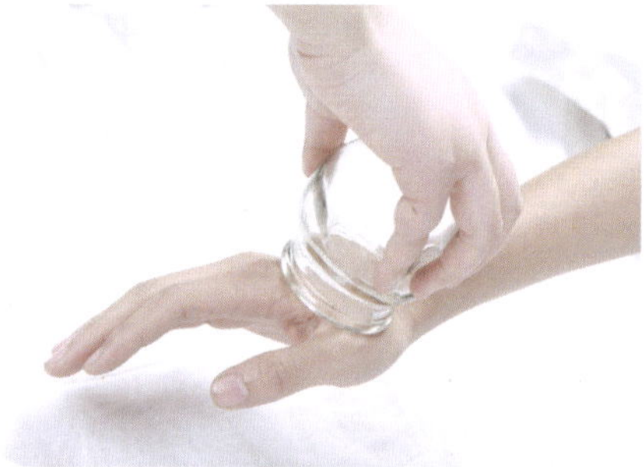
走罐合谷穴

（3）起罐后再用艾条温灸 10 分钟，隔天 1 次，10 次为 1 个疗程。

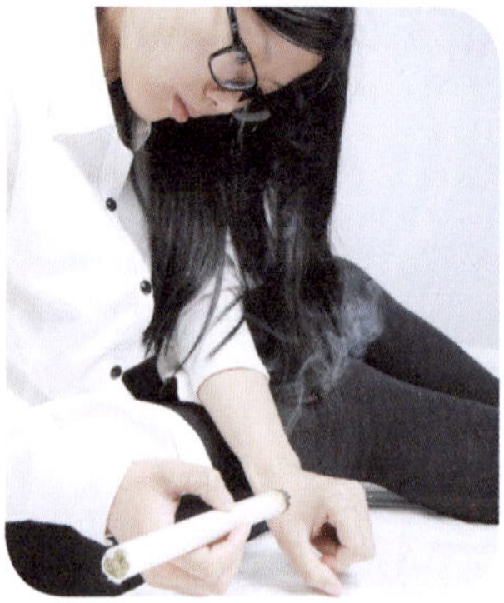

二、血瘀阻络

本病症表现为头昏，眩晕，倦怠乏力，颈部酸痛，或双肩疼痛，视物模糊，食欲不振，面色无华，或伴有胸闷心悸症状。

拔罐取穴

本病症拔罐取穴包括大椎、大杼、肩井、曲池和合谷穴。

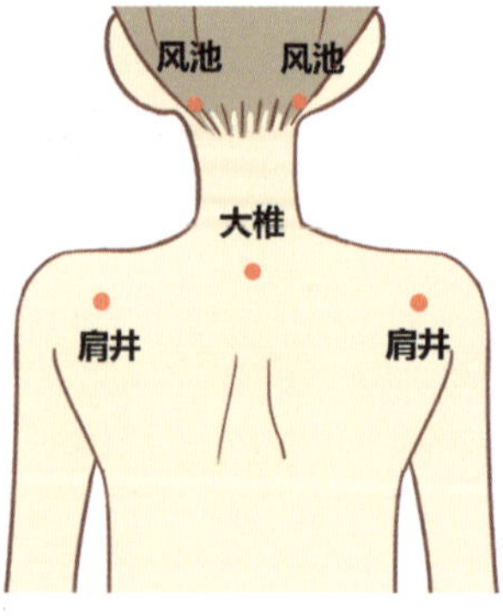

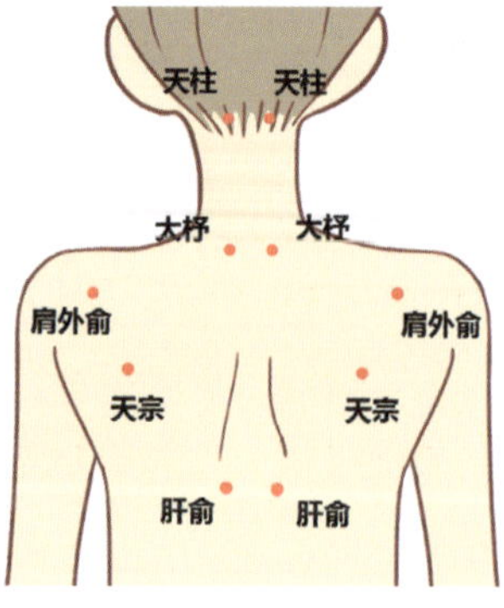

◎大椎穴：位于背部正中线上，第 7 颈椎棘突下凹陷中。

◎大杼穴：位于背部，当第 1 胸椎棘突下，旁开 1.5 寸。

◎肩井穴：位于肩上部，当大椎与肩峰端连线的中点。

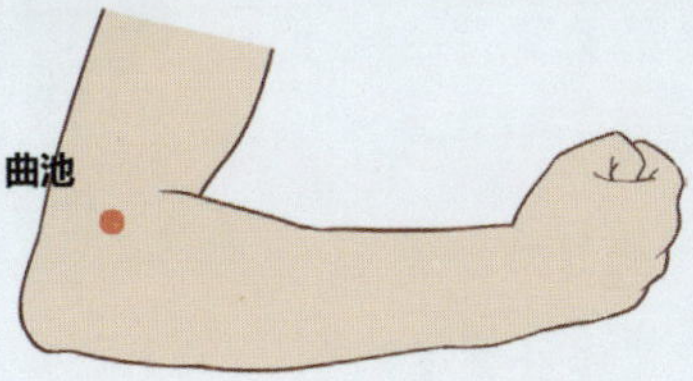

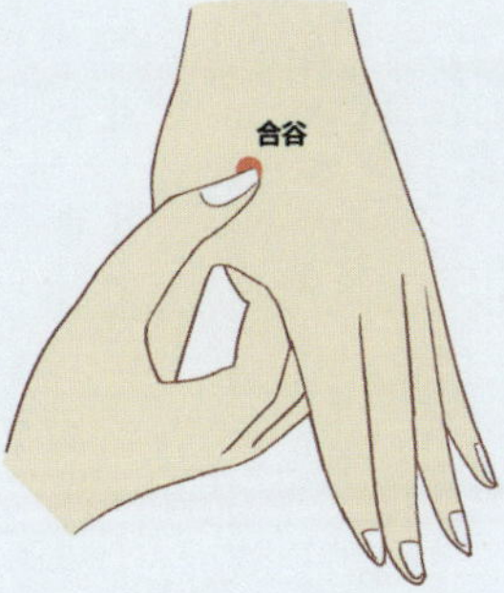

◎曲池穴：位于肘横纹的外侧端，屈肘时当尺泽与肱骨外上髁连线中点。

◎合谷穴：位于第 1、第 2 掌骨间，当第 2 掌骨桡侧的中点处。

拔罐方法

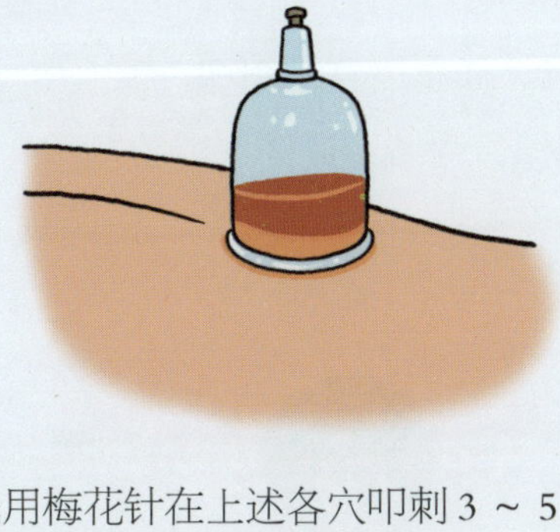

采用刺络拔罐法。先用梅花针在上述各穴叩刺 3 ～ 5 遍，以皮肤发红、有少量出血点为度。刺后拔罐，留罐 10 分钟，以拔出瘀血为宜 。隔天 1 次，10 次为 1 个疗程。

贴心小提示

① 减少低头伏案工作时间，常抬头做颈肩部运动 。

② 睡觉时枕头的高度应适宜，注意肩颈部的保暖。

③ 拔罐治疗时须配合推拿治疗，加强肩颈部的功能锻炼。

肩周炎

肩周炎又称肩关节周围炎，是肩关节囊和肩关节周围软组织的一种退行性、炎症性疾病。本病多发于50岁左右的中年人，故又称“五十肩”。临床表现为一侧肩痛和肩关节活动受限，亦可为双侧发病。

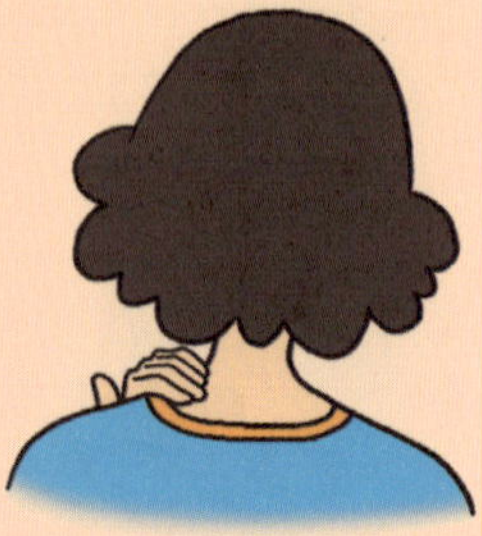

肩周炎根据其症状不同，一般分为风寒阻络性肩周炎和气血瘀滞性肩周炎2型。

一、风寒阻络

临床表现为肩部疼痛，痛牵肩背、颈项，关节活动轻度受限 ，恶风畏寒，复感风寒则疼痛加剧，得温则痛减，或伴有头晕、耳鸣。

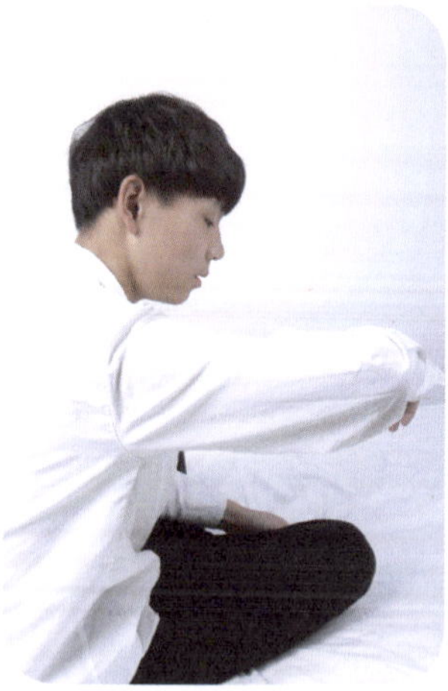

拔罐取穴

该病症取穴包括大椎、天宗、肩贞和肩髃穴。

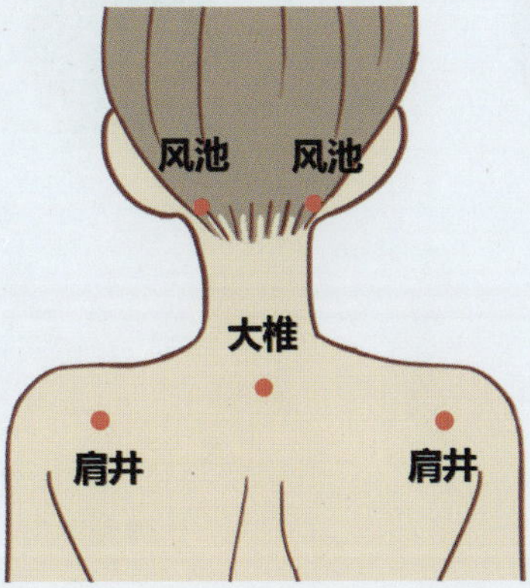

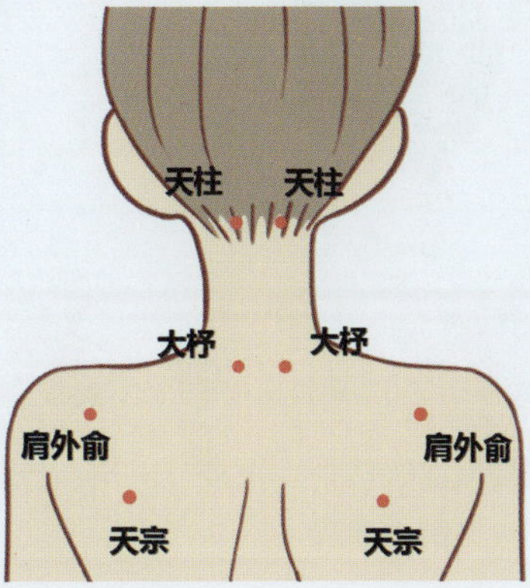

◎大椎穴：位于背部正中线上，第 7 颈椎棘突下凹陷中。

◎天宗穴：位于肩胛部，当冈下窝中央凹陷处，与第 4 胸椎相平。

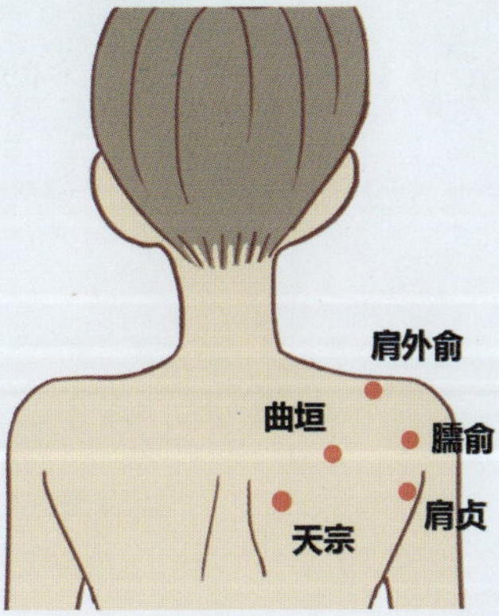

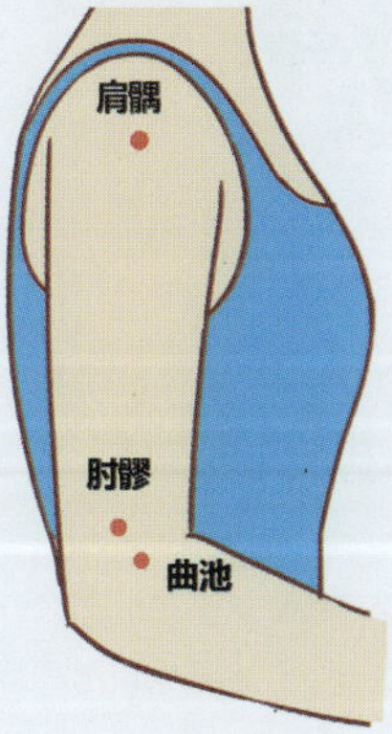

◎肩贞穴：位于肩关节后下方，臂内收时，腋后纹头上 1 寸。

◎肩髃穴：位于肩部三角肌上，臂外展或向前平伸时，当肩峰前下方凹陷处。

拔罐方法

（1）首先用三棱针刺入，得气后留针 10 分钟。

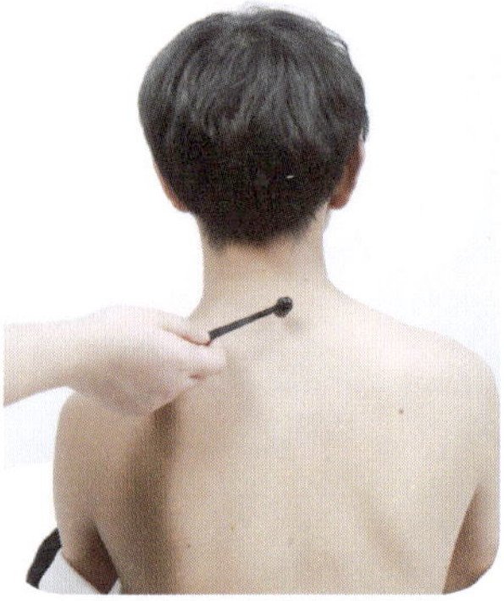

针刺大椎穴

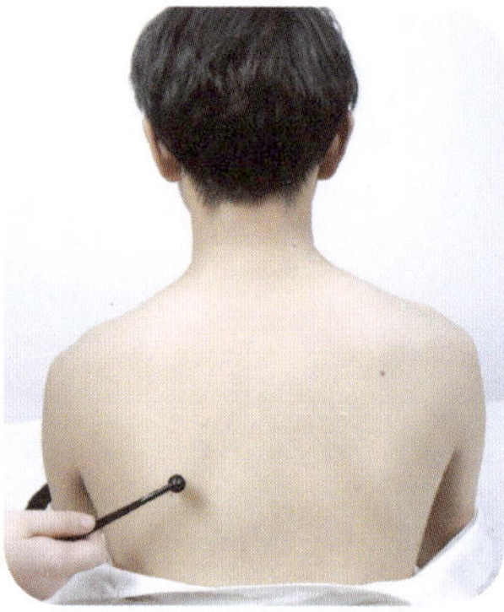

针刺肩贞穴

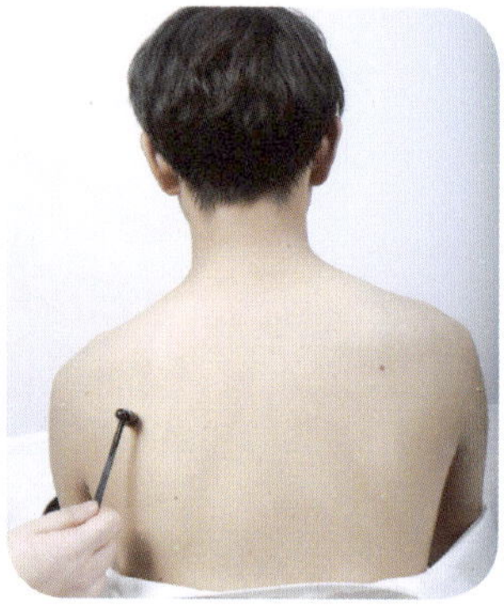

针刺天宗穴

（2）出针后，再进行拔罐，留罐 10 分钟。

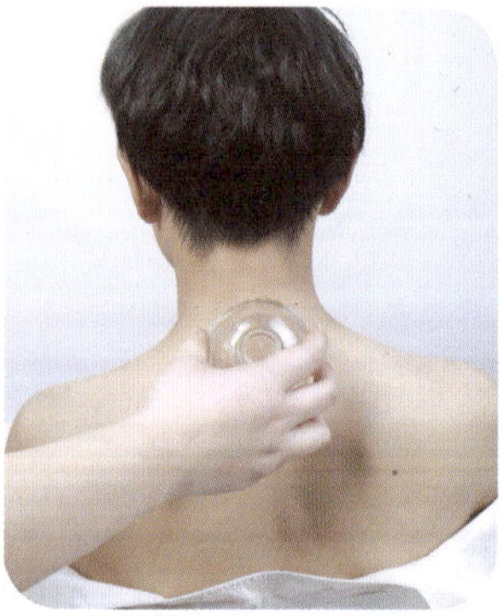

留罐大椎穴

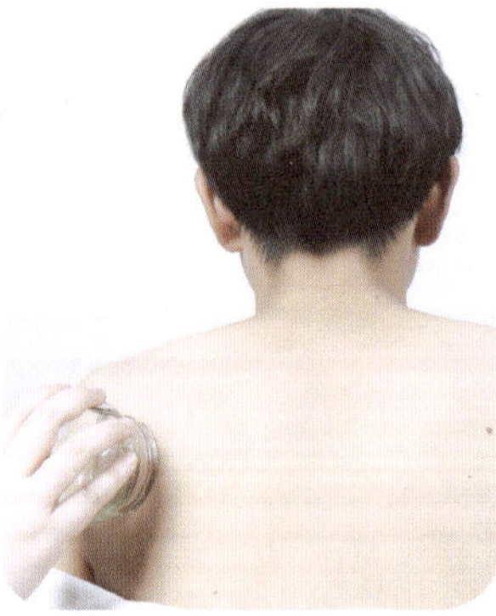

留罐肩贞穴

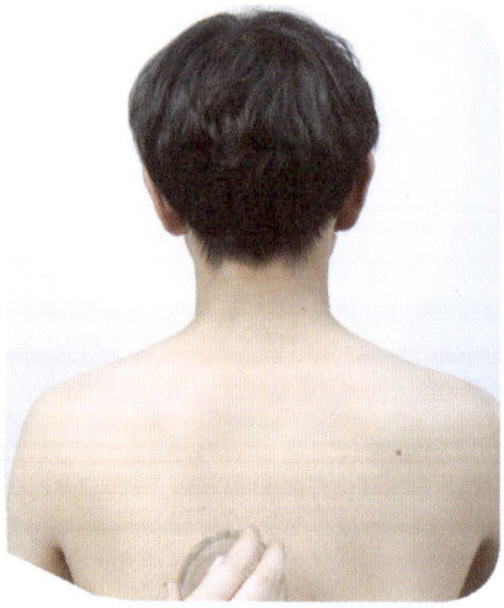

留罐天宗穴

（3）起罐后或加温灸 10 分钟。隔天 1 次，5 次为 1 个疗程。

二、气血瘀滞

临床表现为肩部疼痛，痛感较为剧烈，如针刺，痛处固定不移，以夜间为重，肩关节活动受限较明显，局部肿胀、青紫。

方法一

拔罐取穴

该病症取穴包括天宗、膈俞、肝俞和肩髃。

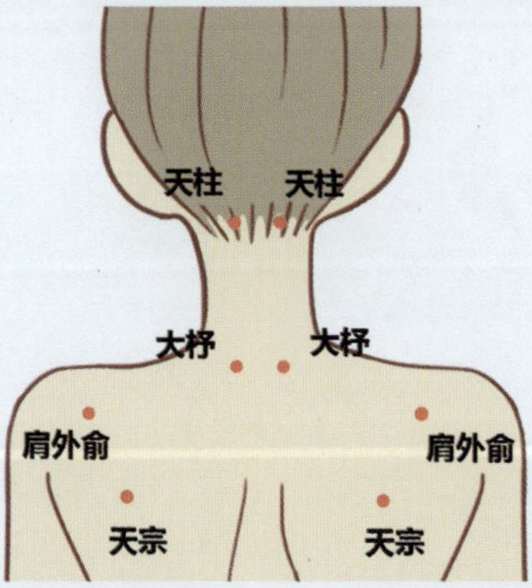

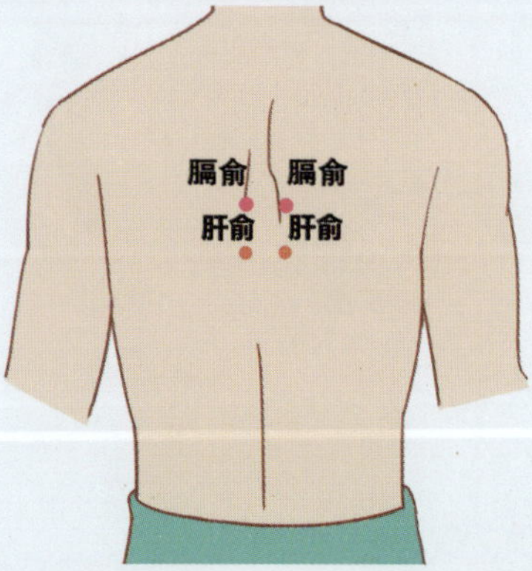

◎天宗穴：位于肩胛部，当冈下窝中央凹陷处，与第4胸椎相平。

◎膈俞穴：位于背部，当第7胸椎棘突下，旁开1.5寸。

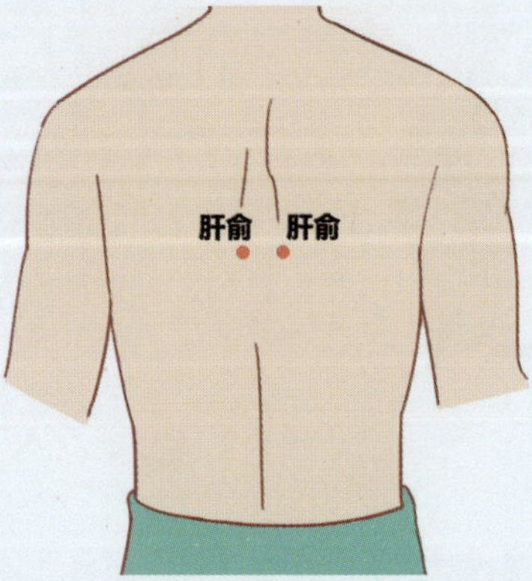

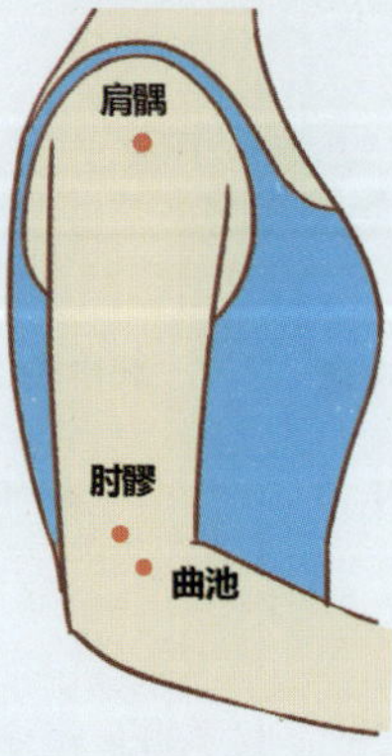

◎肝俞穴：位于背部，当第9胸椎棘突下，旁开1.5寸。

◎肩髃穴：位于肩部三角肌上，臂外展或向前平伸时，当肩峰前下方凹陷处。

拔罐方法

（1）可采用刺络拔罐法。先用三棱针点刺各穴，以微出血为度。

（2）起针后拔罐，留罐 10 分钟。每天 1 次，10 次为 1 个疗程。

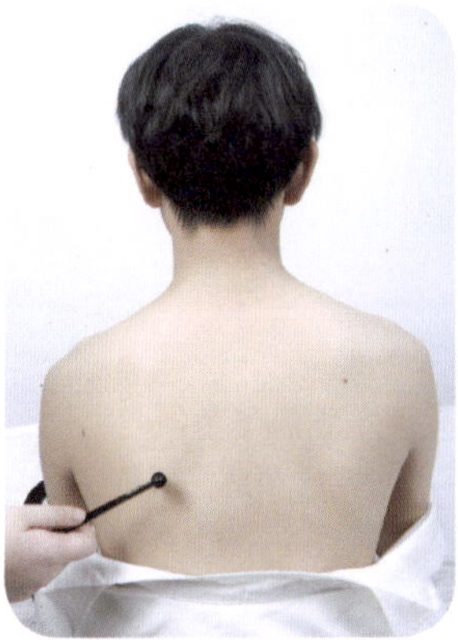

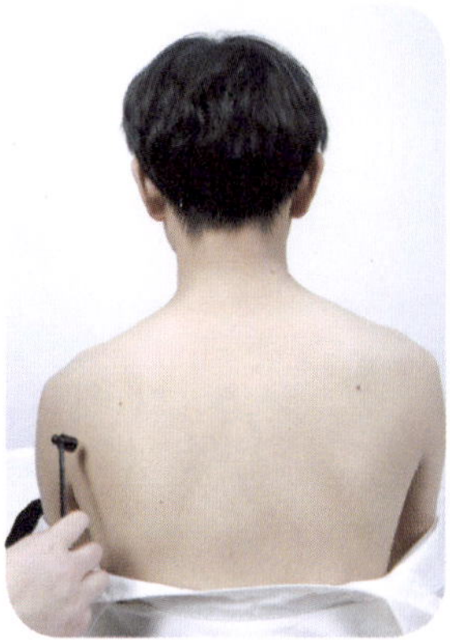

方法二

拔罐取穴

本病症取穴肩中俞、肩髃、血海、阴陵泉、承山和阿是。

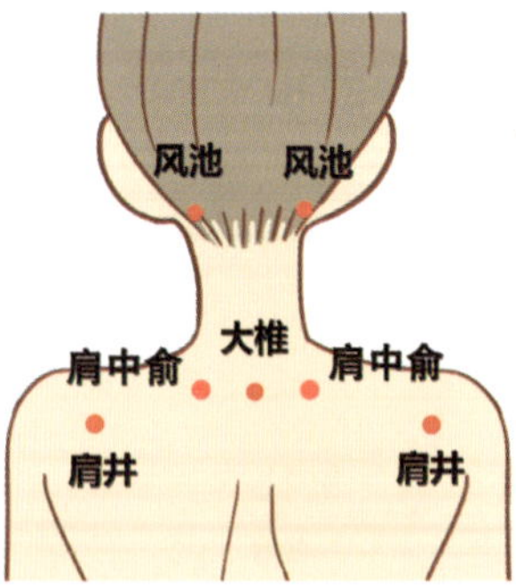

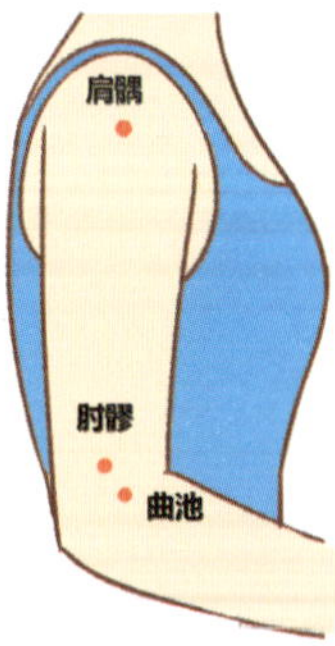

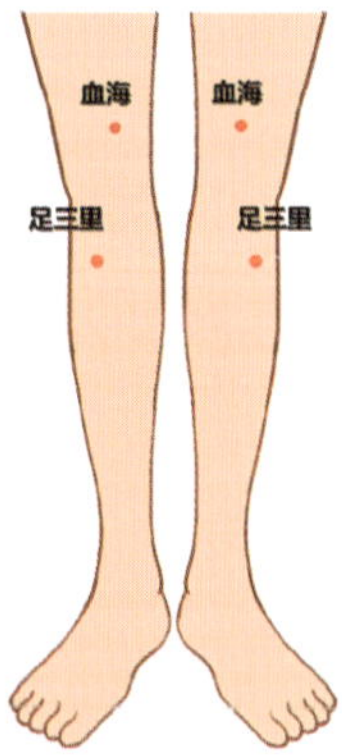

◎肩中俞穴：位于第 7 颈椎棘突下，旁开 2 寸（先取大椎穴，由大椎穴向双侧旁开 2 横指）。

◎肩髃穴：位于肩部三角肌上，臂外展或向前平伸时，当肩峰前下方凹陷处。

◎血海穴：屈膝，在大腿内侧，髌底内侧端上 2 寸，当股四头肌内侧头的隆起处。

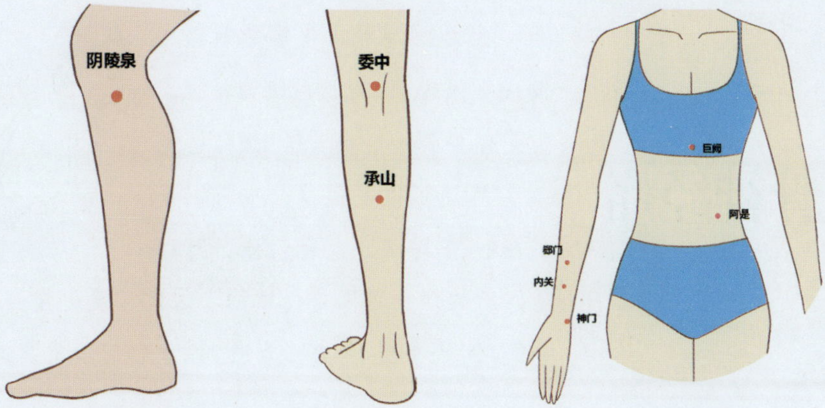

◎阴陵泉穴：位于小腿外侧，当腓骨头前下方凹陷处。

◎承山穴：位于小腿后面正中，委中与昆仑之间，当伸直小腿或足跟上提时腓肠肌腹下出现尖角凹陷处。

◎阿是穴：为局部压痛点处。

拔罐方法

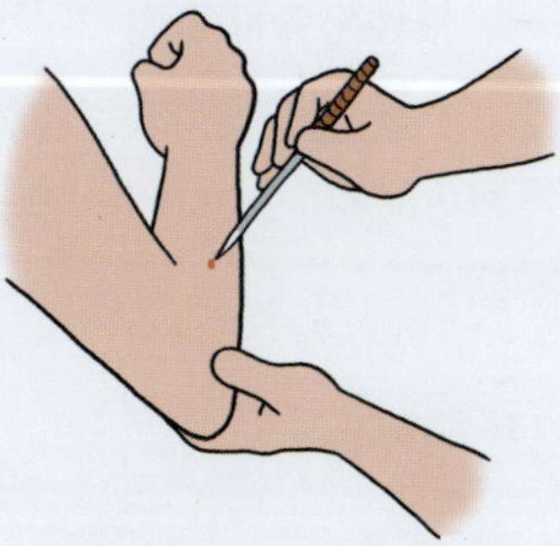

（1）采用刺络拔罐。首先用三棱针点刺各穴，以微出血为度 。

（2）起针后拔罐，留罐 10 分钟。

（3）每天 1 次，10 次为 1 个疗程。

贴心小提示

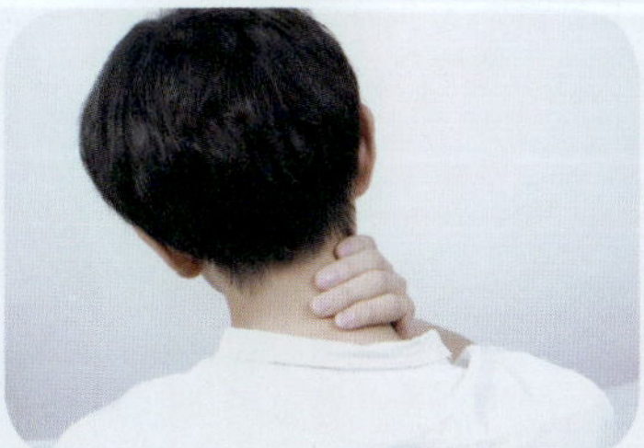

拔罐治疗肩周炎有较好的疗效，同时配合推拿和针灸治疗，可缩短疗程，且疗效更佳。

治疗期间须注意肩背部的保暖，积极开展肩背部的功能锻炼 。

坐骨神经痛

坐骨神经痛以疼痛放射至一侧或双侧臀部、大腿后侧为特征，它是由坐骨神经根受压所致。

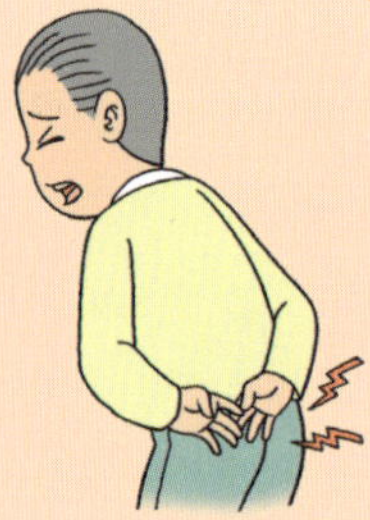

疼痛可以是锐痛，也可以是钝痛；有刺痛，也有灼痛；可以是间断的，也可以是持续的。通常只发生在身体一侧，可因咳嗽、喷嚏、弯腰、举重物而加重病情。

根据是否由脊椎病变引起或坐骨神经本身病变引起疼痛，一般分为根性坐骨神经疼痛（继发性）和干性坐骨神经痛（原发性）2 型。

一、根性坐骨神经痛

一侧或双侧臀部、大腿后侧疼痛，多伴有腰椎叩击痛，疼痛可因咳嗽、喷嚏、弯腰等而加重，或伴有小腿外侧、足背皮肤感觉明显减弱。多有腰椎间盘突出症等病史。

拔罐取穴

本病症取穴包括肾俞、大肠俞、腰阳关、次髎、环跳和委中。

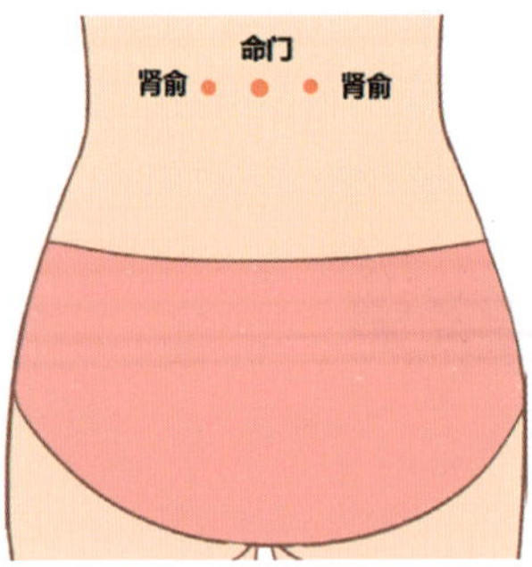

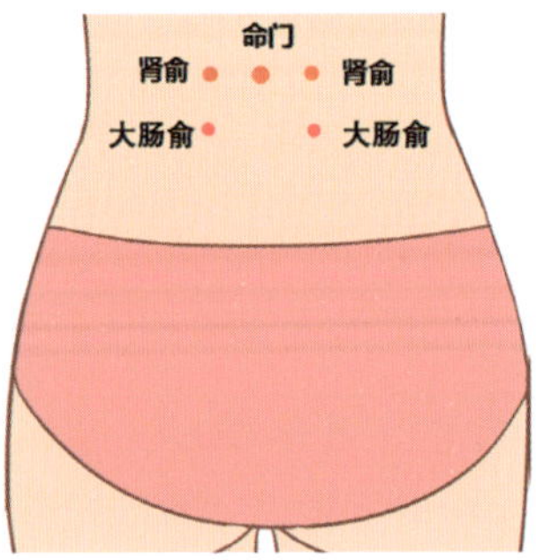

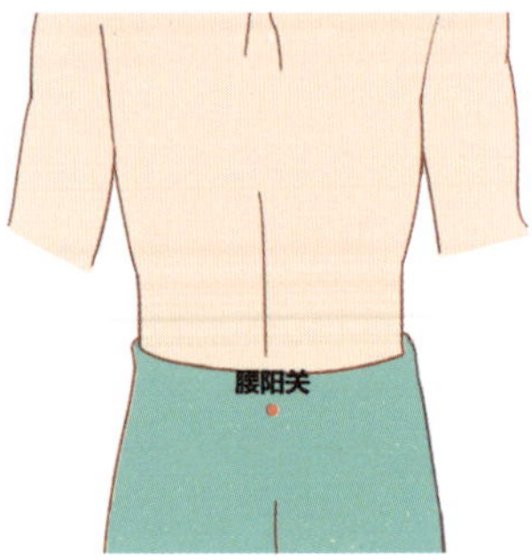

◎肾俞穴：位于腰部，当第 2 腰椎棘突下，旁开 1.5 寸。

◎大肠俞穴：位于腰部，当第 4 腰椎棘突下，旁开 1.5 寸。

◎腰阳关穴：位于腰部，当后正中线上，第 4 腰椎棘突下凹陷中。

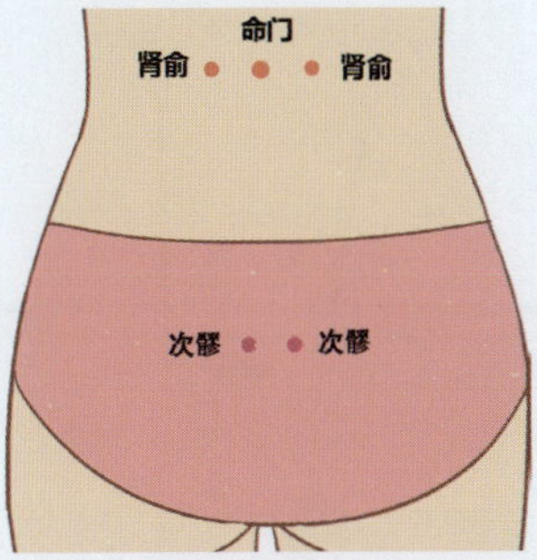

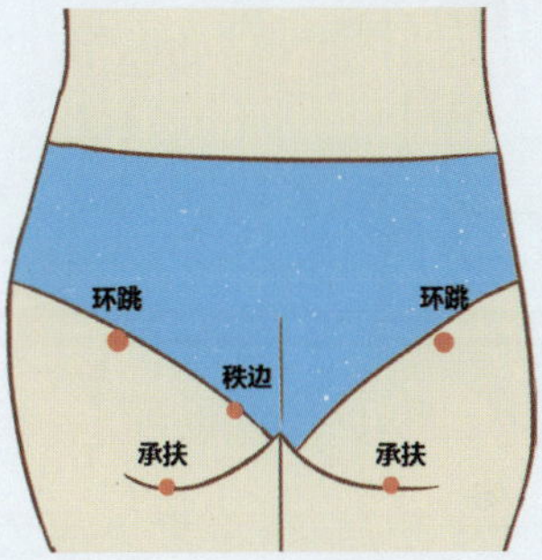

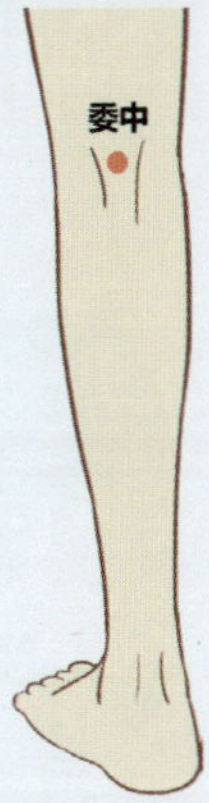

◎次髎穴：位于骶部，当髂后上棘内下方，适对第 2 骶后孔处。

◎环跳穴：位于股外侧部，侧卧屈股，当股骨大转子最凸点与骶骨裂孔连线的外 1/3 与中 1/3 交点处。

◎委中穴：位于腘横纹中点，当股二头肌肌腱与半腱肌肌腱的中间。

拔罐方法

此处须采用刺络拔罐法、走罐法治疗。

（1）先用三棱针以中度手法叩刺委中，以出现较多出血点为度。

（2）拔罐后留罐，出血量以较多血点冒出皮肤为准，然后取除罐具。

（3）在患者腰部涂抹万花油，用大罐吸于腰部肾俞处，采用来回横走腰骶部的方法，以局部皮肤红晕，或有瘀点为度。

（4）最后各穴留罐 10 ~ 15 分钟，每天 1 次，5 次为 1 个疗程。

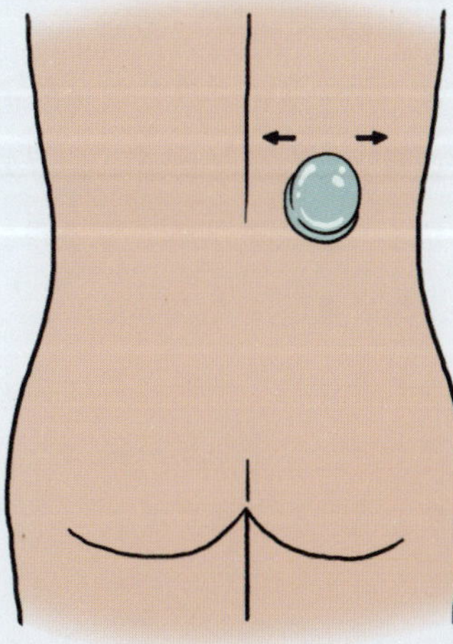

二、干性坐骨神经痛

一侧或双侧臀部、大腿后侧疼痛，无腰椎叩击痛。为单纯坐骨神经发炎等引起。

拔罐取穴

本病症选取穴位包括环跳、风市、委中、承山、悬钟、飞扬和阿是穴。

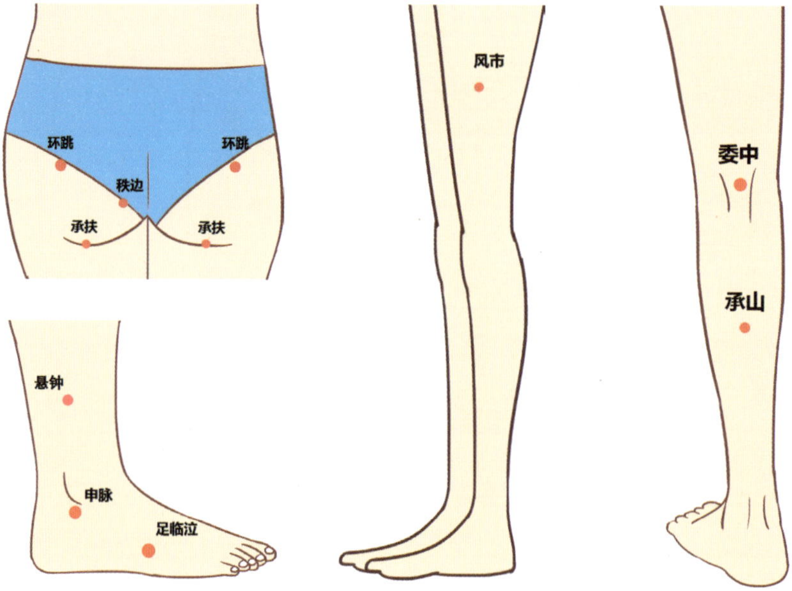

◎环跳穴：位于股外侧部，侧卧屈股，当股骨大转子最凸点与骶骨裂孔连线的外 1/3 与中 1/3 交点处。

◎风市穴：位于大腿外侧部的中线上，当腘横纹上 7 寸，或直立垂手时，中指尖处。

◎委中穴：位于腘横纹中点，当股二头肌肌腱与半腱肌肌腱的中间。

◎承山穴：位于小腿后面正中，委中与昆仑之间，当伸直小腿或足跟上提时腓肠肌肌腹下出现尖角凹陷处。

◎悬钟穴：位于小腿外侧，当外踝尖上 3 寸，腓骨前缘。

◎飞扬穴：位于小腿后面，当外踝后昆仑直上 7 寸，承山外下方 1 寸处。

◎阿是穴：为局部压痛点处。

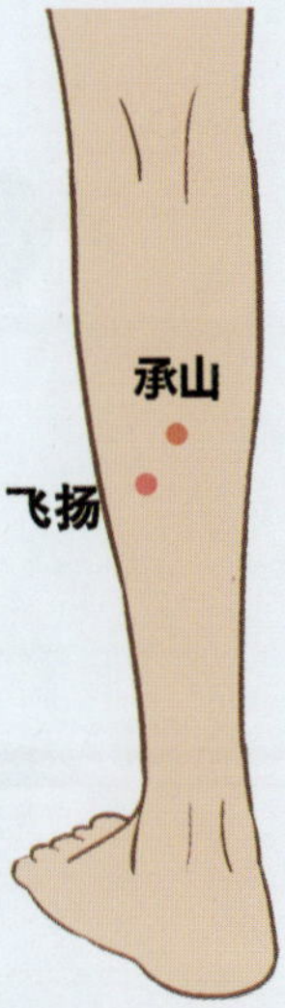

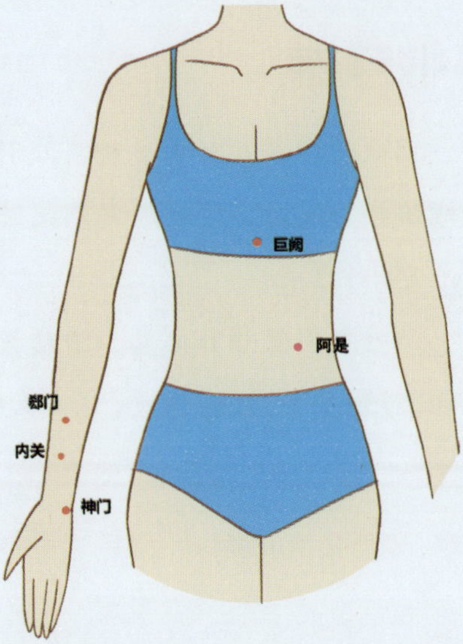

拔罐方法

采用刺络拔罐法和走罐法。

（1）先用梅花针以中度手法叩刺环跳 、委中、承山、阿是穴，以出现较多出血点为度。

（2）拔罐后留罐，以出血量较多血点冒出皮肤为准，然后去除罐具。

（3）在患者大腿后部坐骨神经、上涂抹万花油，采用大罐走罐的方法，以局部皮肤红晕，或有瘀点为度，最后各穴留罐 5 ～ 10 分钟。

（4）每天 1 次，5 次为 1 个疗程。

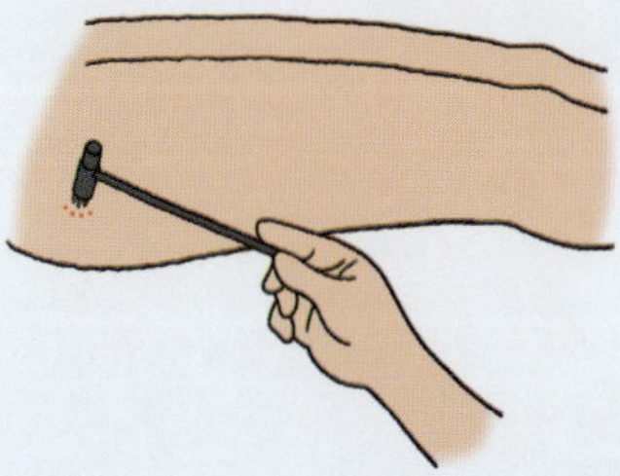

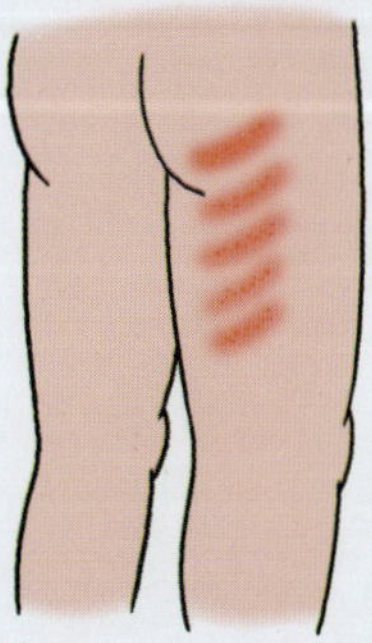

贴心小提示

因坐骨神经痛可由多种疾病引发，故在拔罐治疗的同时，须对原发病症进行积极诊断治疗。

治疗期间须静卧休息，睡硬板床，调整饮食，节制房事，注意保暖，适当做腰腿锻炼。

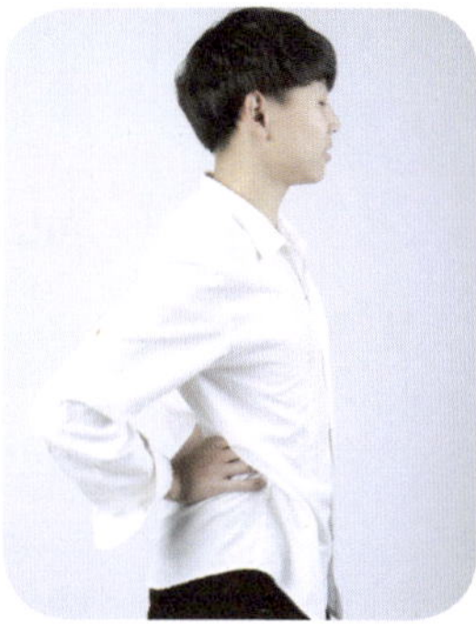

遗精

遗精是指无性交而出现精液自行外泄的一种男性疾病。

梦中（睡眠时）出现精液外泄者为梦遗；无梦（清醒时）而出现精液外泄者为滑精。无论是梦遗还是滑精统称之为遗精。

在未婚男青年中，80%～90%的人有遗精现象，一般一周不超过1次属正常的生理现象；如果一周数次或一天数次，并伴有精神萎靡、腰酸腿软、心慌气喘，则属于病理性遗精。

按上述病理状况，本病可以大致分为梦遗和滑精2型。

一、梦遗

该病症表现为遗精有一夜数次，或数夜一次，或兼早泄，伴有头晕，心烦少寐，腰酸耳鸣，小便黄。

方法一

拔罐取穴

取穴为心俞、肾俞、气海和三阴交。

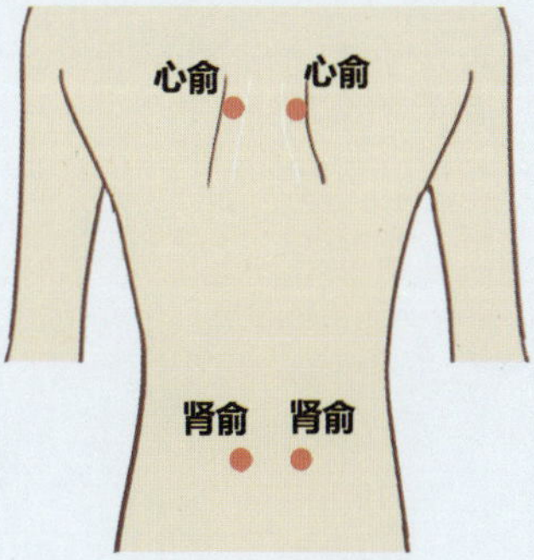

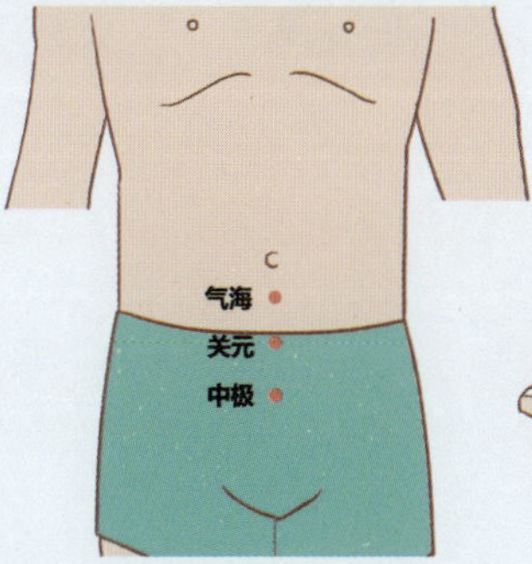

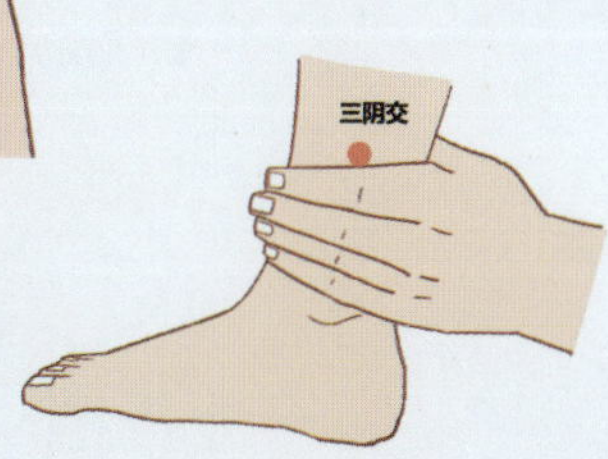

◎心俞穴：位于背部，当第5胸椎棘突下，旁开1.5寸。

◎肾俞穴：位于腰部，当第2腰椎棘突下，旁开1.5寸。

◎气海穴：位于下腹部，前正中线上，当脐中下1.5寸。

◎三阴交穴：位于小腿内侧，当足内踝尖上3寸，胫骨内侧缘后方。

拔罐方法

采用单纯拔罐法，留罐10分钟，每天1次，10次为1个疗程。

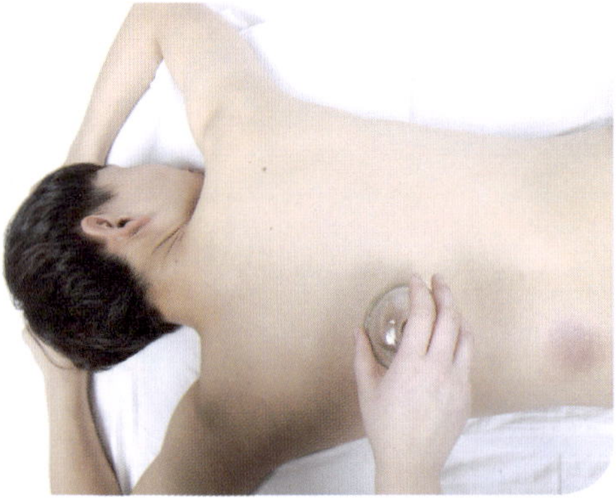

拔心俞穴

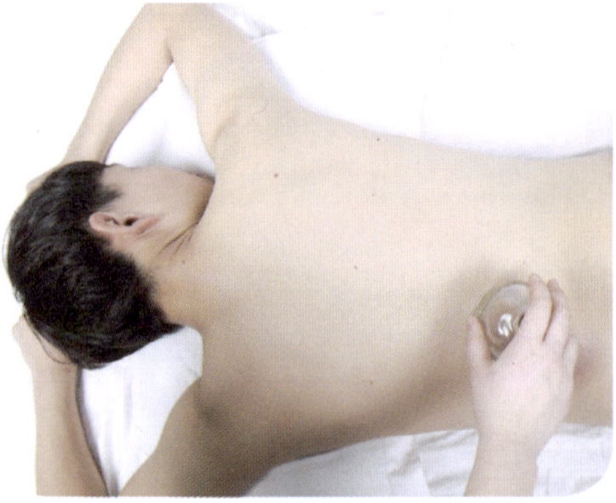

拔肾俞穴

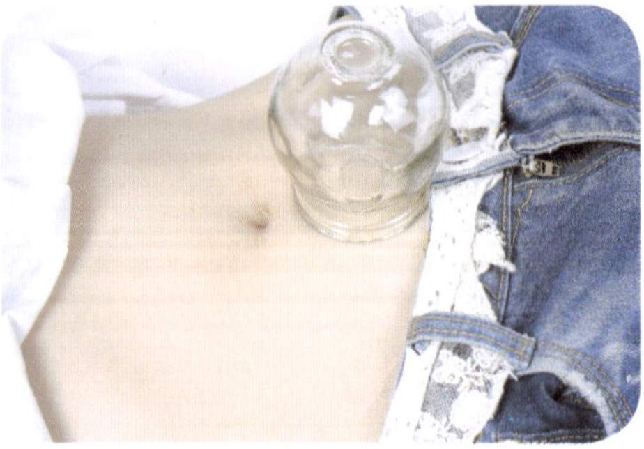

拔气海穴

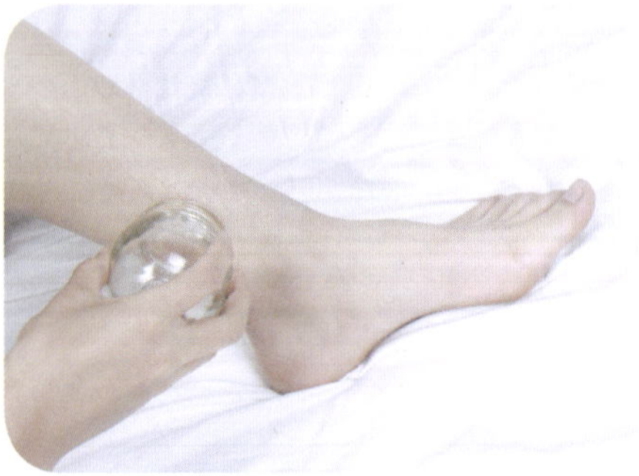

拔三阴交穴

方法二

拔罐取穴

取穴为关元、三阴交和太溪。

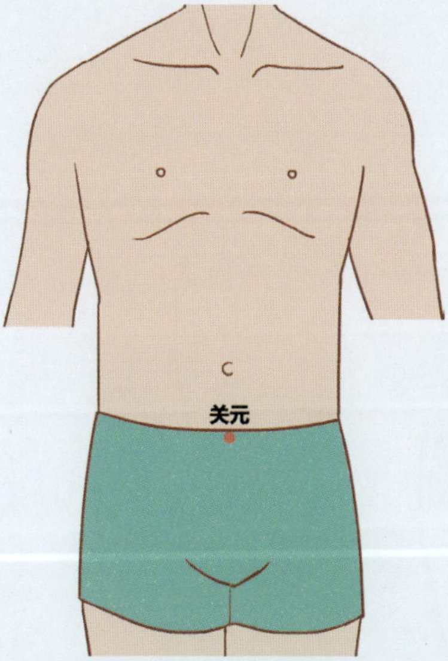

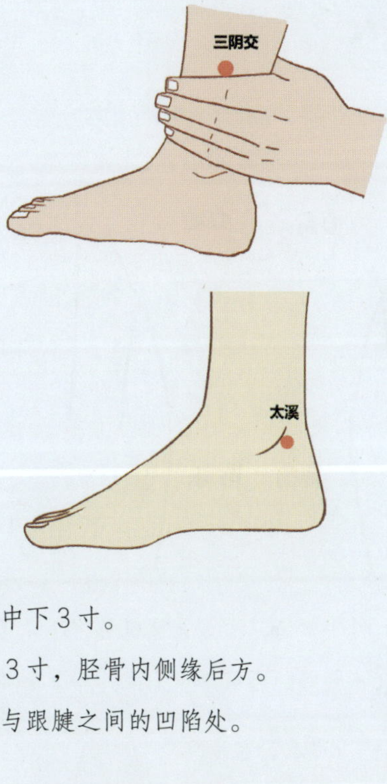

◎关元穴：位于下腹部，前正中线上，当脐中下3寸。

◎三阴交穴：位于小腿内侧，当足内踝尖上3寸，胫骨内侧缘后方。

◎太溪穴：位于足内侧内踝后方，当内踝尖与跟腱之间的凹陷处。

拔罐方法

采用单纯拔罐法，留罐10分钟，每天1次，10次为1个疗程。

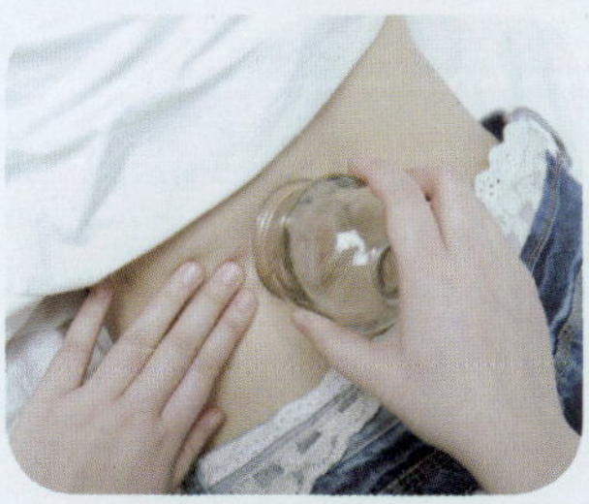
拔关元穴

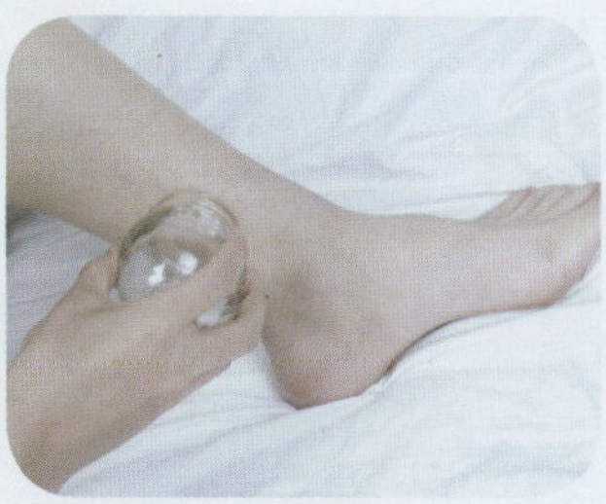
拔三阴交穴

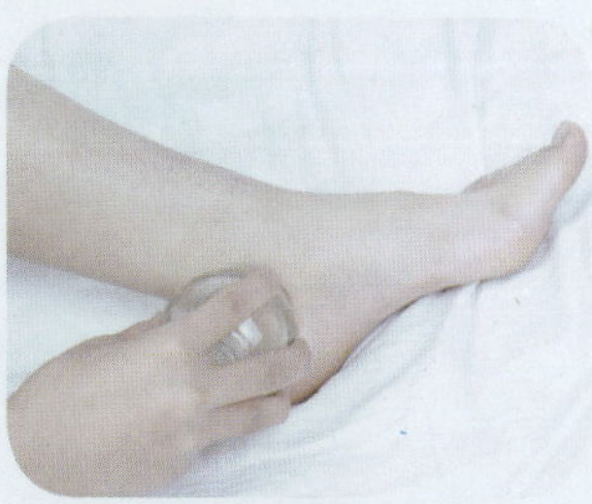
拔太溪穴

二、滑精

其临床表现为无梦而遗，甚至见色流精，滑泄频繁，腰部酸冷，面色苍白，神倦乏力，自汗，短气。

方法一

拔罐取穴

取穴为肾俞、命门、气海和关元。

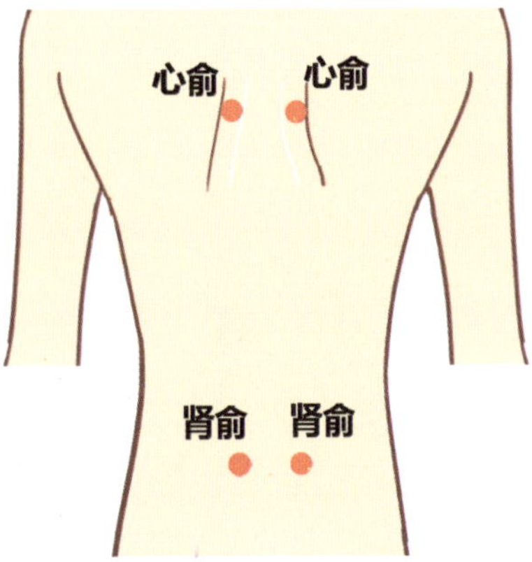

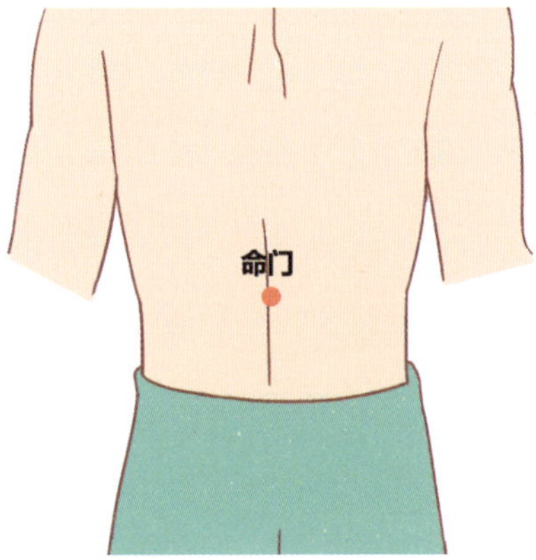

◎肾俞穴：位于腰部，当第 2 腰椎棘突下，旁开 1.5 寸。

◎命门穴：在腰部，当后正中线上，第 2 腰椎棘突下凹陷中。

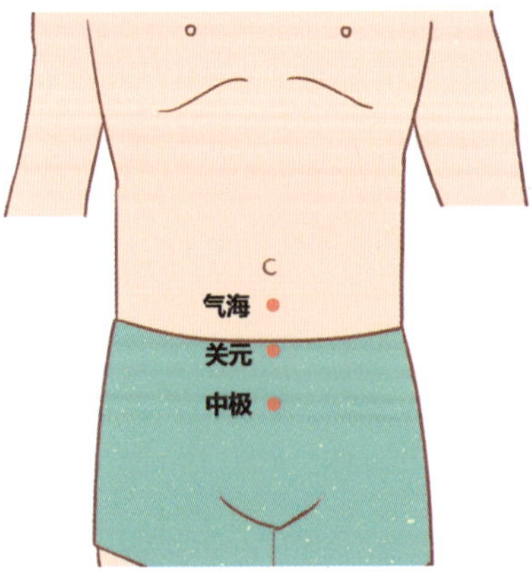

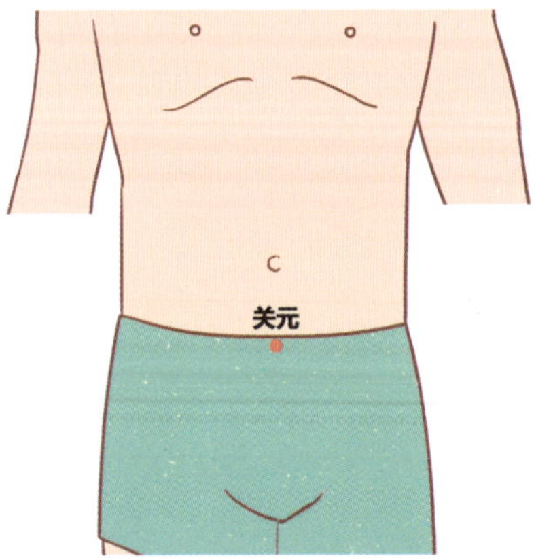

◎气海穴：在下腹部，前正中线上，当脐中下 1.5 寸。

◎关元穴：位于下腹部，前正中线上，当脐中下 3 寸。

拔罐方法

（1）采用灸罐法。先在上述各穴吸拔罐，留罐 10 分钟。

（2）起罐后用艾条点燃温灸各穴 10 分钟，以皮肤有温热感为宜。

（3）每天 1 次，10 次为 1 个疗程。

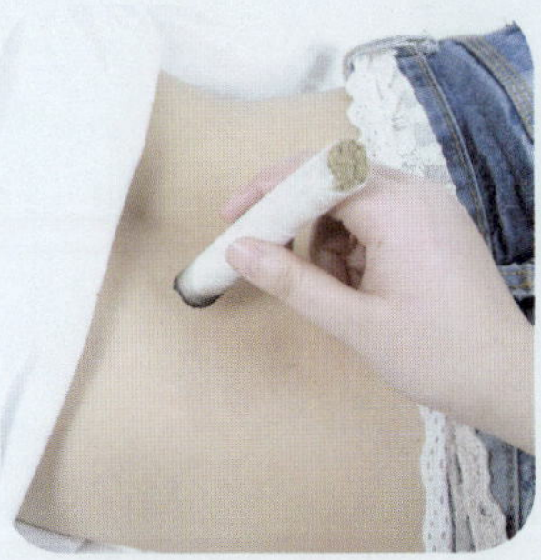

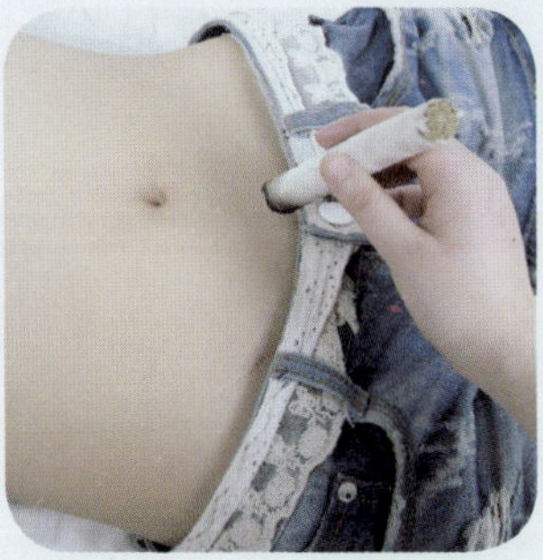

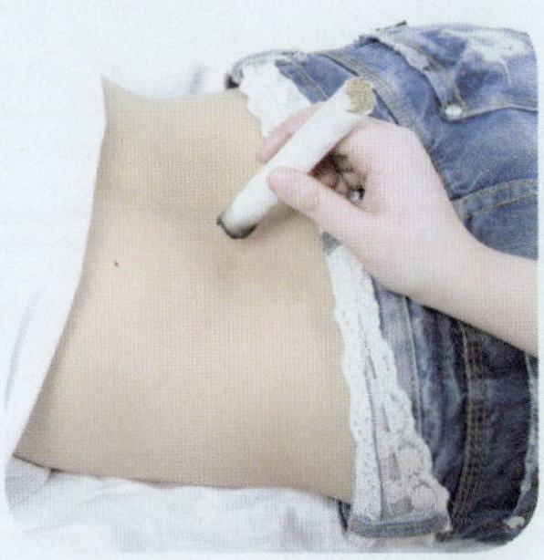

方法二

拔罐取穴

取穴为命门、腰阳关、关元和三阴交。

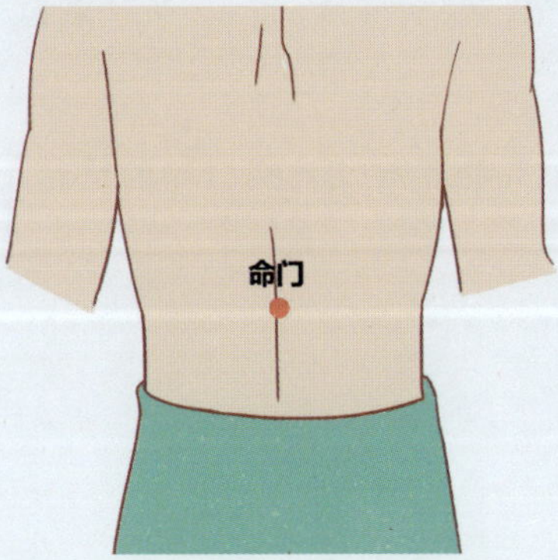

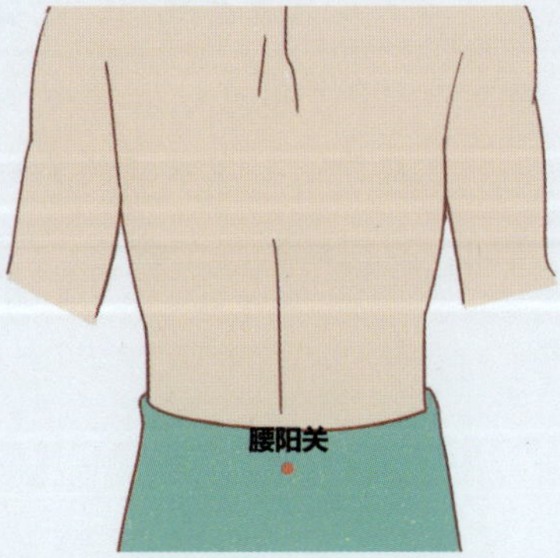

◎命门穴：位于腰部，当后正中线上，第 2 腰椎棘突下凹陷中。

◎腰阳关穴：位于腰部，当后正中线上，第 4 腰椎棘突下凹陷中。

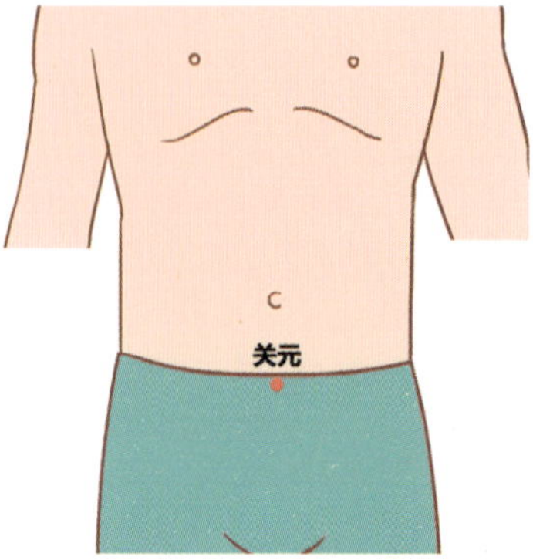

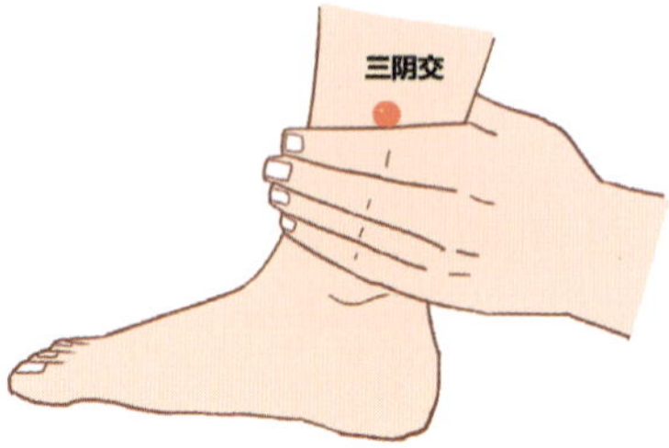

◎关元穴：位于下腹部，前正中线上，当脐中下3寸。

◎三阴交穴：位于小腿内侧，当足内踝尖上3寸，胫骨内侧缘后方。

拔罐方法

采用灸罐法。先在上述各穴吸拔罐，留罐10分钟，起罐后用艾条点燃温灸各穴10分钟，以皮肤有温热感为宜。每天1次，10次为1个疗程。

贴心小提示

调适情志，清心寡欲，陶冶情操，积极向上，惜精养身，节制房事。

日常起居应有规律，晚餐不宜过饱，饮食宜清淡，忌辛辣刺激性食物，加强营养，适当锻炼。

积极诊治引发本病的其他疾病，由某些器质性疾病引起的遗精、滑精，应同时进行治疗。

阳痿

阳痿，指男子阴茎不能勃起，或举而不坚，以致影响性生活的一种男性疾病。是性功能障碍的一种表现形式。

如纵欲过度，精气虚损；或思虑忧郁、精神紧张、惊恐不安、肝气郁结、情志失畅、湿热下注而致病。

本病症多因肾虚（阳虚为多）、惊恐、肝郁、湿热等所致。

方法一

主治：阳痿（肾虚型）。

拔罐取穴

取穴包括肾俞、气海、关元和三阴交。

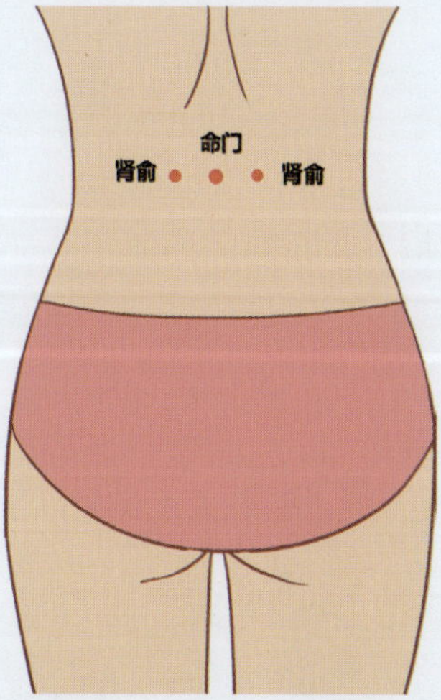

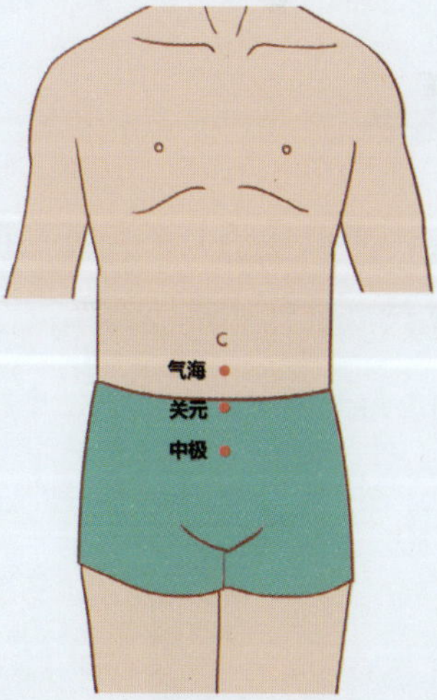

◎肾俞穴：位于腰部，当第 2 腰椎棘突下，旁开 1.5 寸。

◎气海穴：位于下腹部，前正中线上，当脐中下 1.5 寸。

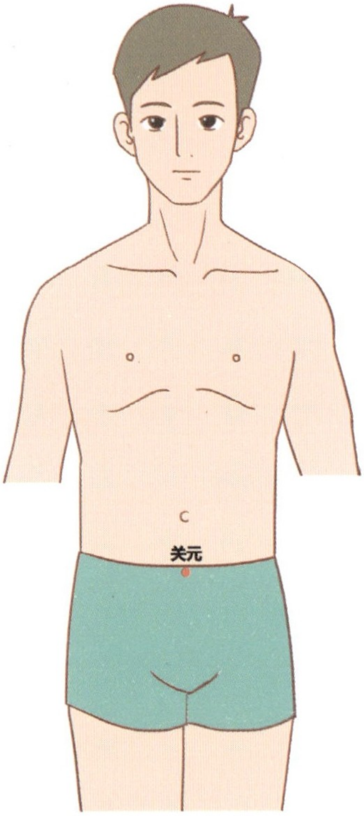

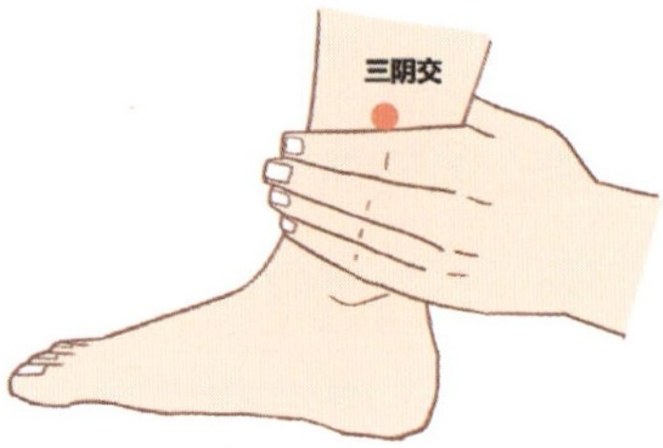

◎关元穴：位于下腹部，前正中线上，当脐中下3寸。

◎三阴交穴：位于小腿内侧，当足内踝尖上3寸，胫骨内侧缘后方。

拔罐方法

（1）采用灸罐法。先拔罐，留罐20分钟。

（2）起罐后加用艾条灸10 ~ 15分钟。

（3）每天1次，10次为1个疗程。

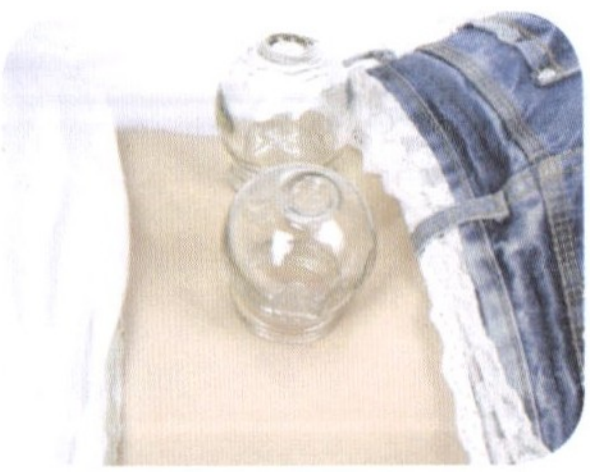

拔肾俞穴

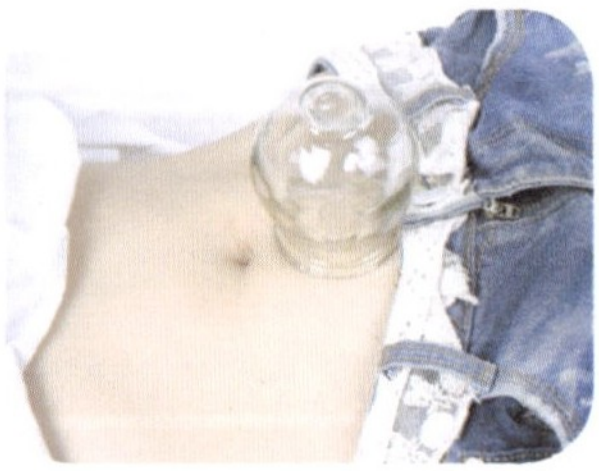

拔气海穴、关元穴

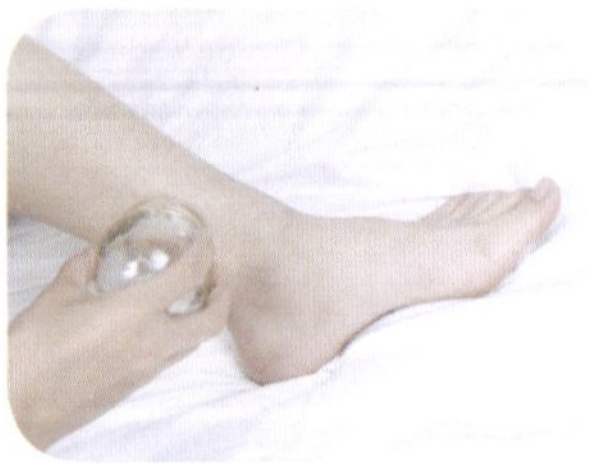

拔三阴交穴

方法二

主治：各型阳痿，肾虚型尤佳。

拔罐取穴

取穴为膈俞、胃俞、肾俞、命门、关元和中极。

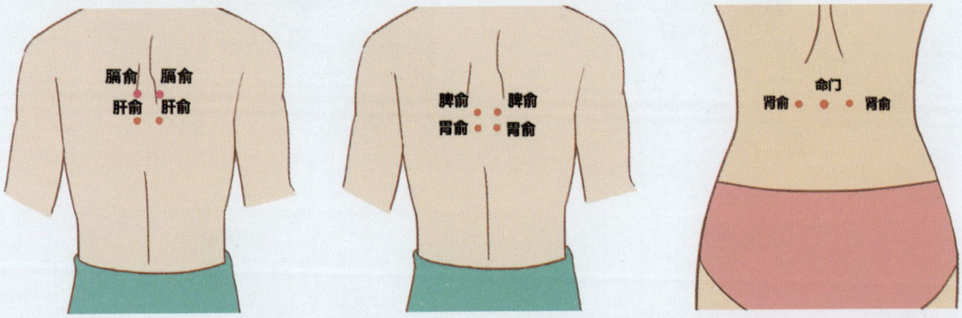

◎膈俞穴：位于背部，当第7胸椎棘突下，旁开1.5寸。

◎胃俞穴：位于背部，当第12胸椎棘突下，旁开1.5寸。

◎肾俞穴：位于腰部，当第2腰椎棘突下，旁开1.5寸。

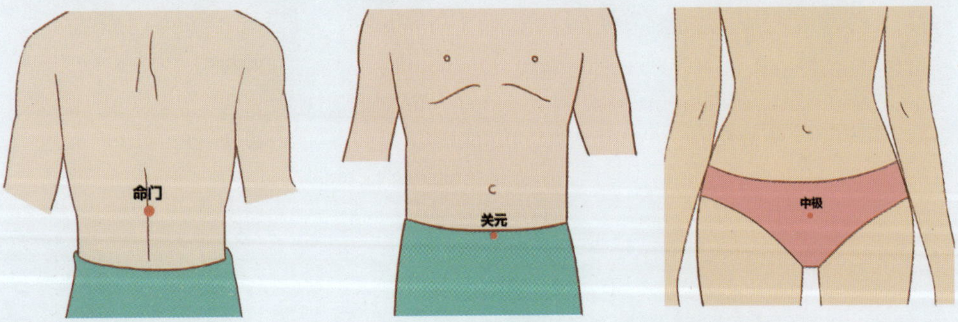

◎命门穴：位于腰部，当后正中线上，第2腰椎棘突下凹陷中。

◎关元穴：位于下腹部，前正中线上，当脐中下3寸。

◎中极穴：位于下腹部，前正中线上，当脐中下4寸。

拔罐方法

（1）采用灸罐法。每次选用上述 3 ～ 4 个穴位。

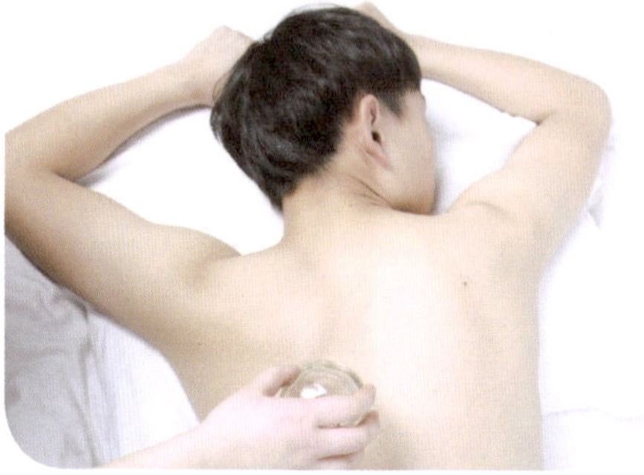

拔膈俞穴

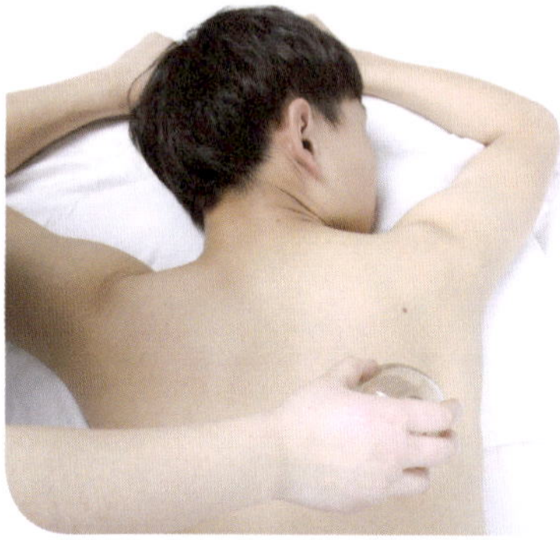

拔胃俞穴

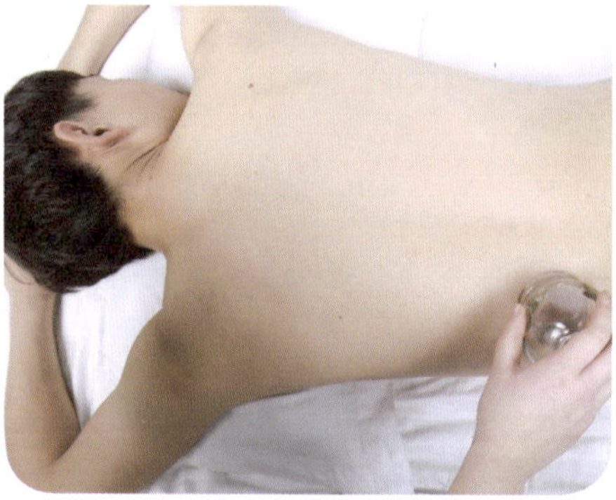

拔肾俞穴

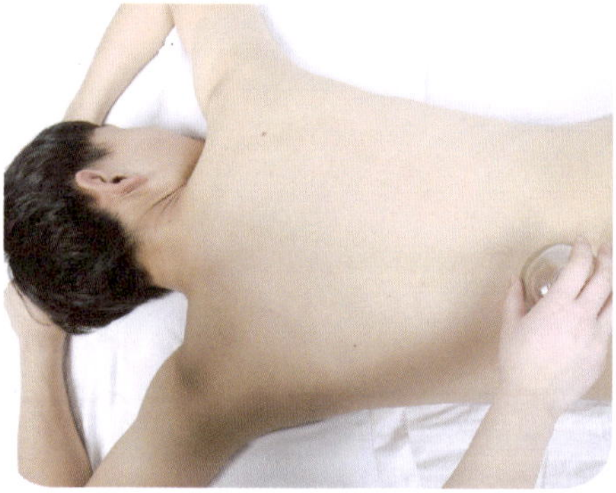

拔命门穴

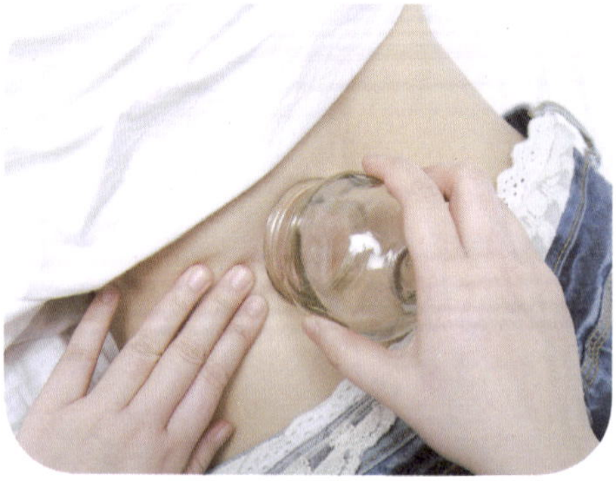

拔关元穴

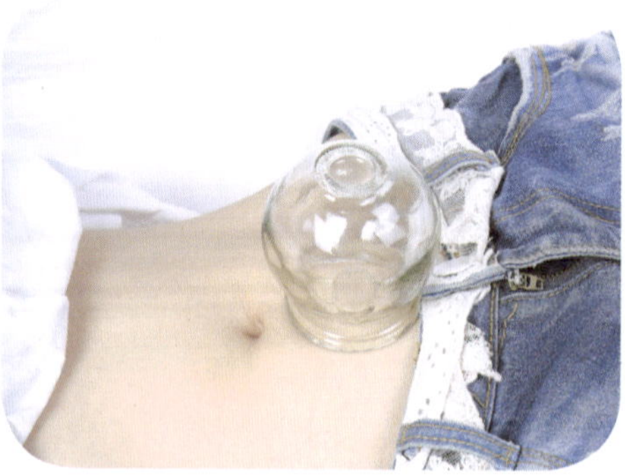

拔中极穴

（2）先拔罐，留罐 15 ～ 20 分钟。

（3）起罐后，加用艾条温灸（药用艾条为佳）5～10分钟，或加灸百会穴。每天1次，10次为1个疗程。

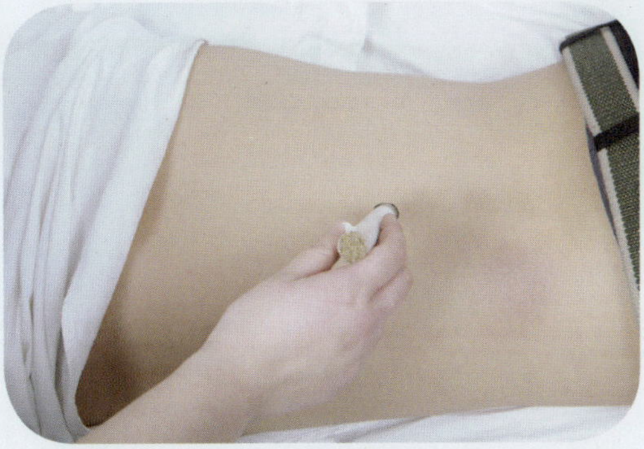

贴心小提示

配合外敷，可在拔罐后，用白胡椒3克，大蒜1个，食盐适量，冷饭少量，混合捣烂为饼，敷贴脐孔（神阙）上，1～1.5小时后取下。每天1次，效果尤佳。

痛经

痛经指女性月经来潮时及行经前后出现小腹胀痛和下腹剧烈疼痛等症状。

按其病因、疼痛性质及其发生时间不同，痛经主要分为气滞血瘀、寒湿凝滞及气血虚弱3型。

一、气滞血瘀

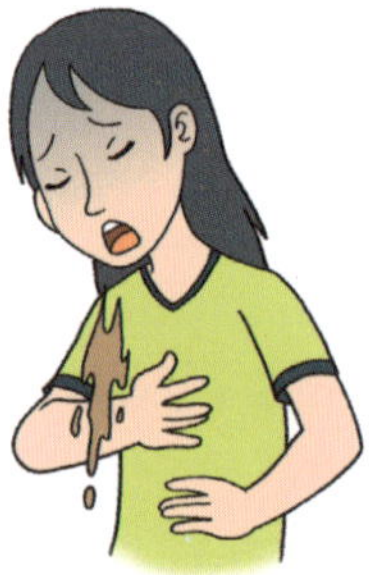

经前或行经第一二天，小腹胀痛拒按，甚则小腹剧痛而发生恶心、呕吐，伴胸胁作胀 ，或经量少，或经行不畅，经色紫暗有块，血块排出后痛减，经净疼痛消失。

方法一

拔罐取穴

取穴为膈俞、肝俞、次髎、中极和血海。

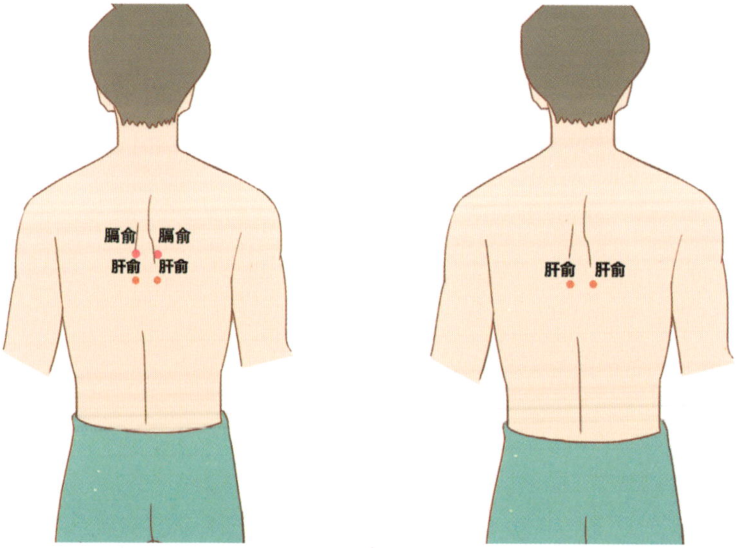

◎膈俞穴：位于背部，当第7胸椎棘突下，旁开1.5寸。

◎肝俞穴：位于背部，当第9胸椎棘突下，旁开1.5寸。

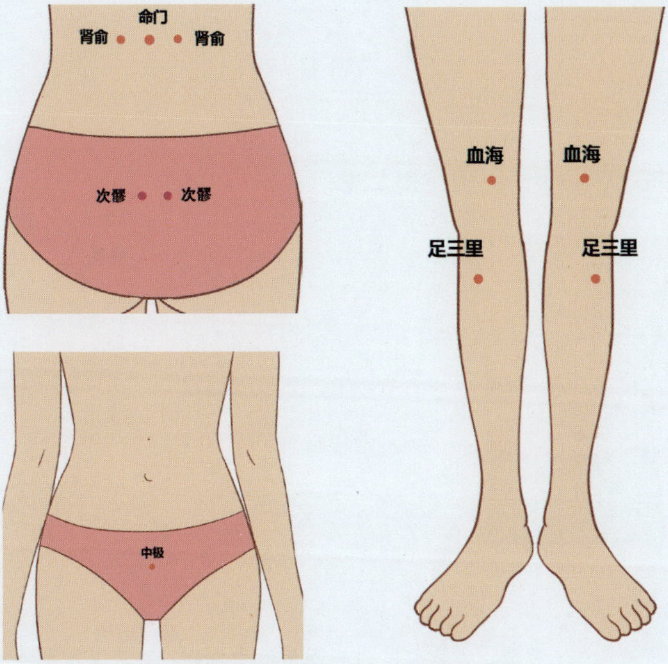

◎次髎穴：位于骶部，当髂后上棘内下方，适对第 2 骶后孔处。

◎中极穴：位于下腹部，前正中线上，当脐中下 4 寸。

◎血海穴：屈膝，位于大腿内侧，髌底内侧端上 2 寸，当股四头肌内侧头的隆起处。

拔罐方法

（1）采用刺络拔罐法。膈俞、肝俞两穴用梅花针叩刺出血，以皮肤微微出血为度。

（2）之后拔罐，以局部有少量血点冒出皮肤为度。余穴采用单纯拔罐法，留罐 10 分钟。

（3）每天 1 次，10 次为 1 个疗程。

方法二

拔罐取穴

取穴为气海、曲泉、三阴交和太冲。

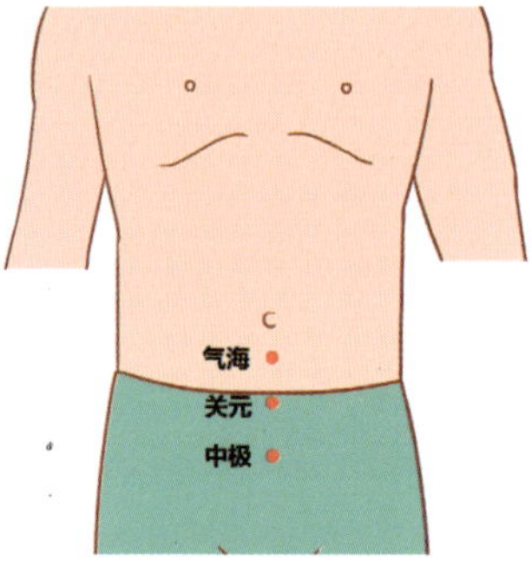

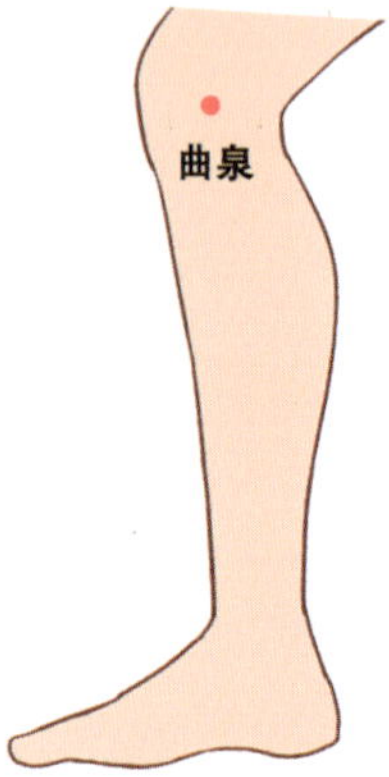

◎气海穴：位于下腹部，前正中线上，当脐中下1.5寸。

◎曲泉穴：位于膝内侧，屈膝，当膝关节内侧面横纹内侧端，股骨内侧髁的后缘，半腱肌、半膜肌止端的前缘凹陷处。

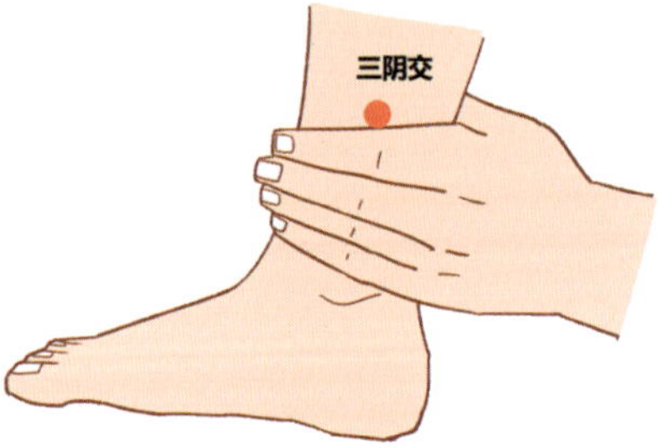

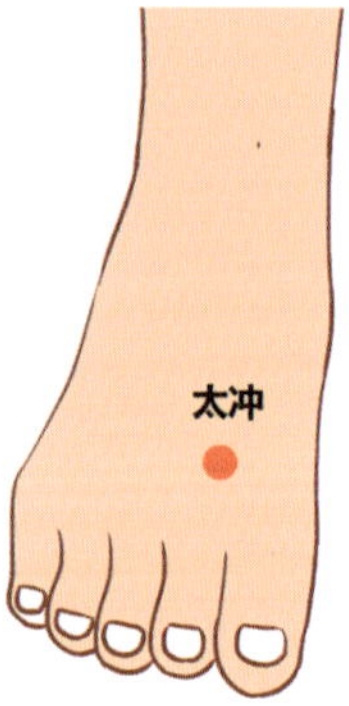

◎三阴交穴：位于小腿内侧，当足内踝尖上3寸，胫骨内侧缘后方。

◎太冲穴：位于足背侧，当第1跖骨间隙的后方凹陷处。

二、寒湿凝滞

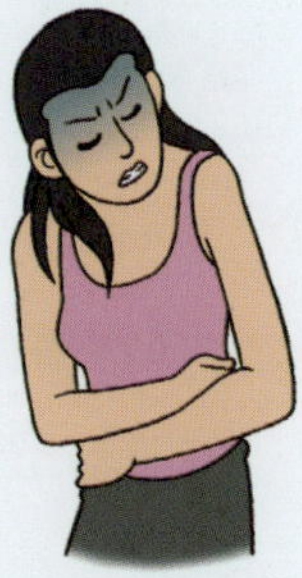

月经前数天或经期小腹自觉冷痛，得温热则疼痛减轻，按小腹感觉疼痛加重，经量少，经色暗黑或有血块，或有怕冷、疼痛。

方法一

拔罐方法

取太冲穴，用梅花针叩刺出血，以皮肤微微出血为度。余穴采用单纯拔罐法，留罐 10 分钟，每天 1 次，10 次为 1 个疗程。

拔罐取穴

取穴为肾俞、中极、阴陵泉和三阴交。

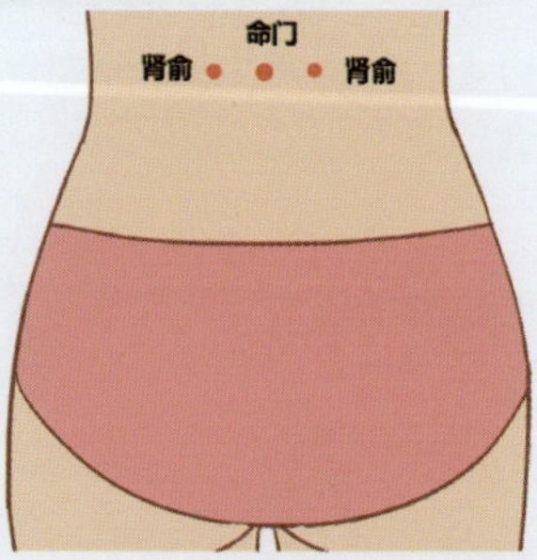

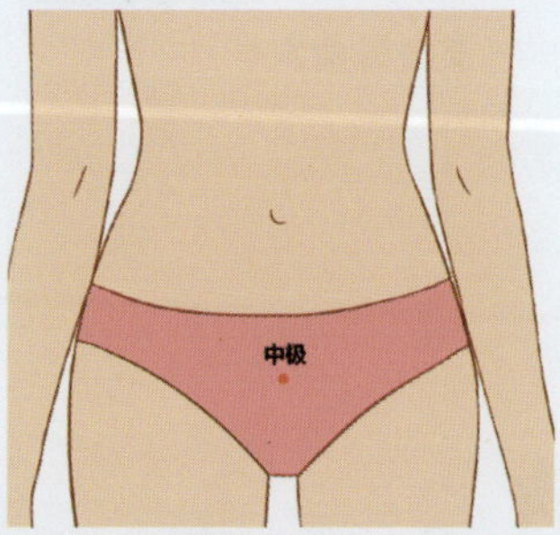

◎肾俞穴：位于腰部，当第 2 腰椎棘突下，旁开 1.5 寸。

◎中极穴：位于下腹部，前正中线上，当脐中下 4 寸。

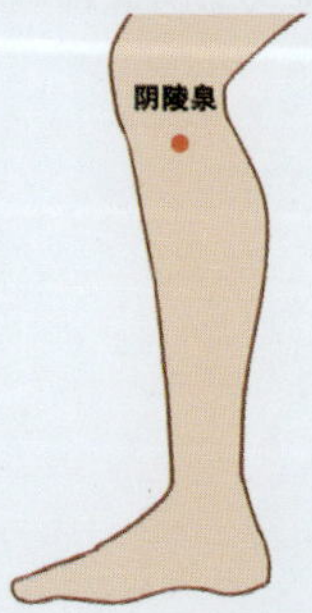

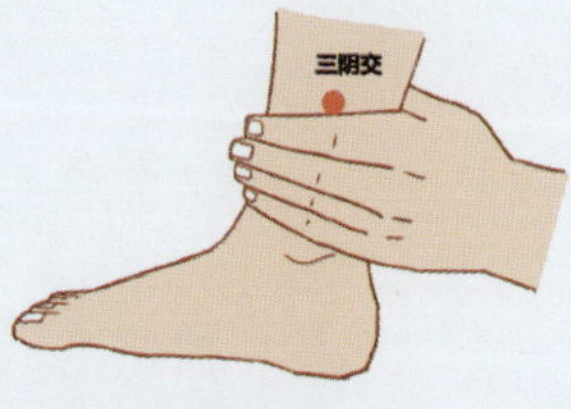

◎阴陵泉穴：位于小腿内侧，当胫骨内侧髁后下方凹陷处（坐姿，用拇指沿小腿内侧骨内缘处）。

◎三阴交穴：位于小腿内侧，当足内踝尖上 3 寸，胫骨内侧缘后方。

拔罐方法

（1）先用艾条点燃温灸各穴 15 分钟 ，以皮肤有温热感及人体感觉舒适为宜，之后吸拔罐。

（2）留罐 10 分钟，每天 1 次，10 次为 1 个疗程。

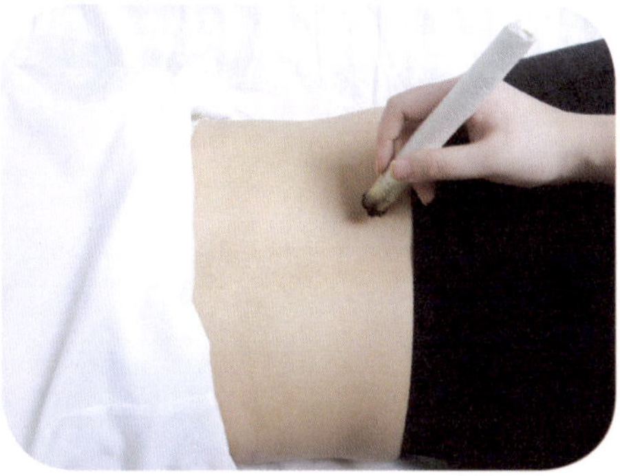

艾灸肾俞穴

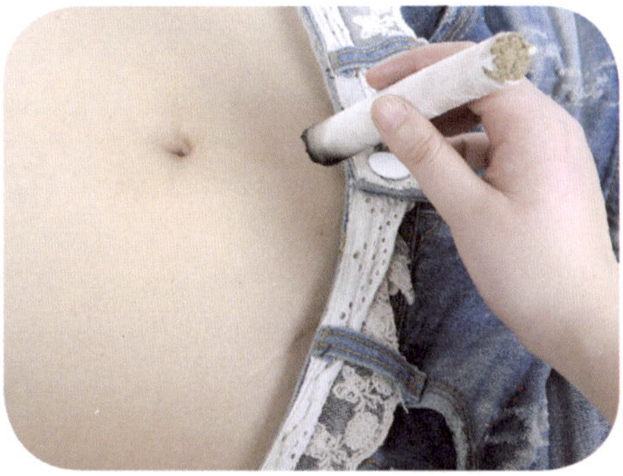

艾灸中极穴

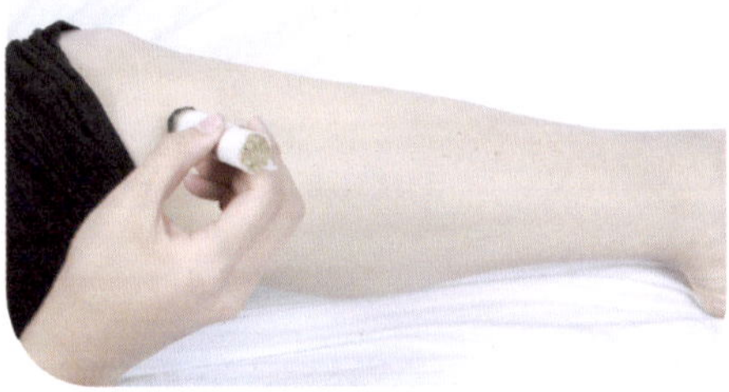

艾灸阴陵泉穴

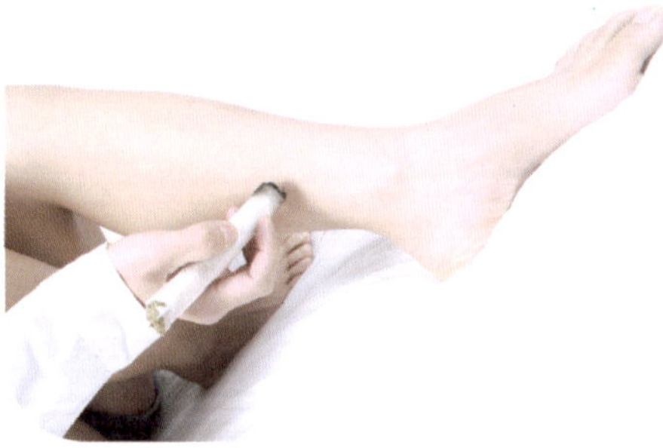

艾灸三阴交穴

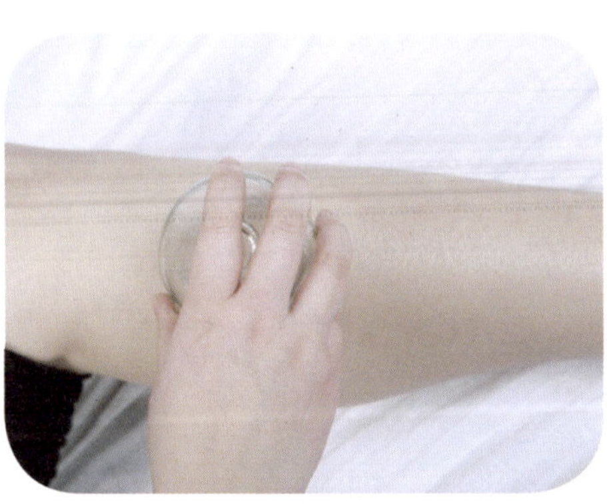

留罐

方法二

拔罐取穴

取穴为水道、中极、地机和三阴交。

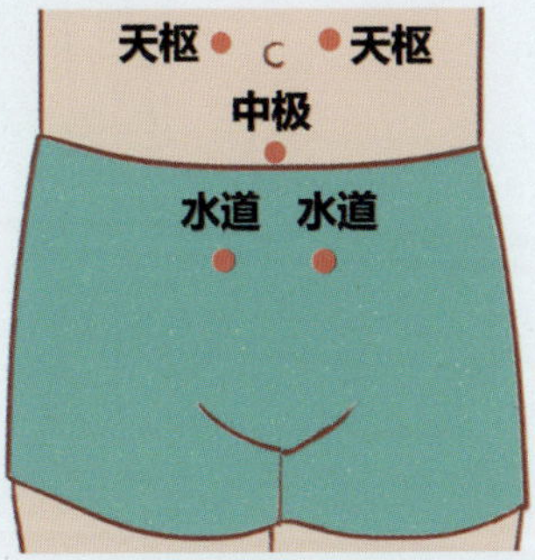

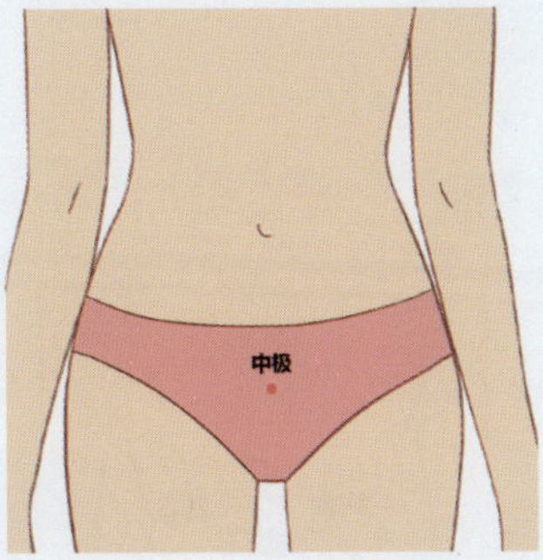

◎水道穴：位于下腹部，当脐中下3寸，距前正中线2寸。

◎中极穴：位于下腹部，前正中线上，当脐中下4寸。

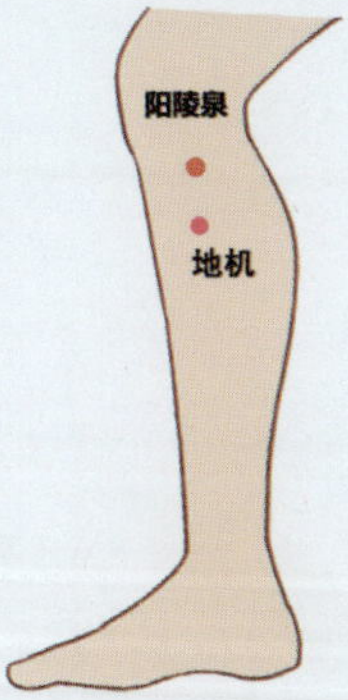

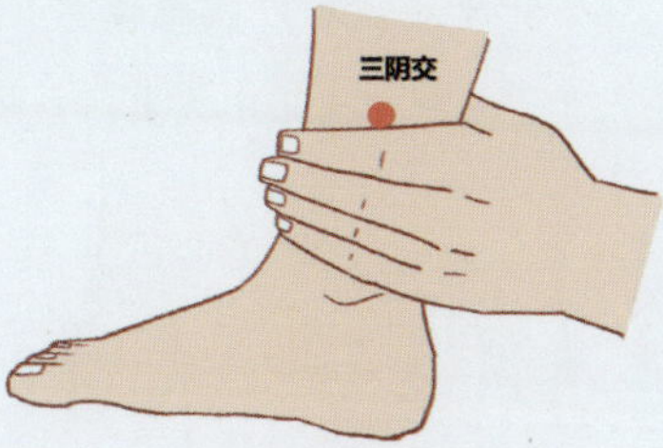

◎地机穴：位于小腿内侧，当内踝尖与阴陵泉的连线上，阴陵泉下3寸处。

◎三阴交穴：位于小腿内侧，当足内踝尖上3寸，胫骨内侧缘后方。

拔罐方法

（1）采用灸罐法。先用艾条点燃温灸各穴15分钟，以皮肤有温热感及人体感觉舒适为宜。

（2）之后吸拔罐，留罐10分钟。

（3）每天1次，10次为1个疗程。

三、气血虚弱

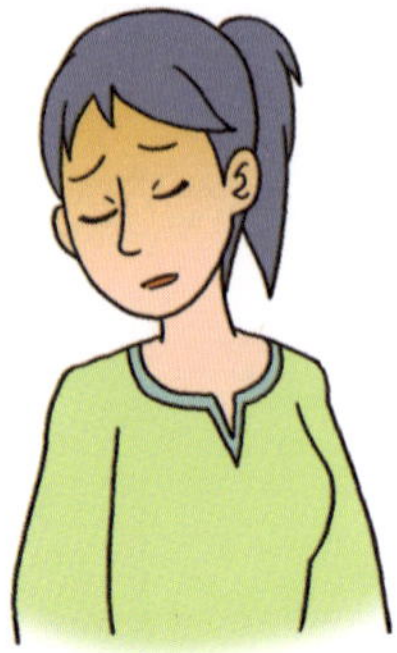

经后一二天或整个经期小腹隐隐作痛，喜揉按腹部，月经量少，色淡质薄，或神疲无力，或面色差，或食少，大便清稀。

方法一

拔罐取穴

取穴为脾俞、气海、关元和足三里。

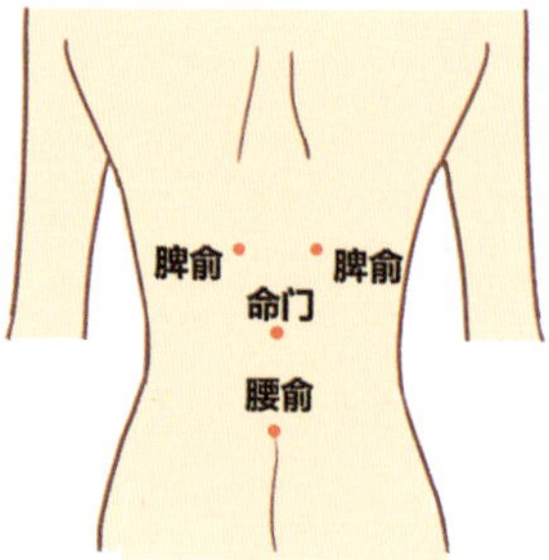

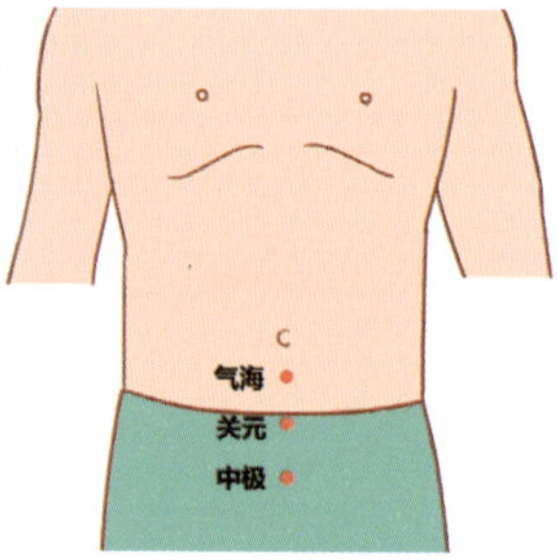

◎脾俞穴：位于背部，当第 11 胸椎棘突下，旁开 1.5 寸处。

◎气海穴：位于下腹部，前正中线上，当脐中下 1.5 寸。

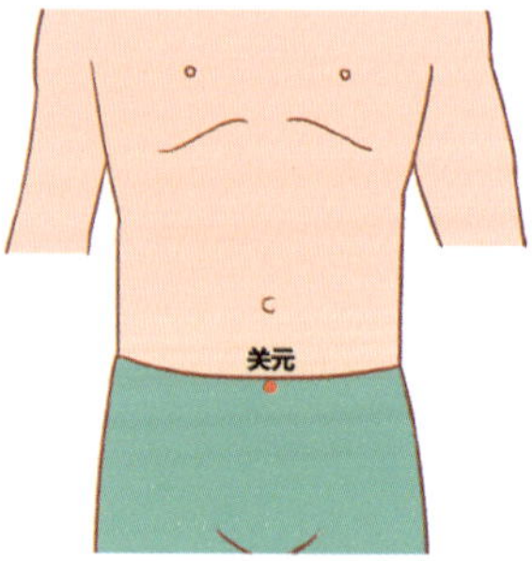

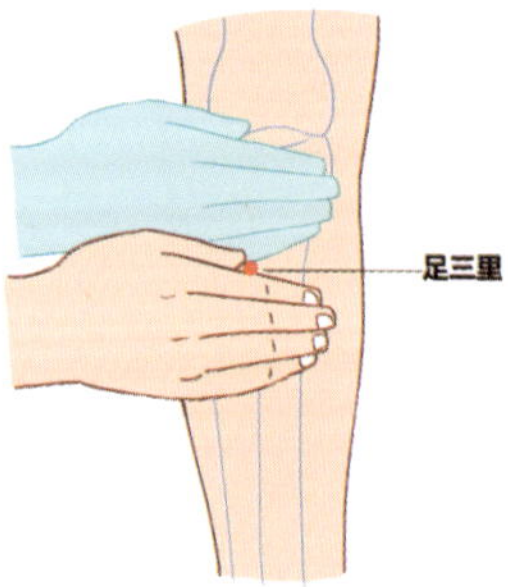

◎关元穴：位于下腹部，前正中线上，当脐中下 3 寸。

◎足三里穴：位于小腿前外侧，当犊鼻下 3 寸，距胫骨前缘一横指。

拔罐方法

（1）先采用艾灸法温灸各穴 15 分钟，以皮肤有温热感及人体感觉舒适为宜。

（2）之后吸拔罐，留罐 10 分钟，每天 1 次，10 次为 1 个疗程。

方法二

拔罐取穴

取穴为脾俞、次髎、气海、足三里和三阴交。

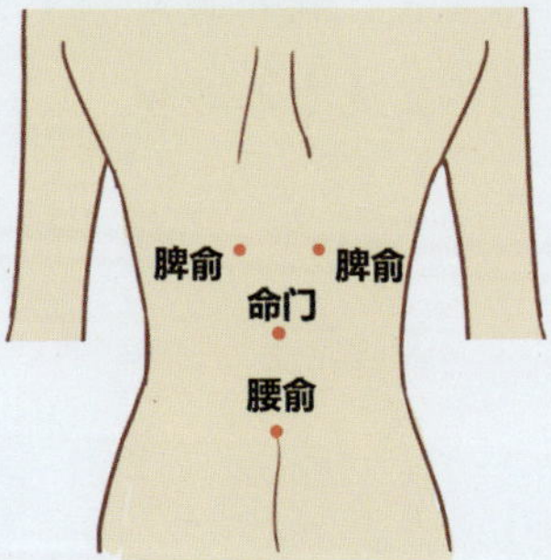

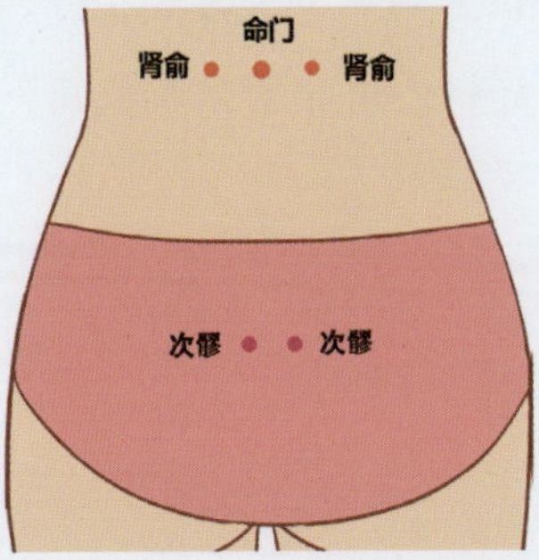

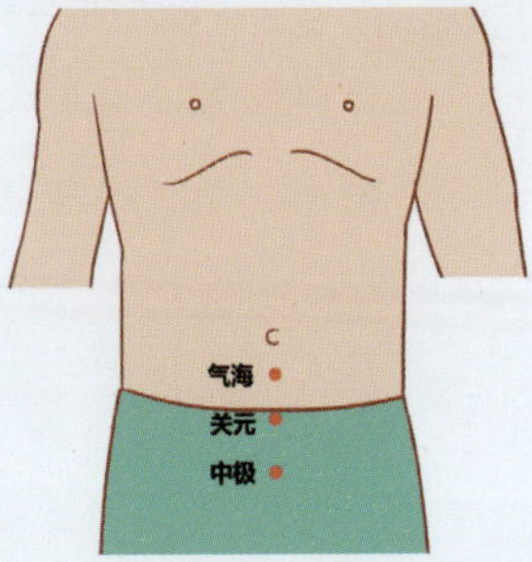

◎脾俞穴：位于背部，当第 11 胸椎棘突下，旁开 1.5 寸处。

◎次髎穴：位于骶部，当髂后上棘内下方，适对第 2 骶后孔处。

◎气海穴：位于下腹部，前正中线上，当脐中下 1.5 寸。

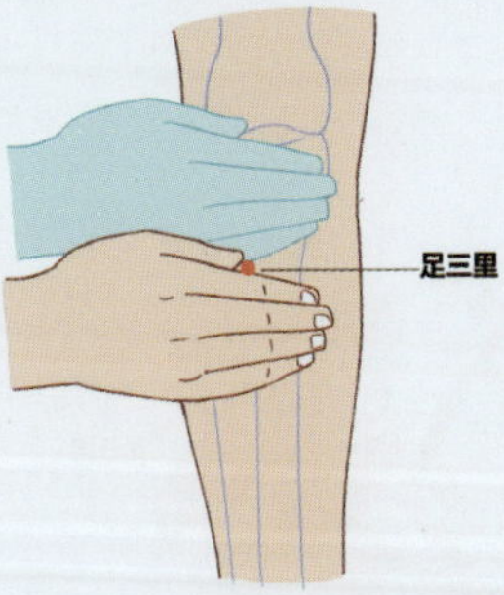

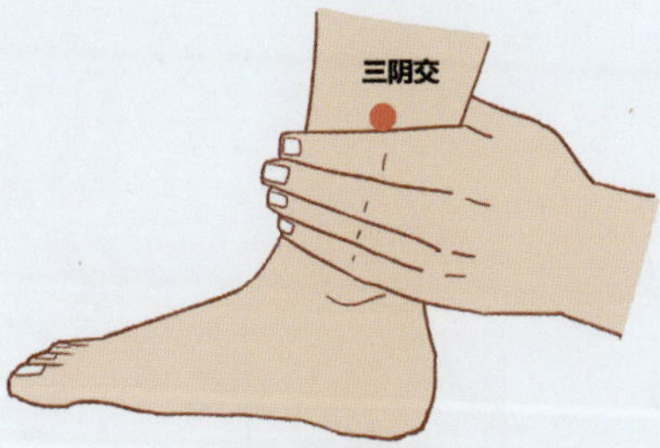

◎足三里穴：位于小腿前外侧，当犊鼻下 3 寸，距胫骨前缘一横指。

◎三阴交穴：位于小腿内侧，当足内踝尖上 3 寸，胫骨内侧缘后方。

拔罐方法

（1）先采用艾灸法温灸各穴 15 分钟，以皮肤有温热感及人体感觉舒适为宜。

（2）之后吸拔罐，留罐 10 分钟。

（3）每天 1 次，10 次为 1 个疗程。

贴心小提示

拔罐治疗痛经效果较好，但疗程较长，一般需连续治疗 2 ~ 3 个月经周期，患者须树立信心，配合治疗。

治疗期间应注意饮食的调节，忌食生冷、辛辣食物，戒烟酒，保暖防寒，保持心情舒畅，消除紧张及减压，经期不宜洗冷水浴和游泳，忌过性生活。

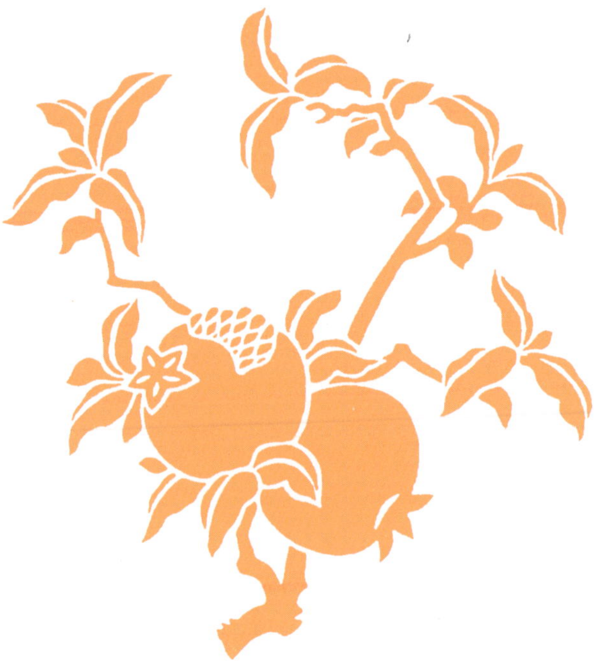

脑卒中

脑卒中，又称“中风”、“脑血管意外”。发病时出现半身不遂、肢麻、口眼㖞斜、舌謇等症，甚至出现突然昏迷，此为中脏腑之闭证。清醒后，仅留下半身不遂等症，可使用拔罐疗法。

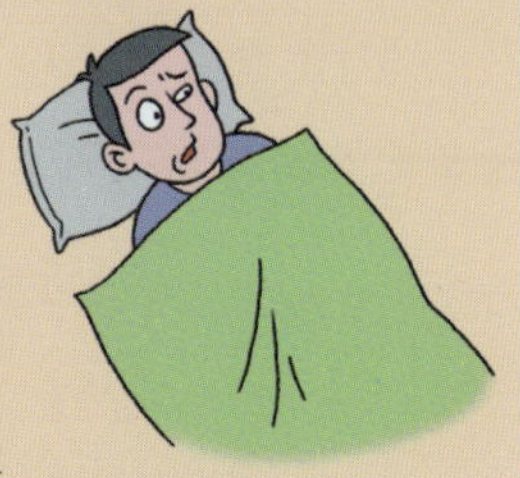

拔罐取穴

脑卒中后半身不遂的患者，特别是患侧肌张力增高，形成拘挛性瘫痪者，可在患肢的一些重点穴位如肩髃、肘髎、臑俞、曲池、环跳、阴陵泉、丘墟穴拔罐或刺络拔罐。

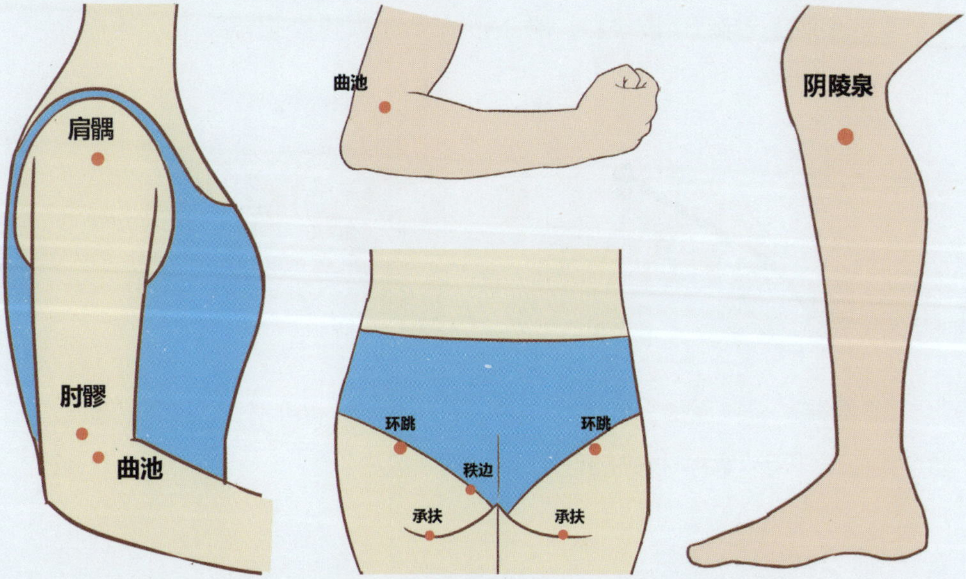

中枢性面瘫或口㖞者，可取穴牵正、地仓、下关穴处施以拔罐治疗。

拔罐方法

（1）用镊子夹95%酒精棉球，点燃在罐内绕1～3圈，抽出棉球，并迅速将罐子扣在应拔的穴位上。

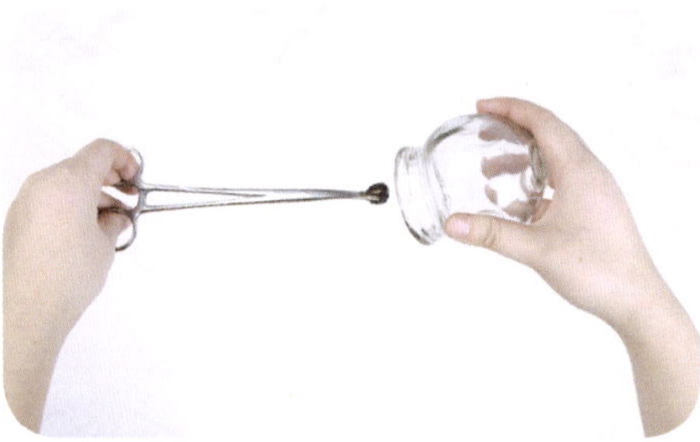

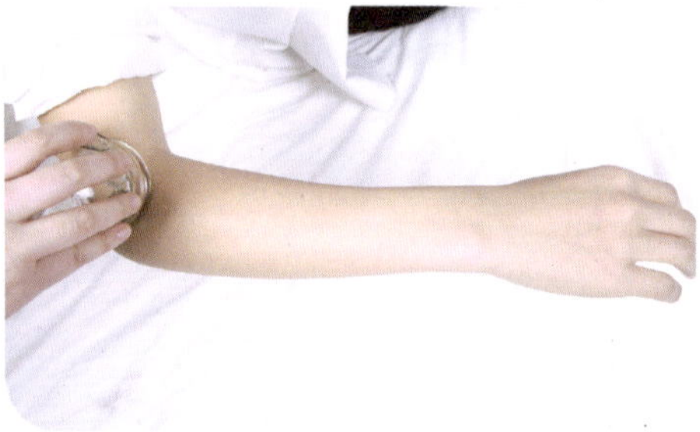

【注】点燃的酒精棉球切勿停留在罐内的某一部位，避免灌口的某处烧热烫伤皮肤。

（2）对于痉挛性瘫痪患者，或偏瘫某一部位出现疼痛患者，可用刺络拔罐法治疗。即先将应拔罐部位的皮肤进行消毒处理，用三棱针点刺出血或用皮肤针叩刺该部位，然后将火罐吸于该穴上，使之出血，以加强其刺血作用。

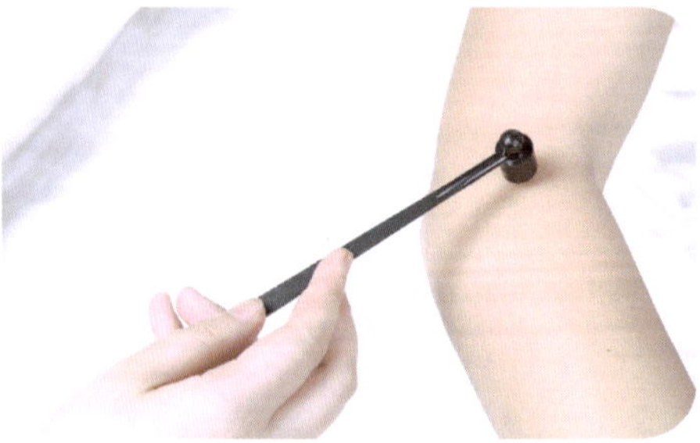

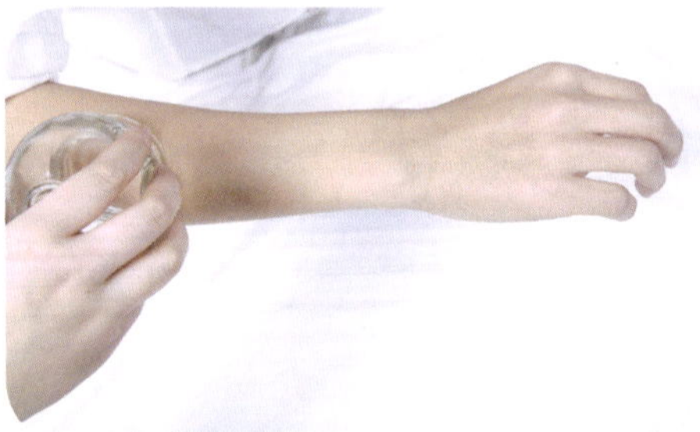

刺络拔罐一般可留罐10～15分钟，秋冬季节时间可稍长，然后将罐取下，擦净渗血，并用消毒棉球按压针孔，防止皮肤感染。

贴心小提示

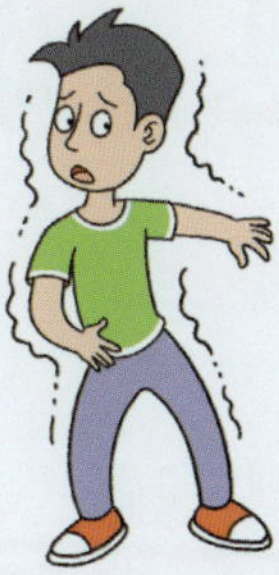

拔罐疗法治疗脑卒中，虽然其操作简单，且相对安全，但此法有它的禁忌证，治疗中须格外注意。

① 并非由脑卒中直接导致的肢体抽搐痉挛等，而是由于脑卒中患者兼有全身发热性疾病所导致的头疼眩晕、抽搐痉挛，不宜用拔罐疗法。

② 虽有脑卒中半身不遂诸症，但同时患有各种皮肤病、皮肤溃疡、皮肤过敏的患者，不宜用拔罐疗法。

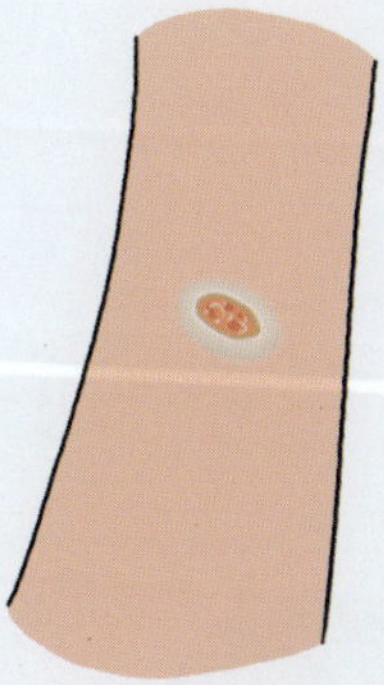

③ 脑卒中患者呈恶液质，或兼有严重贫血者，不宜施以刺络拔罐法。

④ 毛发部位及大的表浅动脉血管处不宜采用拔罐疗法。

⑤ 脑卒中并兼有严重水肿的患者，不宜用拔罐疗法。

头痛

头痛是以头部疼痛为主要表现的病症。又分为风热头痛和风寒头病。

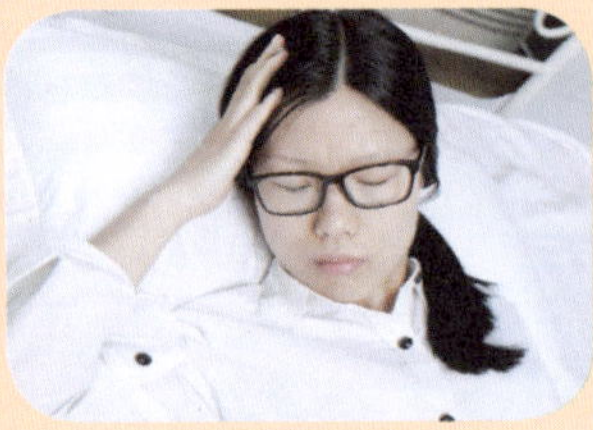

一、风热头痛

头痛而胀，甚则疼痛如裂，伴有发热、恶风、面红赤、口渴喜饮、大便秘结、小便黄赤等症状。

方法一

拔罐取穴

取穴为大椎、风门和曲池。

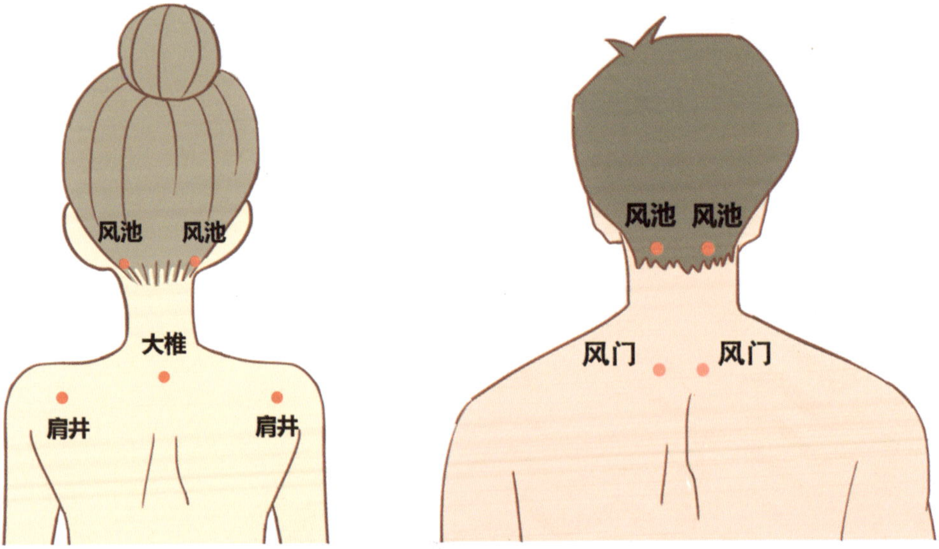

◎大椎穴：位于背部正中线上，第 7 颈椎棘突下凹陷中。

◎风门穴：位于背部，当第 2 胸椎棘突下，旁开 1.5 寸。

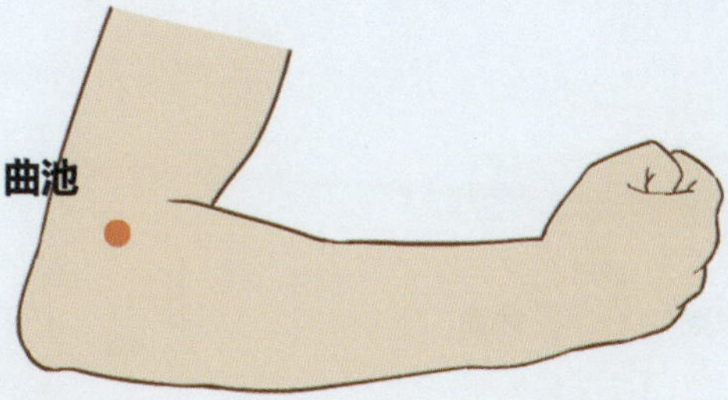

◎曲池穴：位于肘横纹的外侧端，屈肘时当尺泽与肱骨外上髁连线中点。

拔罐方法

采用单纯拔罐法，留罐 10 分钟，每天 1 次，3 次为 1 个疗程。

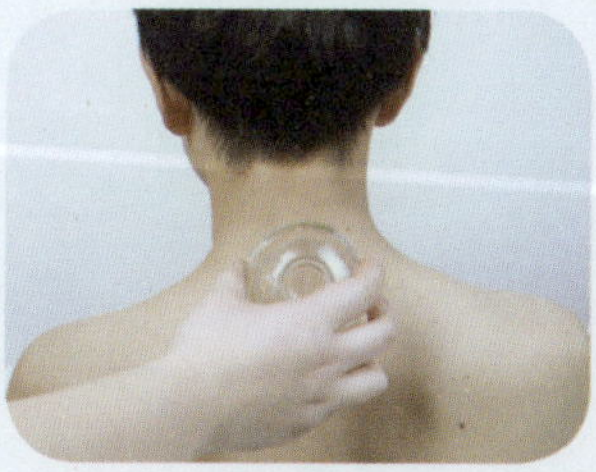
拔大椎穴

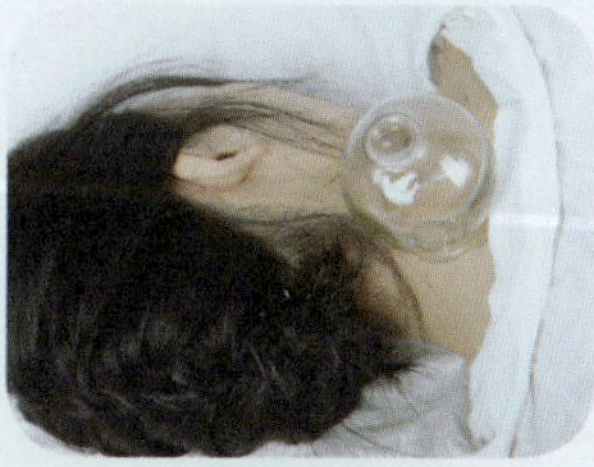
拔风门穴

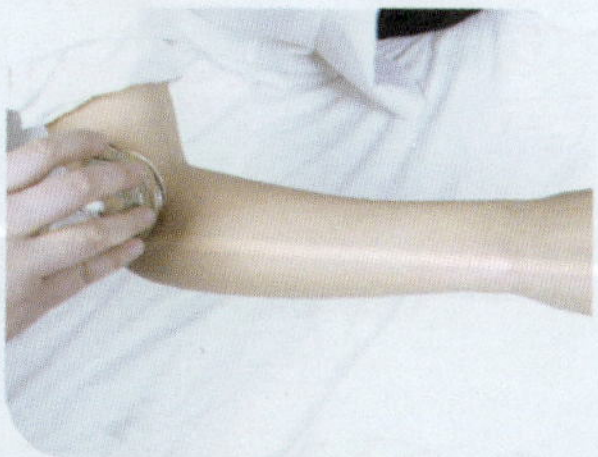
拔曲池穴

方法二

拔罐取穴

取穴为太阳、大椎、肺俞和外关。

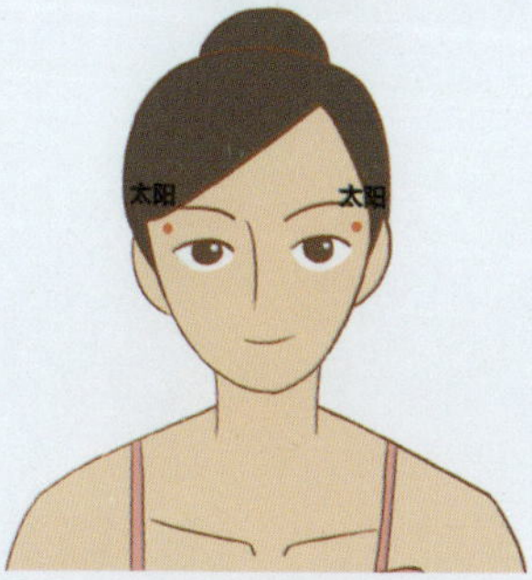

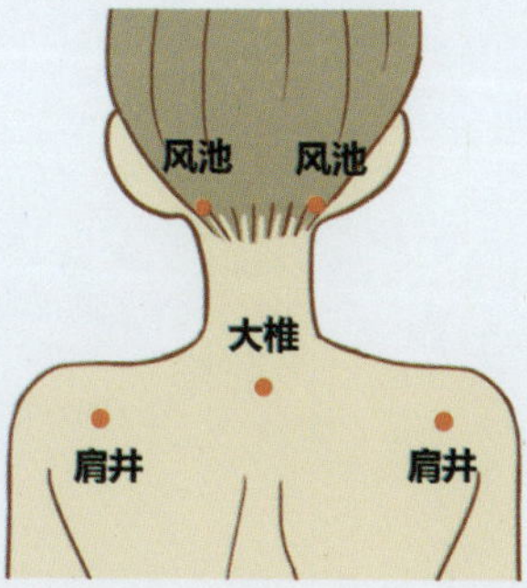

◎太阳穴：位于眉梢与目外眦之间向后约1寸的凹陷中。

◎大椎穴：位于背部正中线上，第7颈椎棘突下凹陷中。

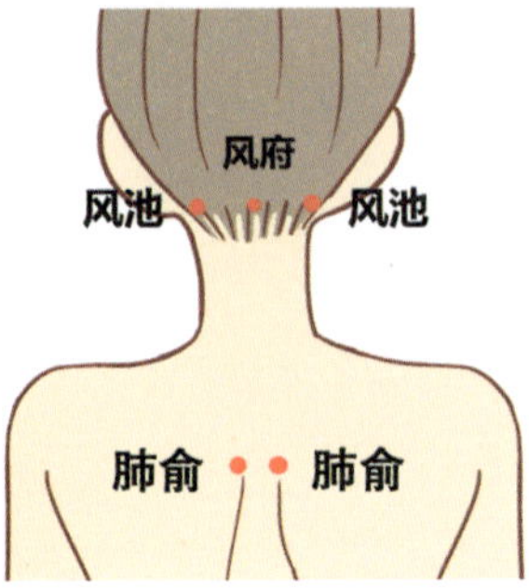

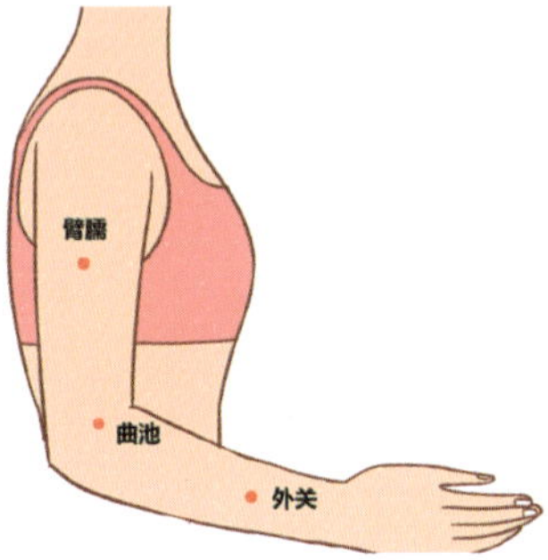

◎肺俞穴：位于背部，当第3胸椎棘突下，旁开1.5寸。

◎外关穴：位于前臂背侧，当阳池与肘尖的连线上，腕背横纹上2寸，尺骨与桡骨之间。

拔罐方法

采用单纯拔罐法，留罐10分钟，每天1次，3次为1个疗程。

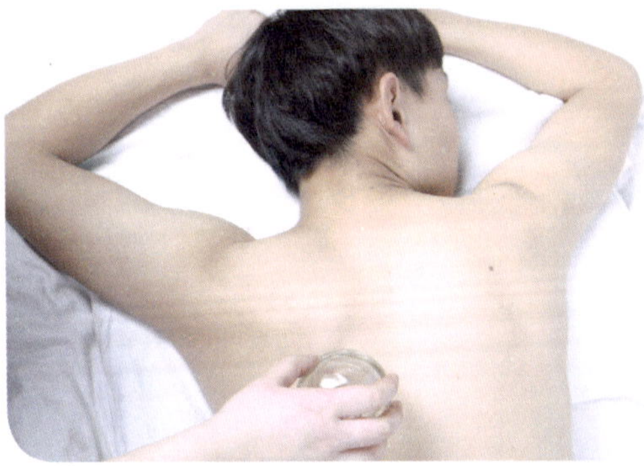

二、风寒头痛

表现为全头疼痛，痛势较为剧烈，痛连项背，常喜裹头，恶风寒，口淡不渴。

拔罐取穴

取穴为风门、太阳和外关。

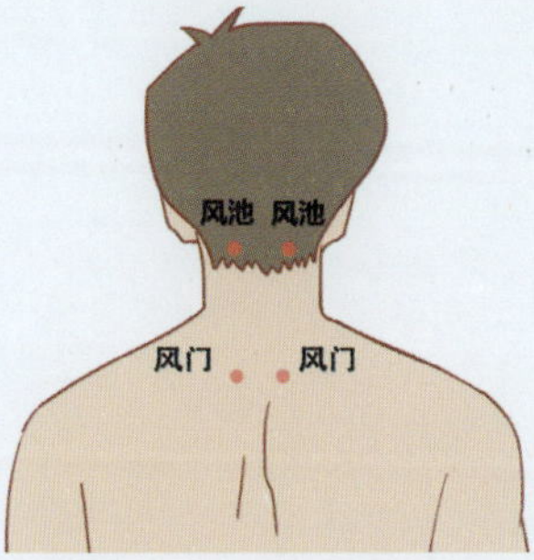

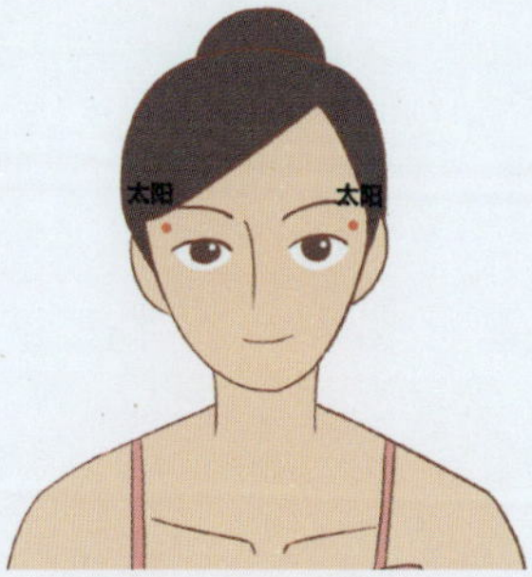

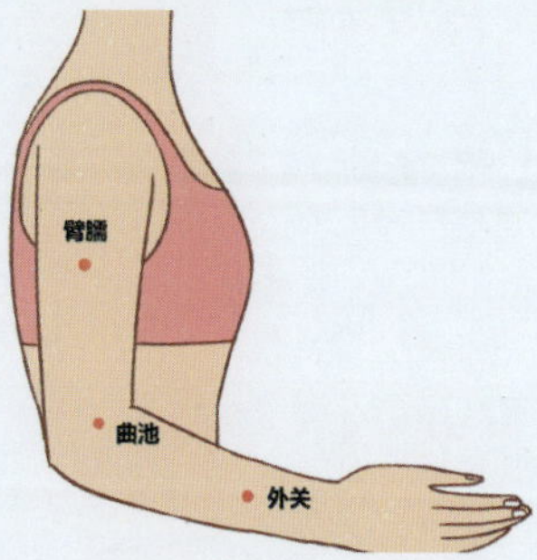

◎风门穴：位于背部，当第 2 胸椎棘突下，旁开 1.5 寸。

◎太阳穴：位于眉梢与目外眦之间向后约 1 寸的凹陷中。

◎外关穴：位于前臂背侧，当阳池与肘尖的连线上，腕背横纹上 2 寸，尺骨与桡骨之间。

拔罐方法

先在风门穴和外关穴位上拔罐，留罐 10 分钟， 起罐后用艾条温灸太阳、风门、外关穴 10 分钟 ，每天 1 次，3 次为 1 个疗程。

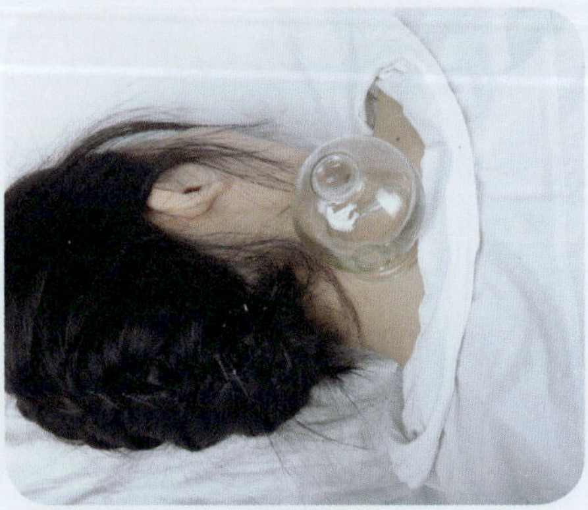

拔风门穴

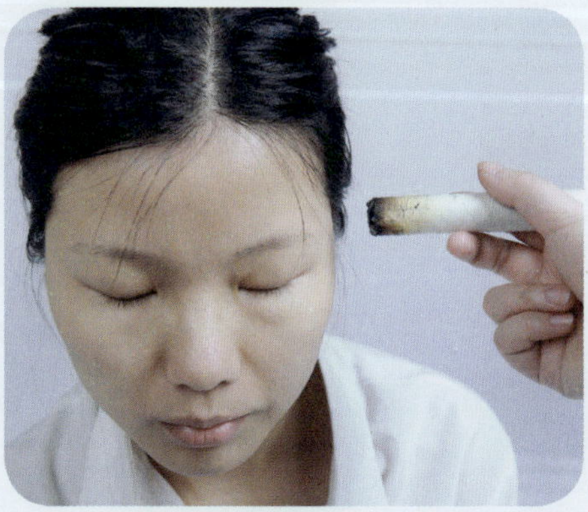

艾灸太阳穴

失眠

失眠，指无法入睡或无法保持睡眠状态，导致睡眠不足。中医学关于失眠的治疗方法颇为丰富，拔罐是其经典疗法之一。

方法一

拔罐取穴

本病症取穴包括心俞、膈俞、肾俞穴，胸至骶段脊柱两侧全程膀胱经内侧循行线及周荣穴。

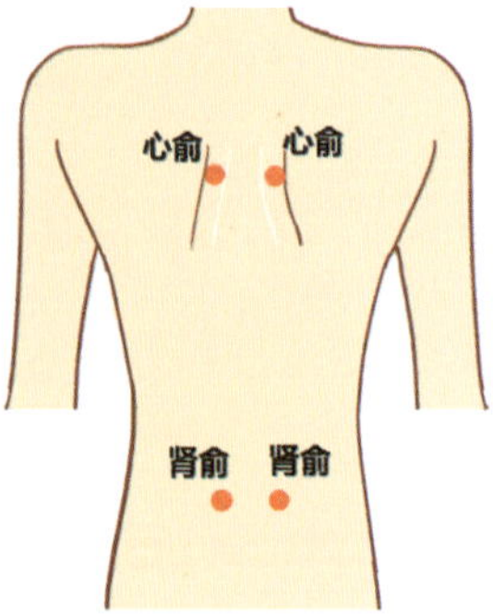

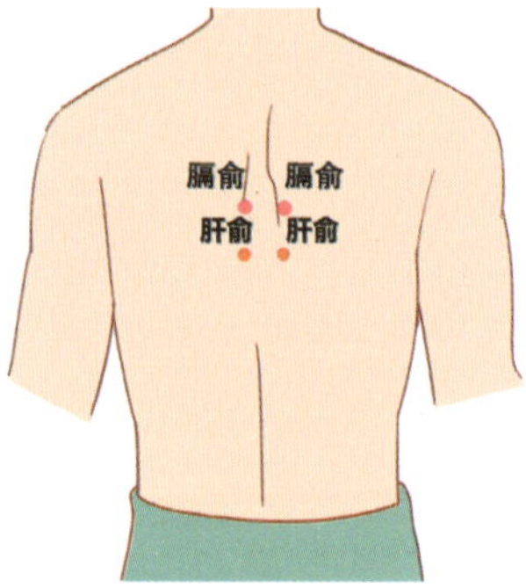

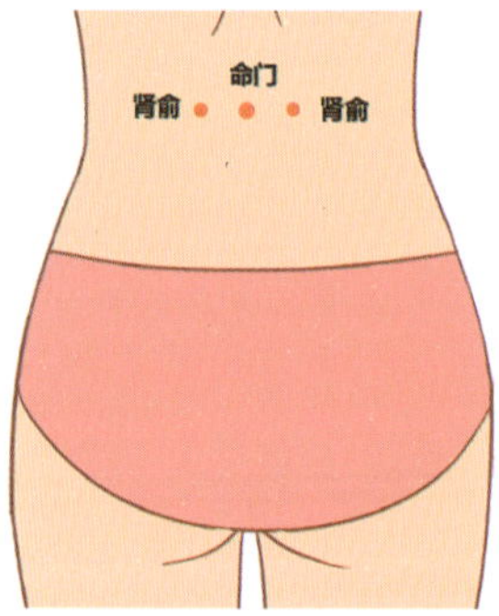

◎心俞穴：位于背部，当第 5 胸椎棘突下，旁开 1.5 寸。

◎膈俞穴：位于背部，当第 7 胸椎棘突下，旁开 1.5 寸。

◎肾俞穴：位于腰部，当第 2 腰椎棘突下，旁开 1.5 寸。

拔罐方法

（1）以拇指指腹在心俞、膈俞、肾俞穴上进行往返重力揉按 5 次左右。

（2）然后于两侧膀胱经上各拔罐 4 个（均匀分布），留罐 30 分……

（3）起罐后即在周荣穴范围内再拔罐 30 分钟 。每周治疗 2 次，6 次为 1 个疗程。

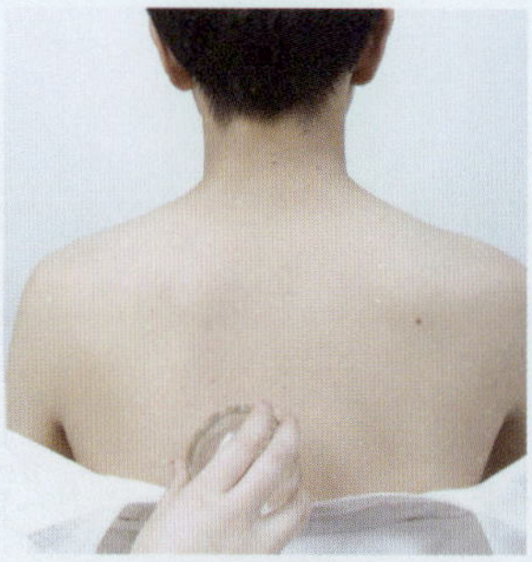

拔膈俞穴

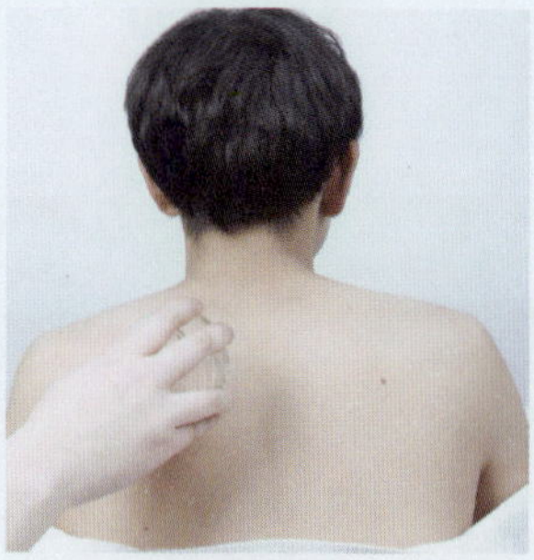

拔心俞穴

方法二

拔罐取穴

取穴为大椎、神道、心俞和肝俞。

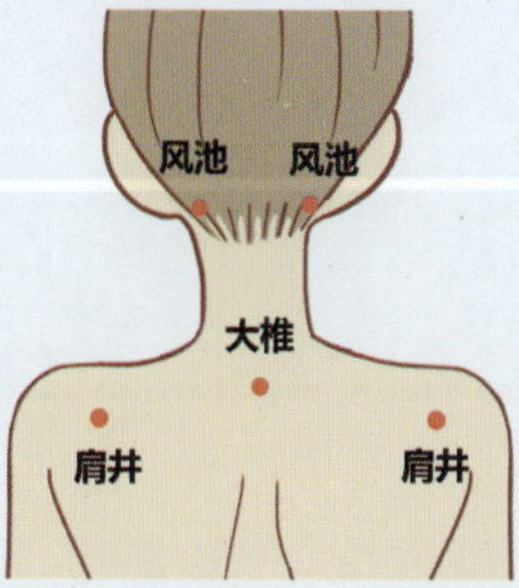

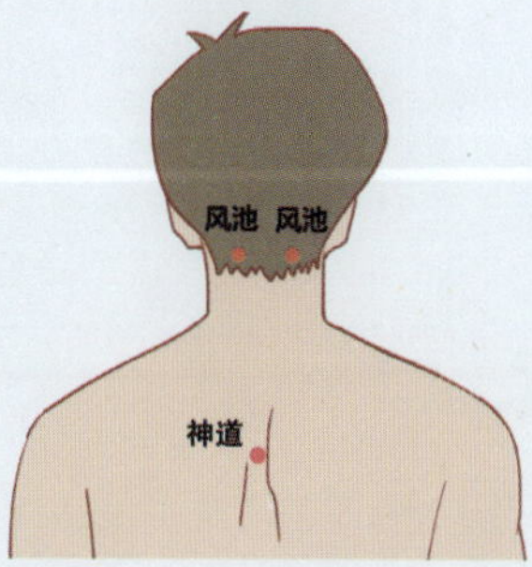

◎大椎穴：在背部正中线上，第 7 颈椎棘突下凹陷中。

◎神道穴：在背部，当后正中线上，第 6 胸椎棘下凹陷中。

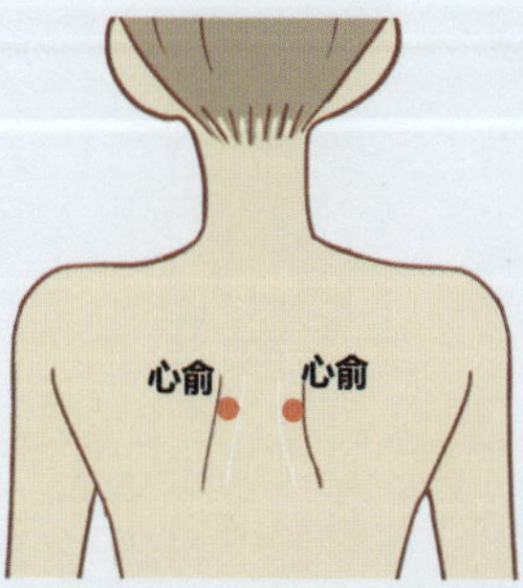

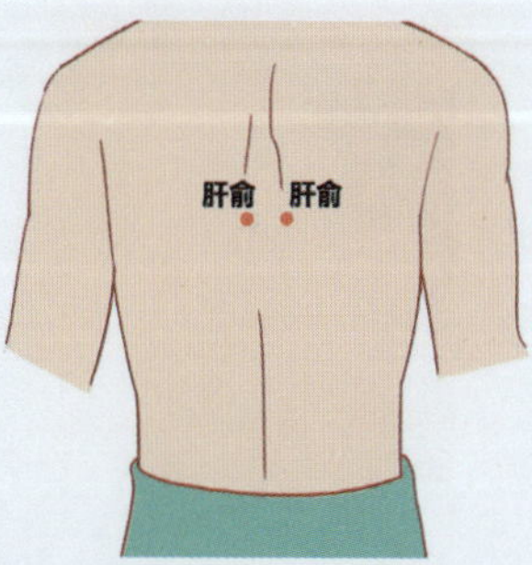

◎心俞穴：位于背部，当第 5 胸椎棘突下，旁开 1.5 寸。

◎肝俞穴：位于背部，当第 9 胸椎棘突下，旁开 1.5 寸。

拔罐方法

（1）首先对局部皮肤进行常规消毒，之后用三棱针点刺所选穴位。

（2）立即加拔罐，使之出血。

（3）留罐 15 ～ 16 分钟，去罐后揩净血迹。

（4）采用单纯拔罐法留罐 10 分钟，每天 1 次，3 次为 1 个疗程。

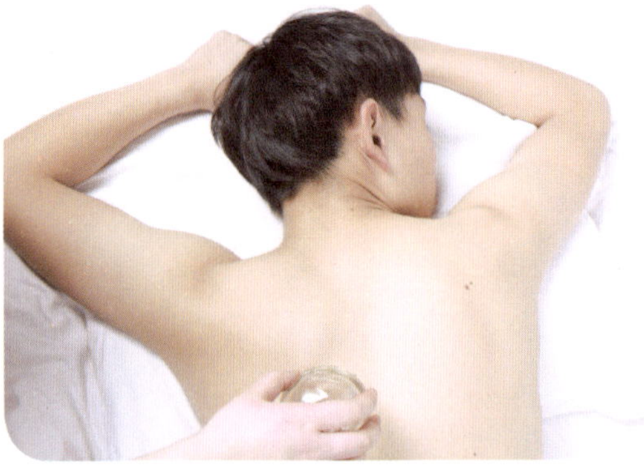

拔肝俞穴

方法三

拔罐取穴

取穴于肩胛间区至腰骶关节脊柱两侧距正中线 0.5 ～ 3 寸的区域。

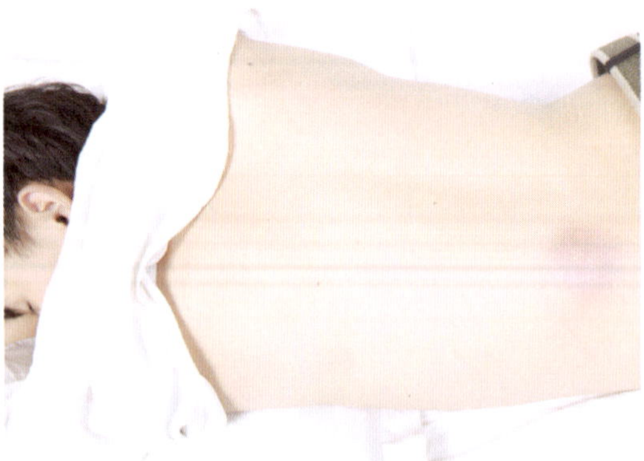

拔罐方法

（1）在上述区域内进行皮肤常规消毒后，用三棱针或滚刺筒进行轻刺激，使局部皮肤潮红。

（2）然后在该部位排列数个罐（排罐法）。

（3）留罐 10 ~ 15 分钟，每周治疗 2 ~ 3 次 。

（4）病情好转后，可减至每周 1 ~ 2 次。

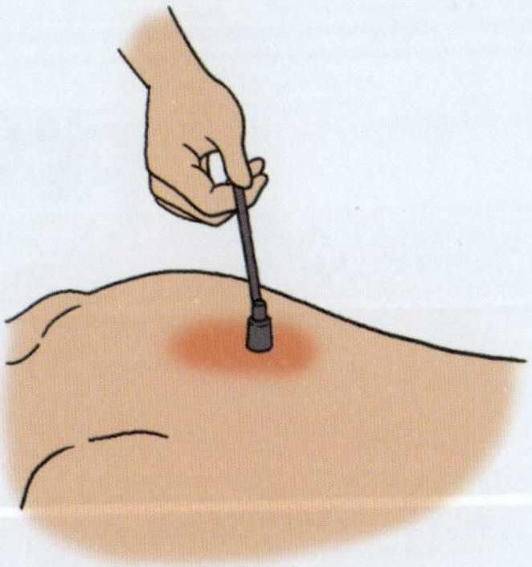

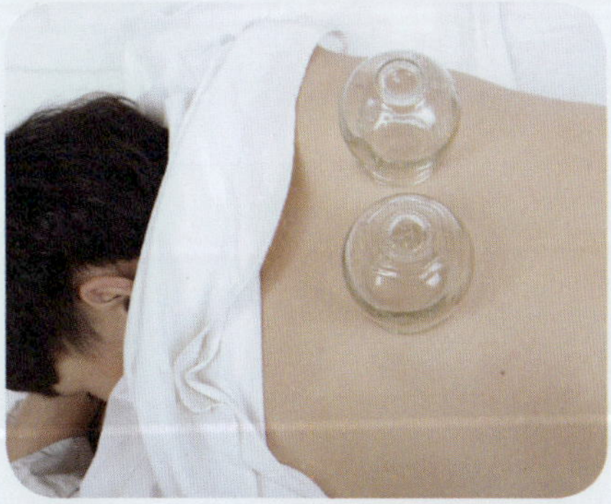

贴心小提示

① 建立有规律的生活方式，保持正常的睡眠节律。

② 白天适度地进行体育锻炼，有助于晚上的入睡，同时还可保持良好的睡眠状态。

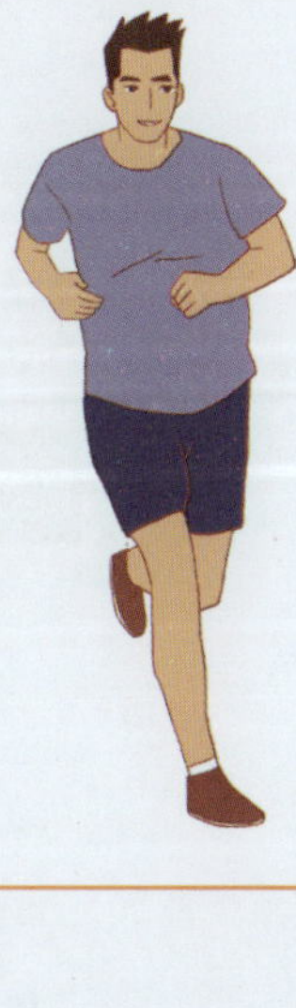

哮喘

哮喘，是一种比较顽固的内科疾病，如果忽视治疗，此病可以伴随终身。

风、寒、暑、湿、燥、火、花粉、化学污染、空气污染等因素，均可能导致哮喘的发生和发作。

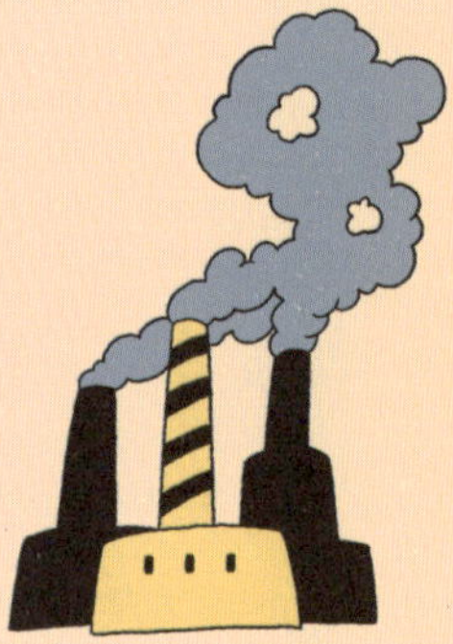

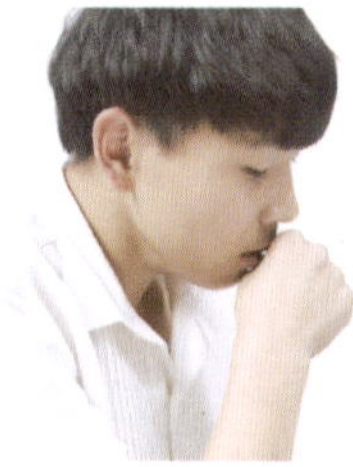

拔罐治疗哮喘，是一种物理疗法，并且它是物理疗法中最佳治疗方法之一。

拔罐取穴

取穴为大椎和肺俞。

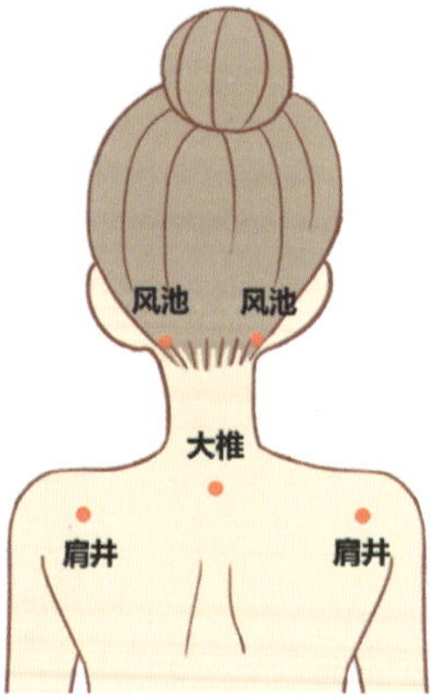

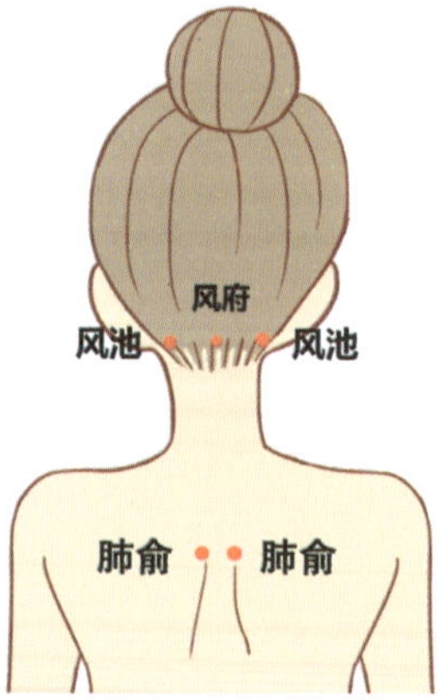

◎大椎穴：位于第 7 颈椎棘突下凹陷中，它是人体阳气汇注之处，通过刺激大椎可以激发阳气，宣肺益气，化痰止咳平喘。

◎肺俞穴：位于第 3 胸椎棘突旁开 1.5 寸，是治疗肺经及呼吸道疾病的要穴，如肺炎、支气管炎、肺结核、哮喘等。

拔罐方法

● 操作方法与技巧之一

（1）采用单纯拔罐法。分别以大椎穴和肺俞穴拔罐治疗，持续 15 分钟后，拔去火罐。

（2）拔罐结束后，通过一定的保健推拿按摩，疏理经络。

（3）每周 1 ~ 2 次，坚持 6 ~ 12 个月，或于下一个发病季节前一个月开始进行预防治疗。

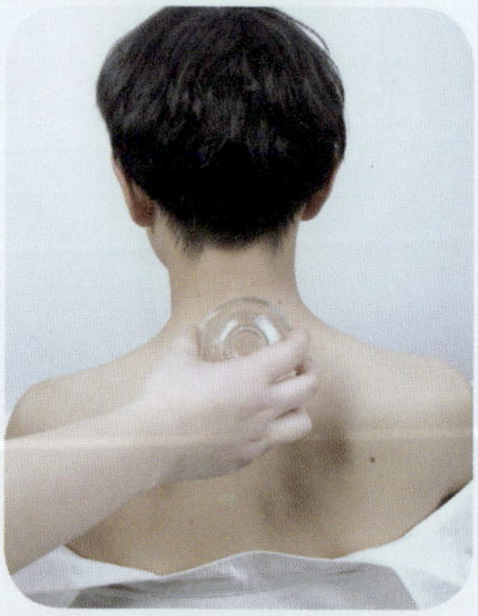

拔大椎穴

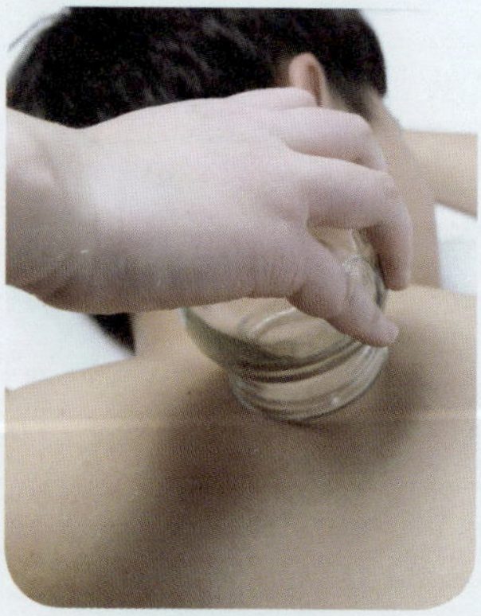

拔肺俞穴

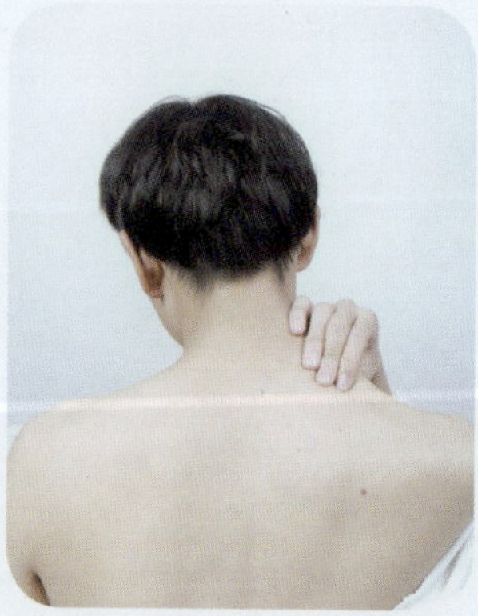

● 操作方法与技巧之二

先沿督脉和膀胱经做走罐疗法，再实施留罐治疗 ，持续约 15 分钟后拔去火罐。

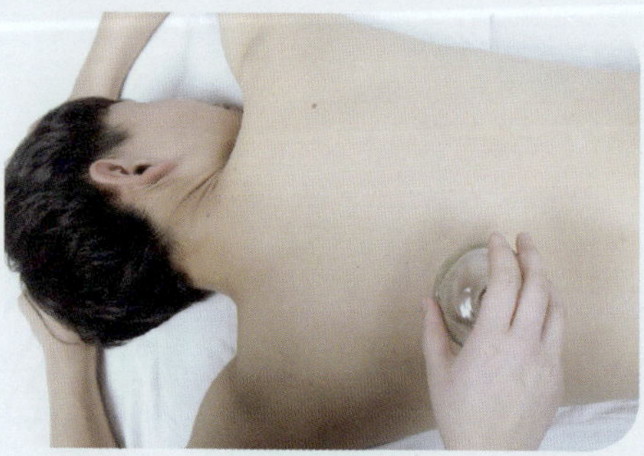

走督脉

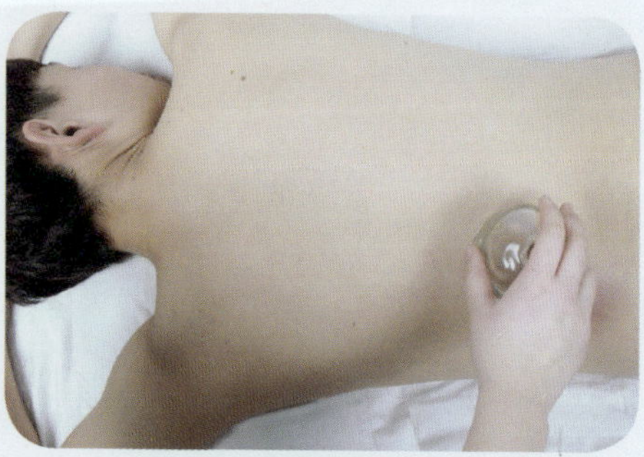

走膀胱经

贴心小提示

① 拔罐治疗哮喘期间，忌饮食寒冷的食物，也不能用凉水洗手、洗脸和洗澡。

② 对于拔罐后疗效确实不显著的，应考虑到医疗保健单位及医院就诊。不可以偏概全，须活学活用。

知识小链接

4招教您夏季如何应对哮喘

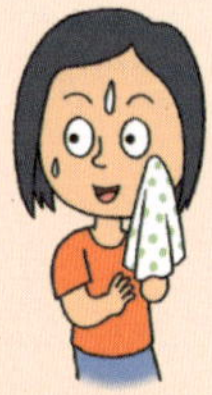

①从外面玩得满头大汗后回家，不要立刻进入空调房间，应先用毛巾将身上的汗水擦干，待情绪稳定后，再适当享受空调。

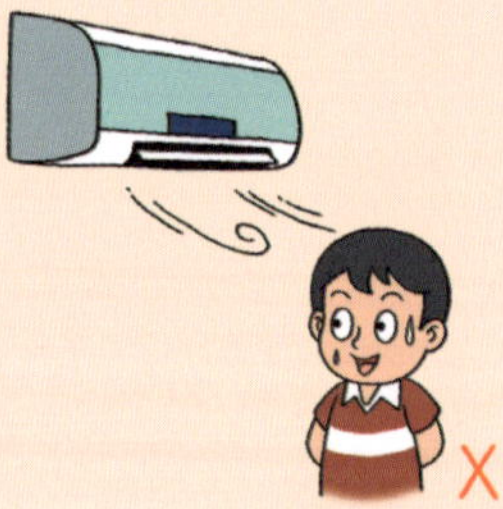

②室内空调温度的设置不要低于26℃，且不能正对着空调的出风口贪凉。

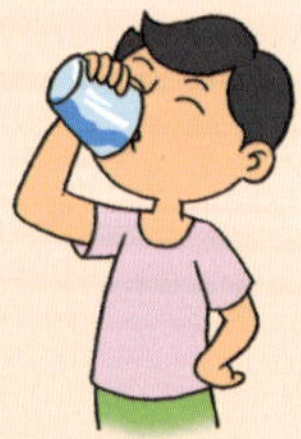

③尽量少吃冷饮，尤其是满头大汗之时。多喝些在室温下自然凉的白开水或绿豆汤，可防暑降温。

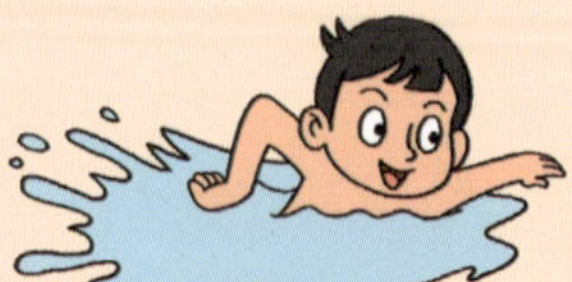

④游泳对于哮喘患者是一项较好的消暑健身运动。游泳时空气湿润，温度适宜，对呼吸道无刺激，水可持续均衡对人体胸部的压力，可以锻炼心肺功能，增强抵御哮喘的能力。

呕吐

呕吐，指胃失和降，气逆于上，胃内容物经食管、口腔吐出的一种病症。

有物有声为呕，有物无声为吐，无物有声为干呕。而呕与吐常同时发生，很难截然分开，故并称为呕吐。

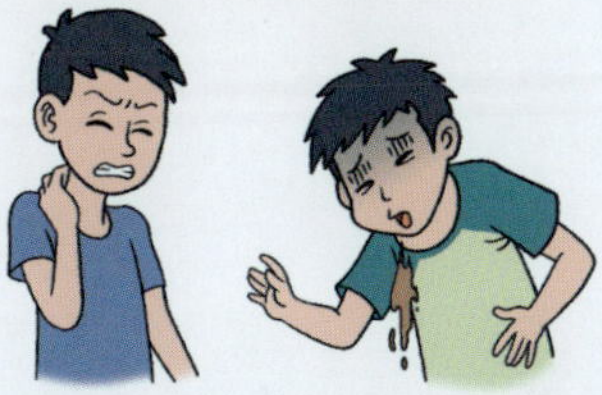

根据病因及发病特点，呕吐可分为饮食停滞和肝气犯胃两型。

一、饮食停滞

患者呕吐酸腐，脘腹胀满，嗳气厌食，得食则呕吐愈甚，吐后反而舒服，伴有大便气味臭秽。

方法一

拔罐取穴

取穴为大椎、胃俞、中脘、足三里、上巨虚和下巨虚。

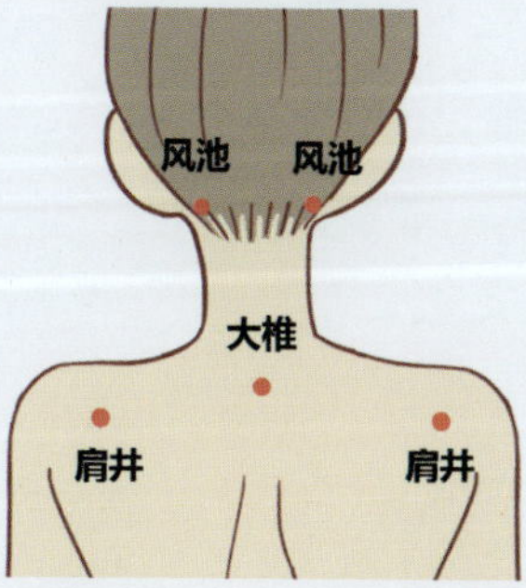

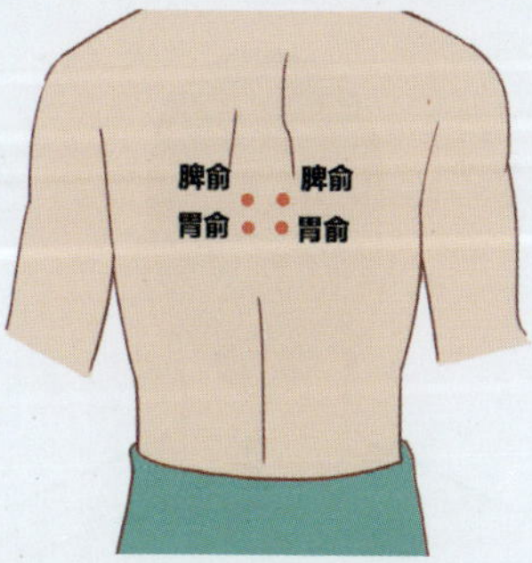

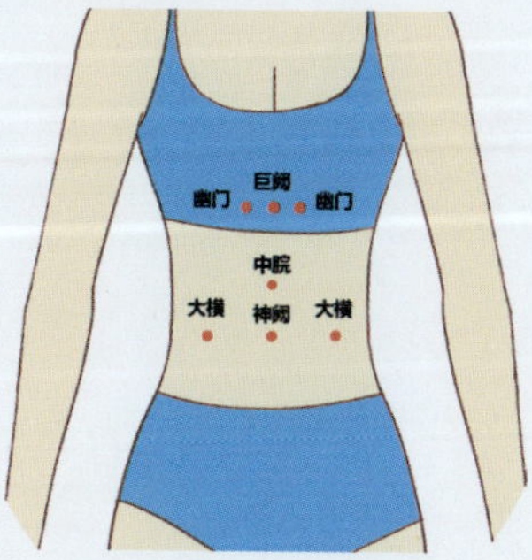

◎大椎穴：位于背部正中线上，第 7 颈椎棘突下凹陷中。

◎胃俞穴：位于背部，当第 12 胸椎棘突下，旁开 1.5 寸。

◎中脘穴：位于上腹部，前正中线上，当脐中上 4 寸。

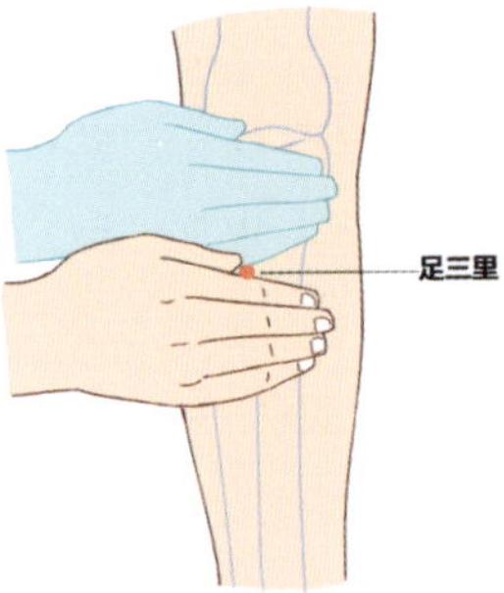

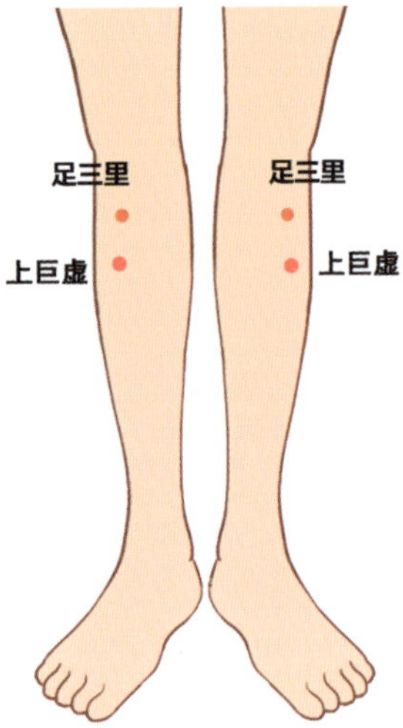

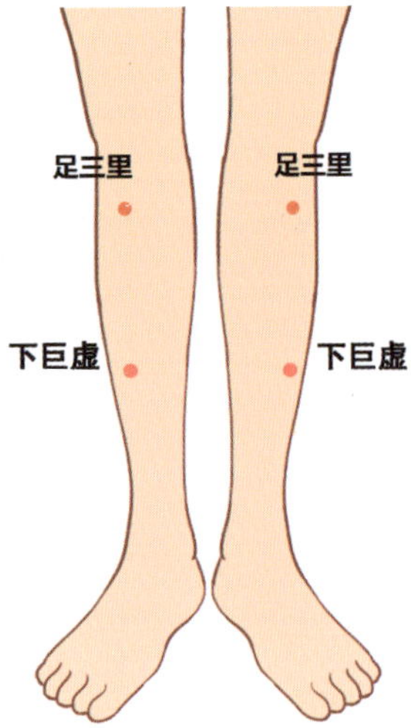

◎足三里穴：位于小腿前外侧，当犊鼻下 3 寸，距胫骨前缘 1 横指。

◎上巨虚穴：位于小腿前外侧，当犊鼻下 6 寸，距胫骨前缘 1 横指。

◎下巨虚穴：位于小腿前外侧，当犊鼻下 9 寸，距胫骨前缘 1 横指。

拔罐方法

（1）采用刺络拔罐法。用梅花针在大椎穴上以中度手法叩刺，留罐 ，以较多血点冒出皮肤为度。

（2）余穴位采用单纯留罐法，留罐 10 分钟，每天 1 次，5 次为 1 个疗程。

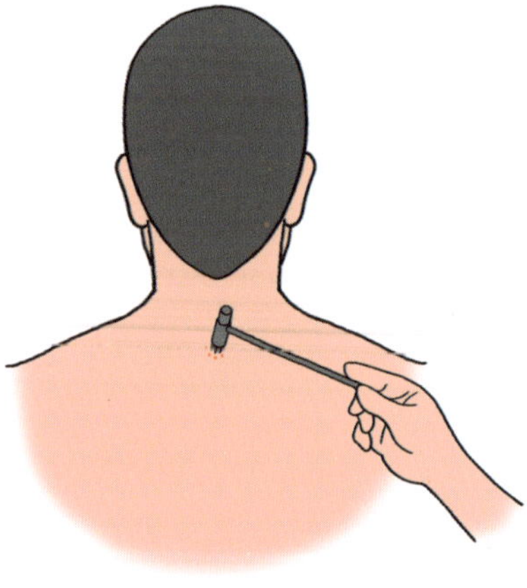

针刺大椎穴

方法二

拔罐取穴

取穴包括内关、下脘、腹结、足三里和内庭。

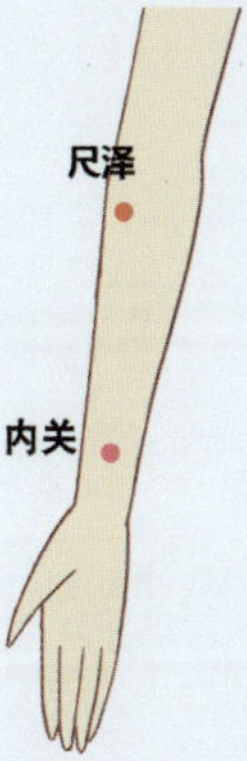

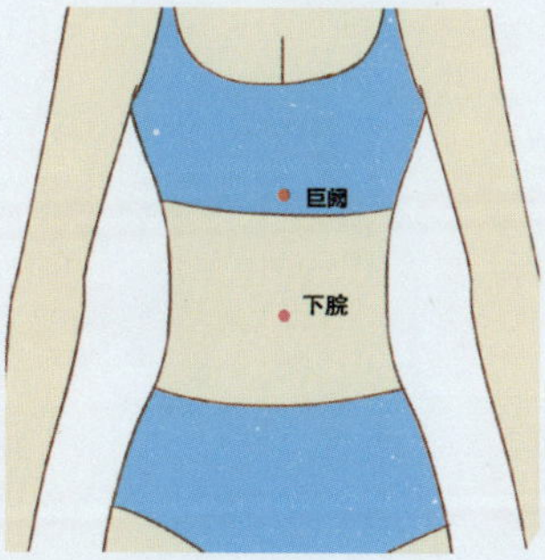

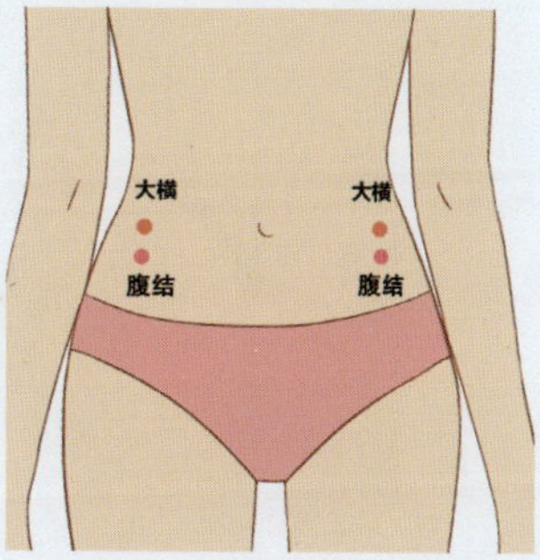

◎内关穴：位于前臂掌侧，当曲泽与大陵的连线上，腕横纹上 2 寸，掌长肌肌腱与桡侧腕屈肌肌腱之间。

◎下脘穴：位于上腹部，前正中线上，当脐中上 2 寸。

◎腹结穴：位于下腹部，大横下 1.3 寸，距前正中线 4 寸。

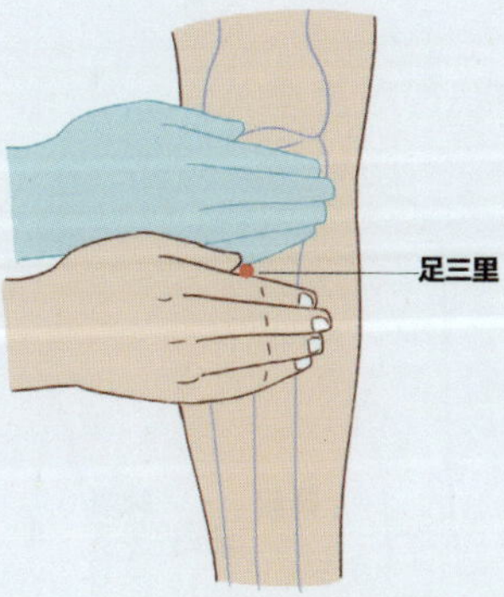

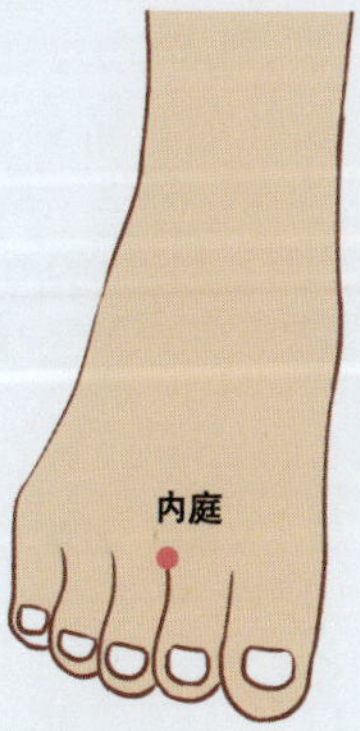

◎足三里穴：位于小腿前外侧，当犊鼻下 3 寸，距胫骨前缘 1 横指。

◎内庭穴：位于足背，当第 2、第 3 趾间，趾蹼缘后方赤白肉际处。

拔罐方法

（1）采用刺络拔罐法。用梅花针在上述穴位上轻叩刺，以皮肤发红或微出血为度。

（2）之后拔罐，留罐 10 分钟，每天 1 次，5 次为 1 个疗程。

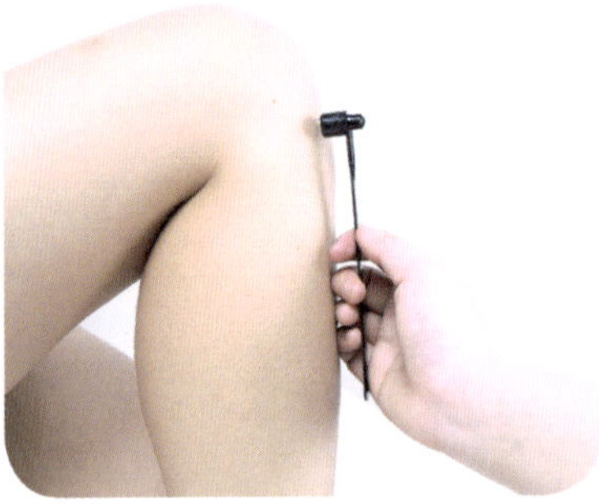

针刺足三里穴

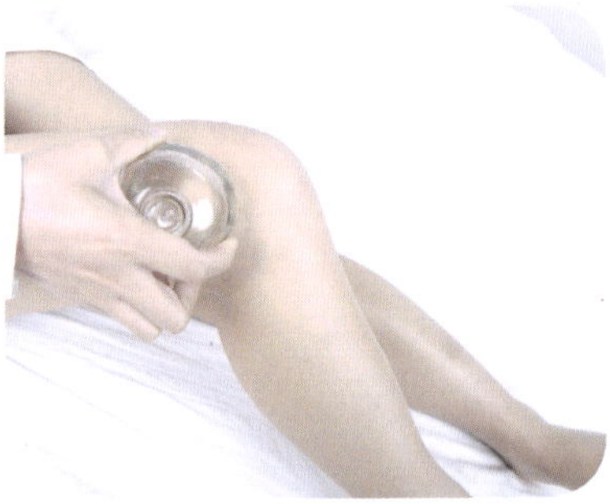

拔足三里穴

二、肝气犯胃

患者出现呕吐吞酸，嗳气频繁发作，胸胁胀满，烦闷不适，每因情志不遂加重。

方法一

拔罐取穴

取穴包括肝俞、脾俞、内关、期门、中脘和足三里。

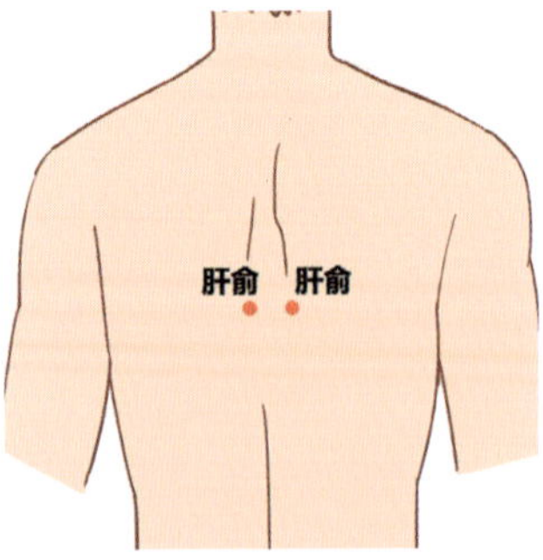

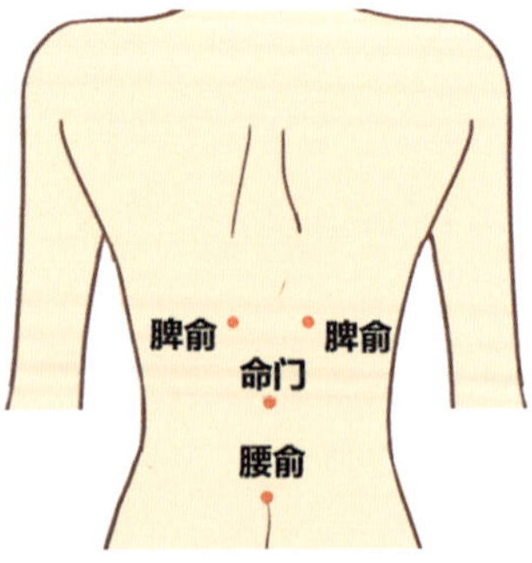

◎肝俞穴：位于背部，当第 9 胸椎棘突下，旁开 1.5 寸。

◎脾俞穴：位于背部，当第 11 胸椎棘突下，旁开 1.5 寸。

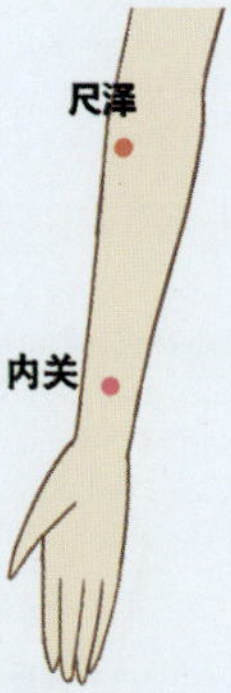

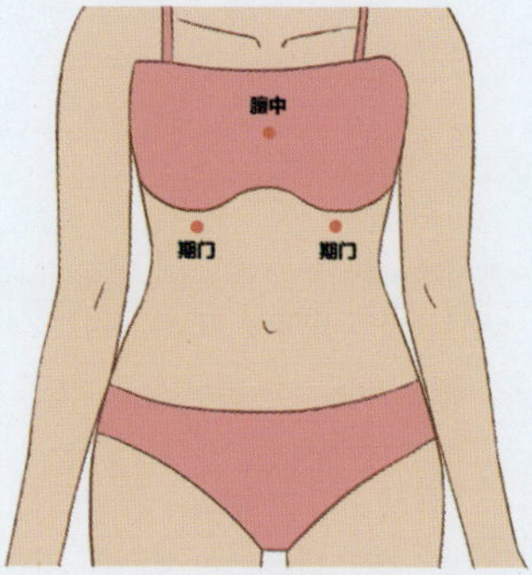

◎内关穴：位于前臂掌侧，当曲泽与大陵的连线上，腕横纹上 2 寸，掌长肌肌腱与桡侧腕屈肌肌腱之间。

◎期门穴：位于胸部，当乳头直下，第 6 肋间隙，前正中线旁开 4 寸。

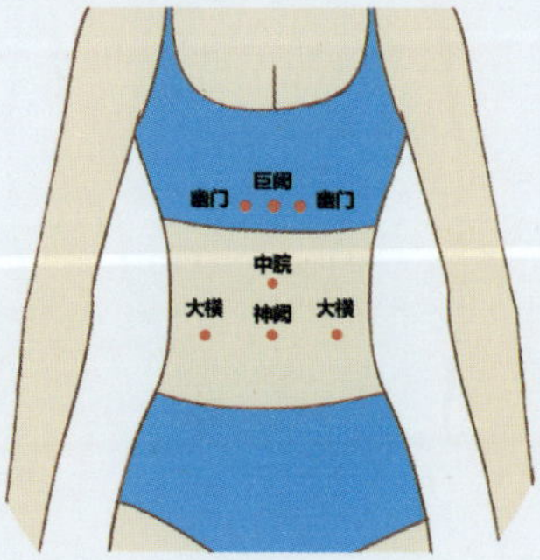

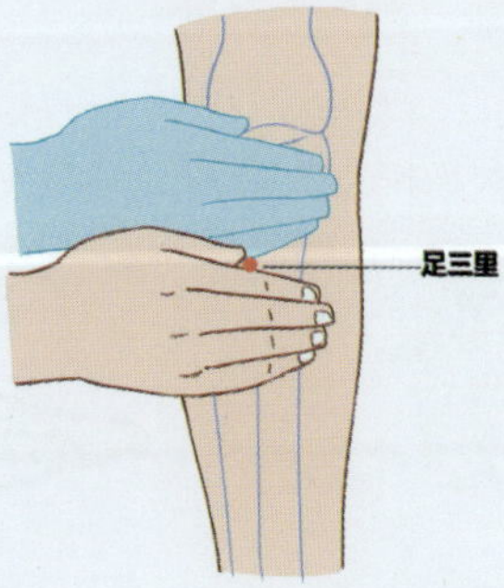

◎中脘穴：位于上腹部，前正中线上，当脐中上 4 寸。

◎足三里穴：位于小腿前外侧，当犊鼻下 3 寸，距胫骨前缘 1 横指。

拔罐方法

采用单纯拔罐法，拔罐后留罐 10 分钟， 每天 1 次，3 次为 1 个疗程。

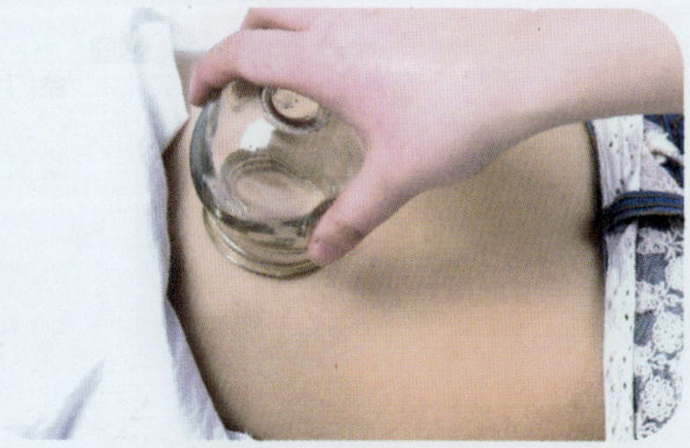

方法二

拔罐取穴

取穴包括上脘、阴陵泉、梁丘和太冲。

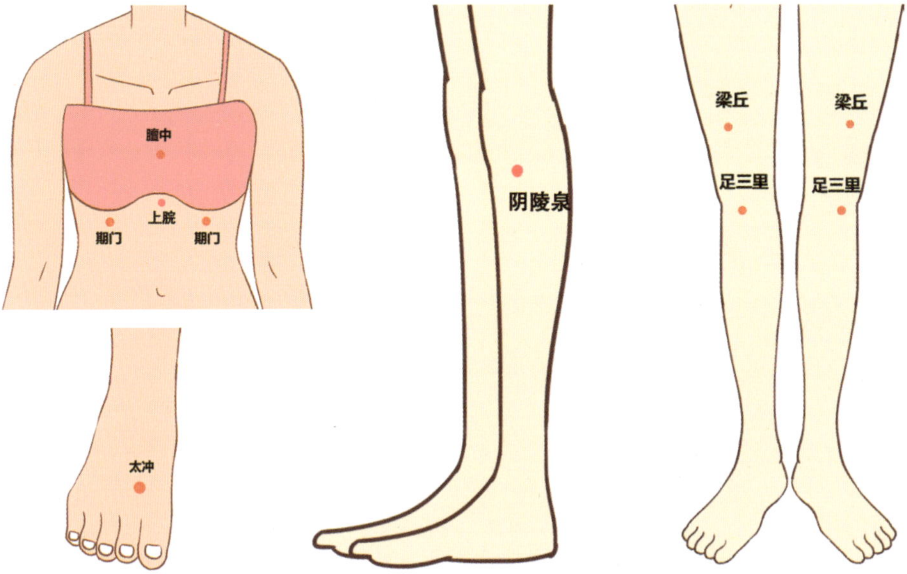

◎上脘穴：位于上腹部，前正中线上，当脐中上 5 寸。

◎ 1 穴：位于小腿外侧，当腓骨头前下方凹陷处。

◎梁丘穴：屈膝，为大腿前面，当髂前上棘与髌底外侧端连线上，髌底上 2 寸。

◎太冲穴：位于足背侧，当第 1 跖骨间隙的后方凹陷处。

贴心小提示

脾胃素虚者，饮食不宜过多，同时勿食生冷瓜果等，禁服寒凉药物。

若胃中有热者，忌食肥甘厚腻、辛辣香燥、醇酒等食品，禁服温燥药物，戒烟 。

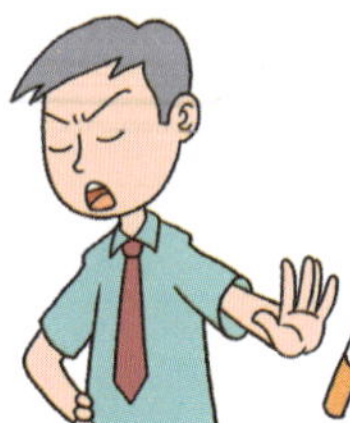

腹痛

腹痛，指胃以下、耻骨毛际以上的部位发生疼痛为主要表现的一种病症。

虽然腹痛的病因很多，而最常见的腹痛多因外感风寒，暴饮暴食，或过食生冷、进食不洁所致；同时或脾胃阳气虚弱，气血产生不足，经脉脏腑失其温养也会导致该病症的发生。

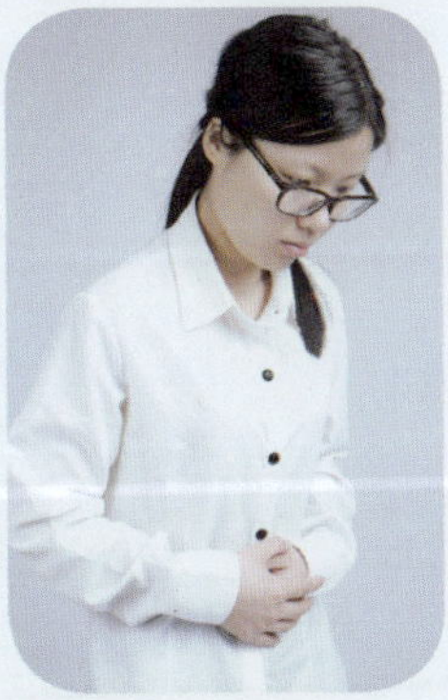

根据病因及发病时的特点，本病症一般分为湿热壅滞、虚寒腹痛及肝气郁滞 3 型。

一、湿热壅滞

其症状表现为腹部胀痛，拒按，大便秘结，或泄后不爽，伴有胸闷不舒，烦渴引饮，身热盗汗，小便短赤。

方法一

拔罐取穴

取穴为中脘、下脘和天枢。

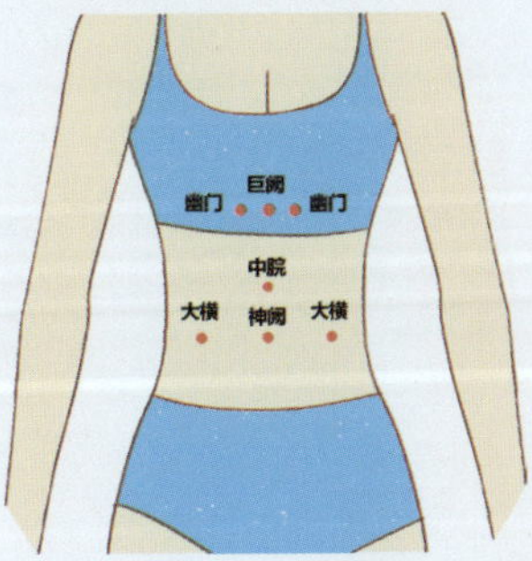

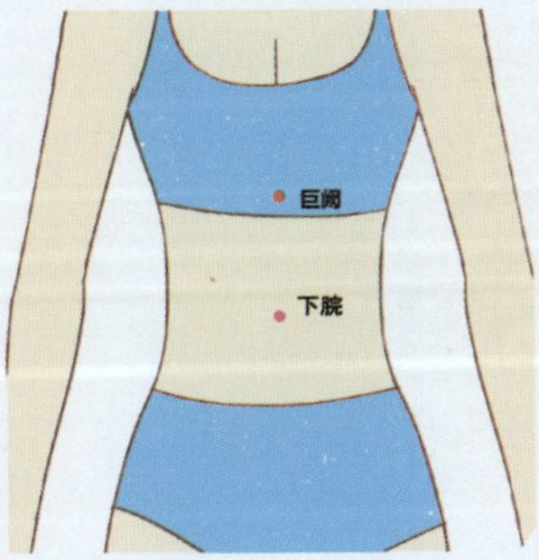

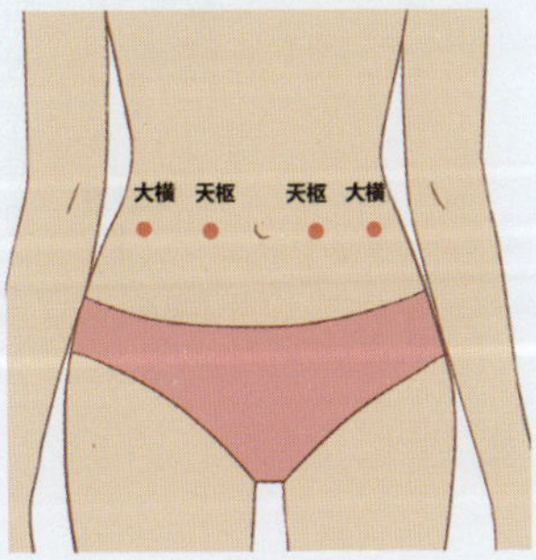

◎中脘穴：位于上腹部，前正中线上，当脐中上 4 寸。

◎下脘穴：位于上腹部，前正中线上，当脐中上 2 寸。

◎天枢穴：位于腹中部，距脐中 2 寸。

拔罐方法

采用单纯拔罐法或刺络拔罐法，每穴留罐10分钟，每天1次，3次为1个疗程。

方法二

拔罐取穴

取穴包括合谷、天枢、上巨虚及内庭 。

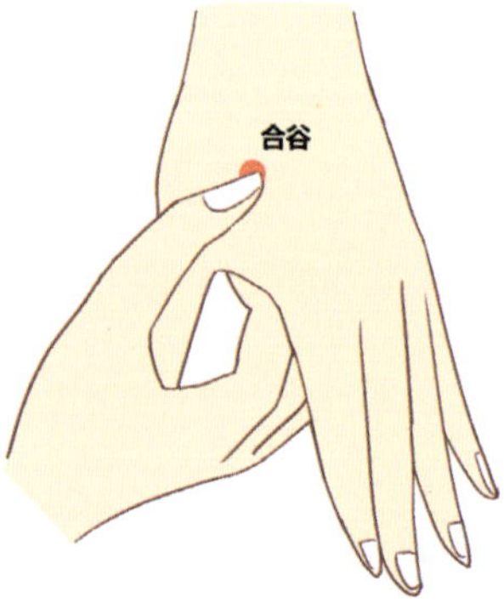

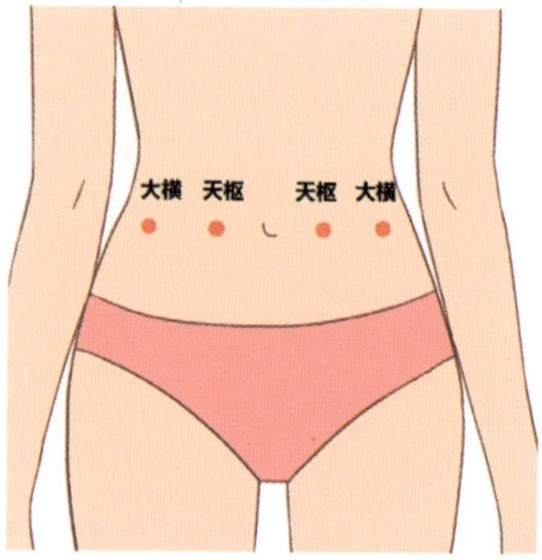

◎合谷穴：位于第1、第2掌骨间，当第2掌骨桡侧的中点处。

◎天枢穴：位于腹中部，距脐中2寸。

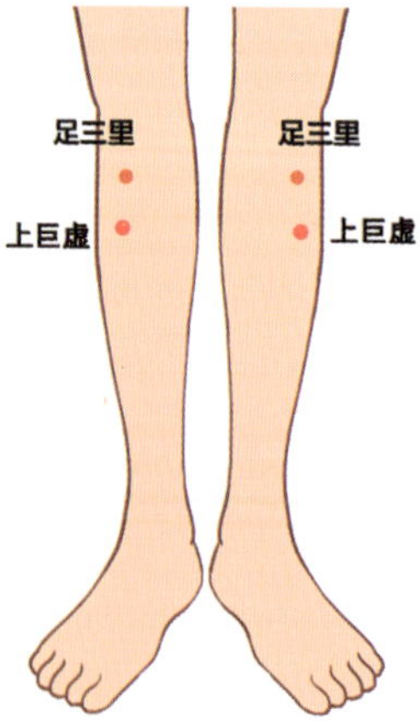

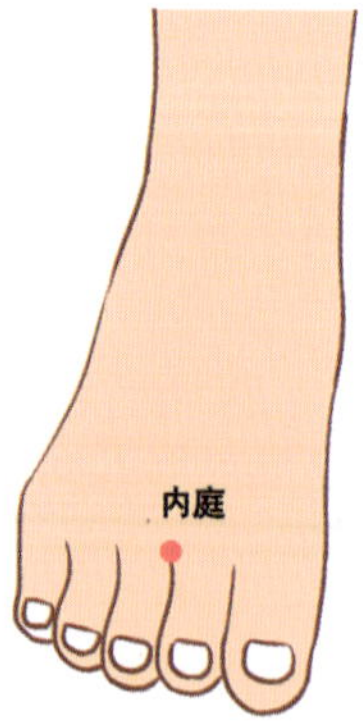

◎上巨虚穴：位于小腿前外侧，当犊鼻下6寸，距胫骨前缘1横指。

◎内庭穴：位于足背，当第2、第3趾间，趾蹼缘后方赤白肉际处。

拔罐方法

（1）采用刺络拔罐法。上述各穴用梅花针轻叩刺，以皮肤发红或微微出血为度。

（2）之后实施拔罐，留罐 10 分钟，每天 1 次，3 次为 1 个疗程。

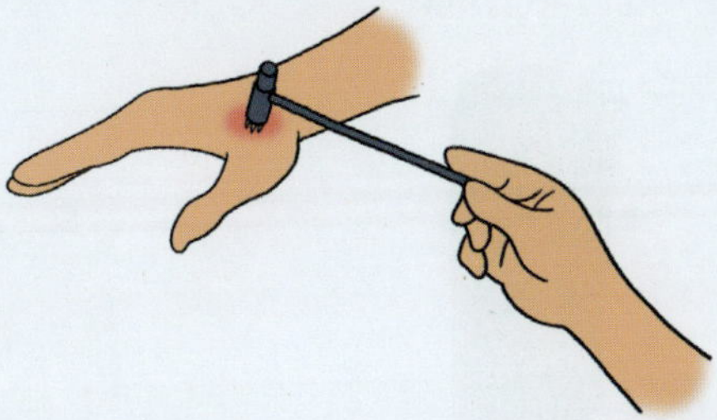

二、虚寒腹痛

该症状表现为腹痛绵绵，时作时止，喜热恶冷，痛时喜按，饥饿时及劳累后加重，得食休息后减轻，精神疲倦，四肢乏力、发冷，气短，不想说话，怕冷，食欲差，面色无华，大便质稀薄。

方法一

拔罐取穴

取穴包括中脘、神阙和关元。

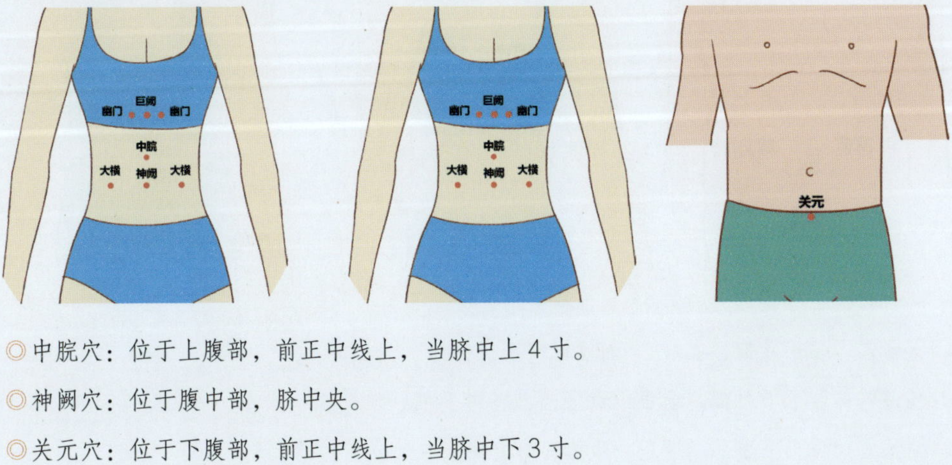

◎中脘穴：位于上腹部，前正中线上，当脐中上 4 寸。

◎神阙穴：位于腹中部，脐中央。

◎关元穴：位于下腹部，前正中线上，当脐中下 3 寸。

拔罐方法

（1）用艾条温灸上述 3 个穴位 15 分钟，以皮肤感觉温热感、舒适为度。

（2）拔罐后留罐 10 分钟，每天 1 次。

拔罐后，可以事先准备好 250 克食盐置锅内炒热，并用纱布包好，趁热置于脐上热熨 15 分钟，其热度以患者能耐受为度。每天 1 次，5 次为 1 个疗程。

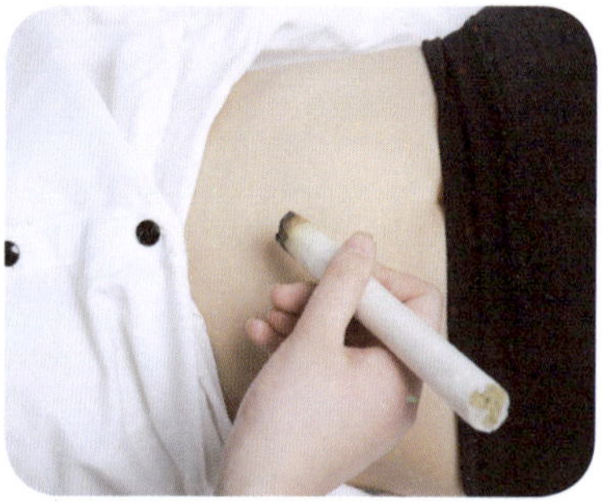

艾灸中脘穴

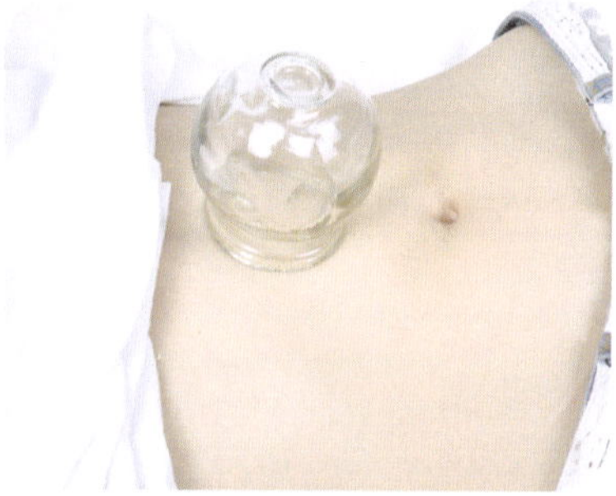

拔中脘穴

方法二

拔罐取穴

取穴包括脾俞、胃俞、气海和关元。

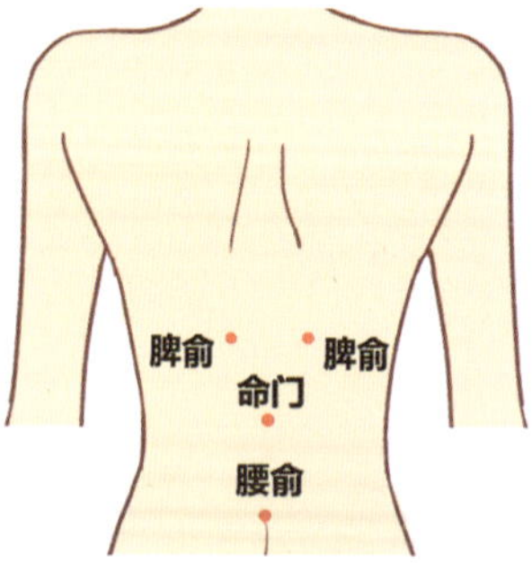

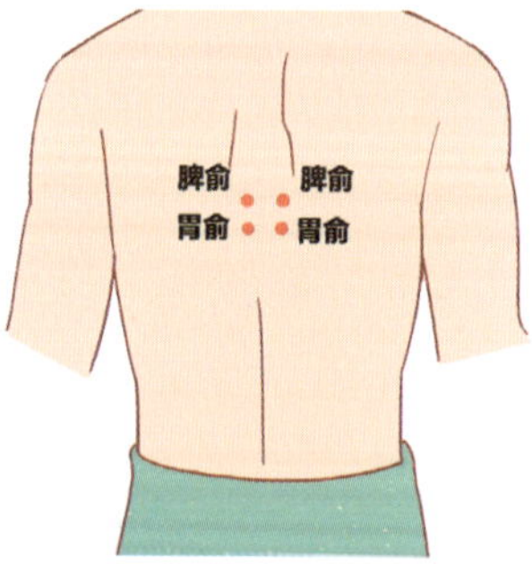

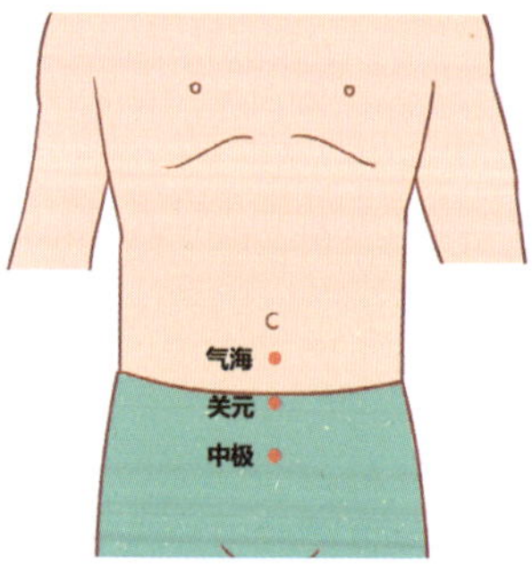

◎脾俞穴：位于背部，当第 11 胸椎棘突下，旁开 1.5 寸。

◎胃俞穴：位于背部，当第 12 胸椎棘突下，旁开 1.5 寸。

◎气海穴：位于下腹部，前正中线上，当脐中下 1.5 寸。

◎关元穴：位于下腹部，前正中线上，当脐中下 3 寸。

拔罐方法

（1）采用灸罐法进行治疗。用艾条温灸上述各穴 15 分钟，以皮肤感觉温热、舒适为度。

（2）之后拔罐，留罐 10 分钟，每天 1 次，5 次为 1 个疗程。

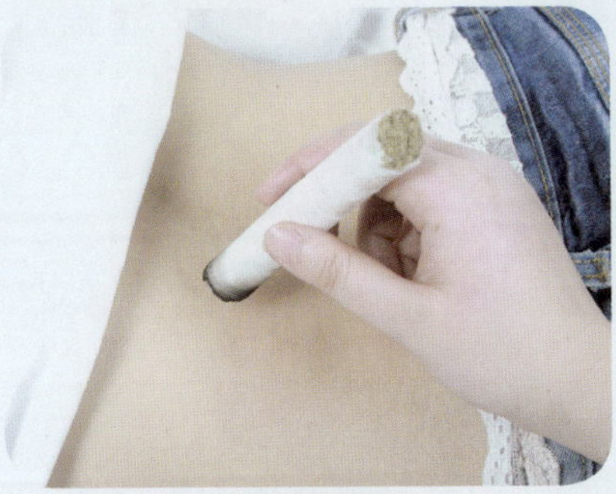
艾灸脾俞穴

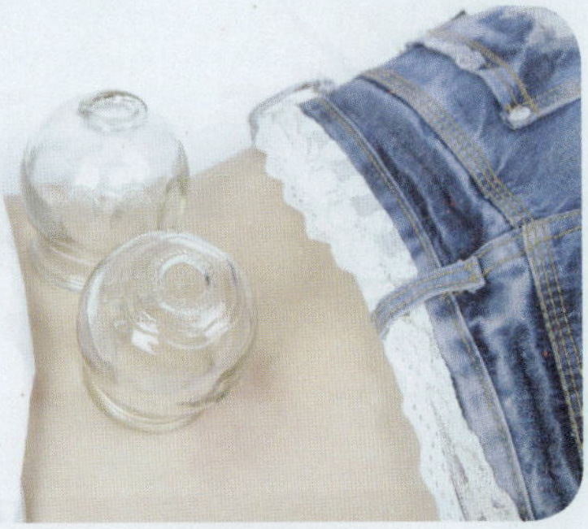
拔脾俞穴

三、肝气郁滞

其症状表现为脘腹疼痛，胀满不舒，两胁下胀痛，常痛引腹部两侧，时好时差，嗳气或矢气后则自觉舒服，遇忧思恼怒则疼痛加剧。

方法一

拔罐取穴

取穴包括肝俞、期门、章门、中脘及天枢。

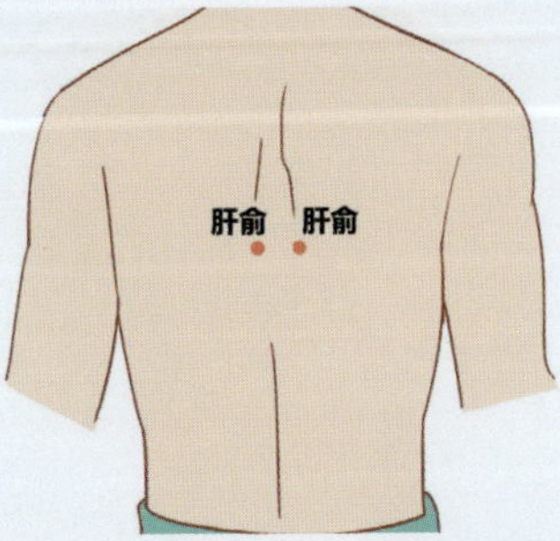

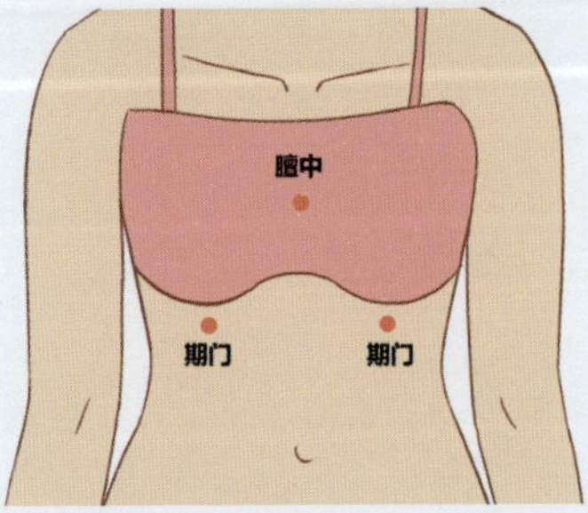

◎肝俞穴：位于背部，当第 9 胸椎棘突下，旁开 1.5 寸。

◎期门穴：位于胸部，当乳头直下，第 6 肋间隙，前正中线旁开 4 寸。

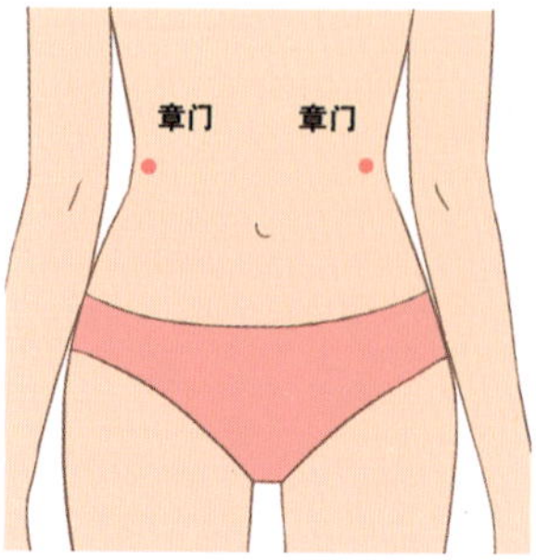

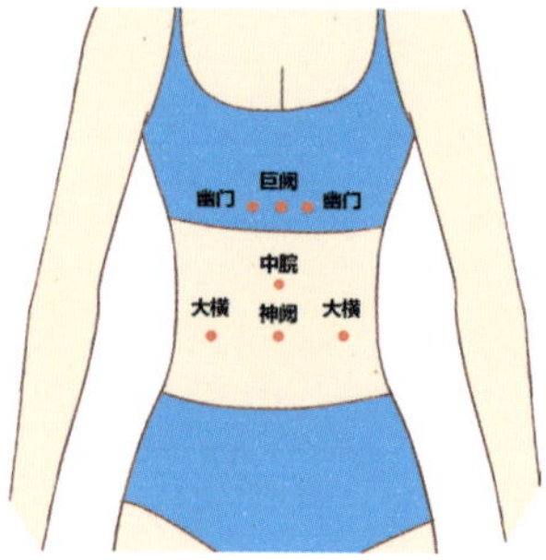

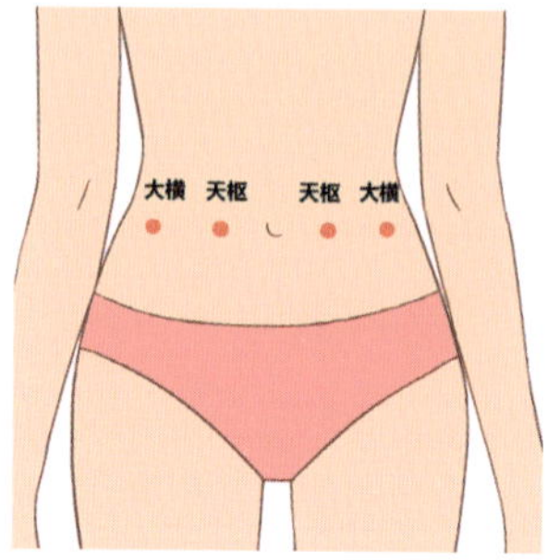

◎章门穴：位于侧腹部，当第 11 肋游离端的下方。

◎中脘穴：位于上腹部，前正中线上，当脐中上 4 寸。

◎天枢穴：位于腹中部，距脐中 2 寸。

拔罐方法

采用单纯拔罐治疗。拔罐后留罐 10 分钟。每天 1 次，5 次为 1 个疗程。

贴心小提示

拔罐对腹痛有较好的疗效。但应对剧烈腹痛的患者注意鉴别，特别是伴有面色苍白、冷汗淋漓、四肢发凉症状者，应考虑有胃穿孔、腹膜炎、宫外孕等急症的可能，须立即送医院诊断治疗。

日常起居应有规律，忌食生冷食物，忌暴饮暴食，注意腹部保暖，免受风寒侵袭。

便秘

便秘，指大便次数减少，排便间隔时间过长，粪质干结，排便艰难；或粪质不硬，虽有便意，但便出不畅，多伴有腹部不适的病症。

方法一

拔罐取穴

取穴包括神阙、天枢、气海、关元及足三里。

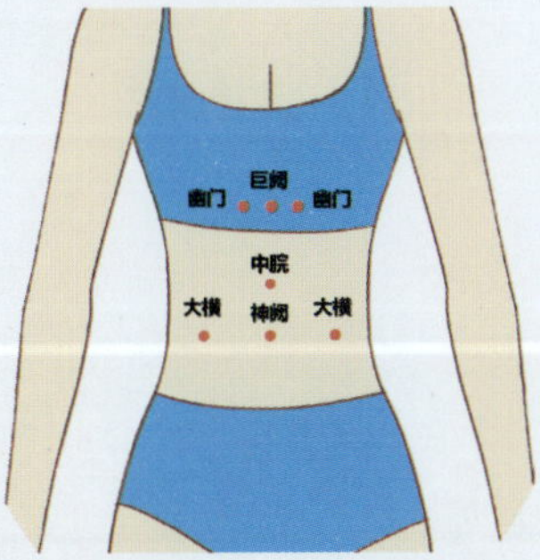

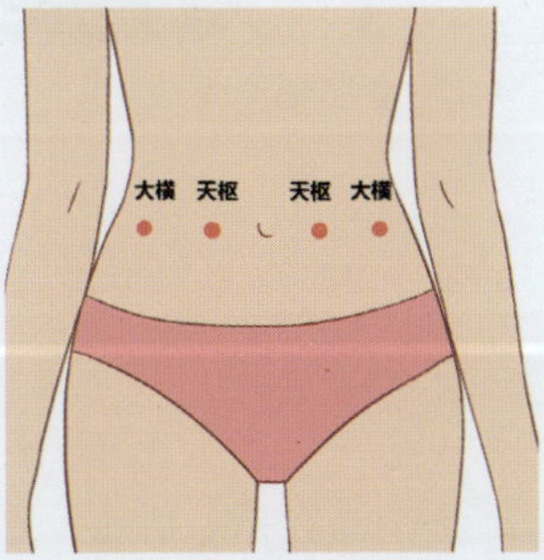

◎神阙穴：位于腹中部，脐中央。

◎天枢穴：位于腹中部，距脐中 2 寸。

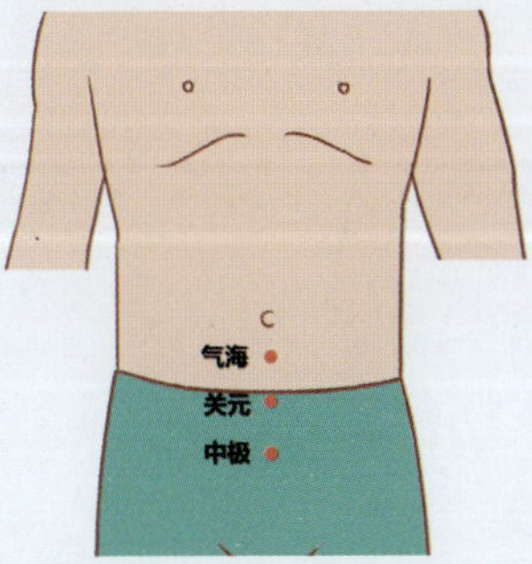

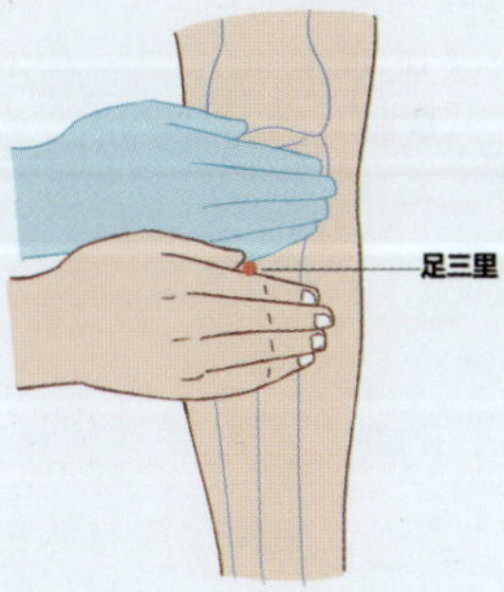

◎气海穴：位于下腹部，前正中线上，当脐中下 1.5 寸。

◎关元穴：位于下腹部，前正中线上，当脐中下 3 寸。

◎足三里穴：位于小腿前外侧，当犊鼻下 3 寸，距胫骨前缘 1 横指。

拔罐方法

（1）先用艾条温灸上述各穴 10 ～ 15 分钟，以局部皮肤红晕为度。

（2）后拔罐，留罐 15 分钟，每天 1 次，10 次为 1 个疗程。

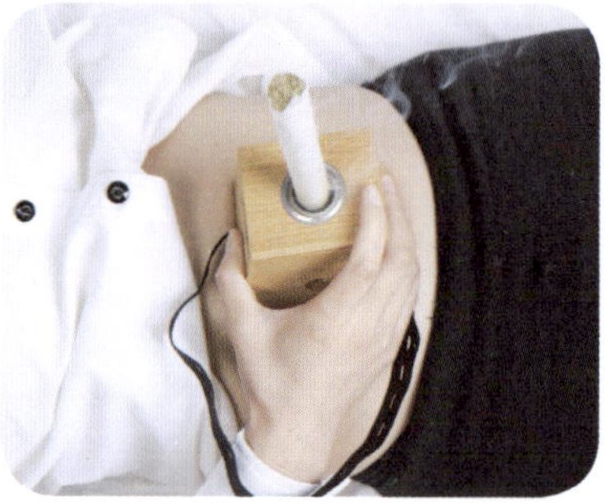

艾灸神阙穴

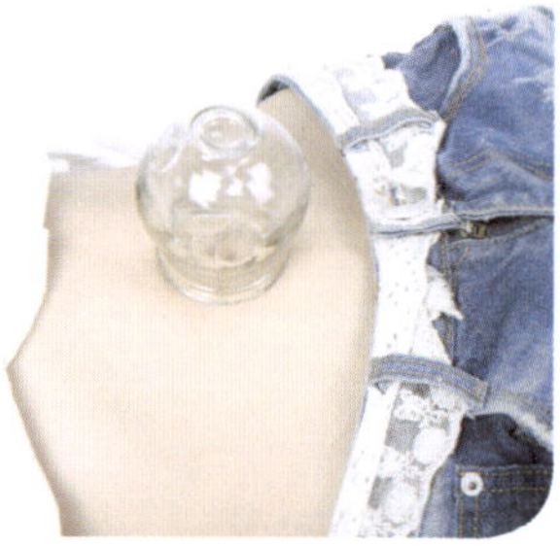

拔神阙穴

方法二

拔罐取穴

取穴包括脾俞、肾俞、天枢、三阴交和照海。

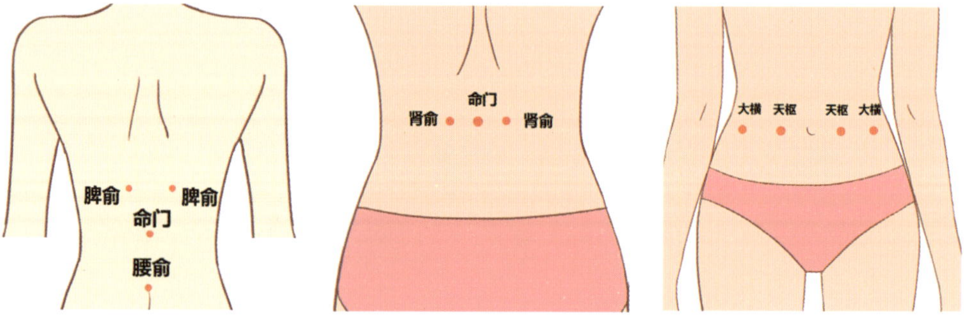

◎脾俞穴：位于背部，当第 11 胸椎棘突下，旁开 1.5 寸。

◎肾俞穴：位于腰部，当第 2 腰椎棘突下，旁开 1.5 寸。

◎天枢穴：位于腹中部，距脐中 2 寸。

◎三阴交穴：位于小腿内侧，当足内踝尖上 3 寸，胫骨内侧缘后方。

◎照海穴：位于足内侧，内踝尖下方凹陷处。

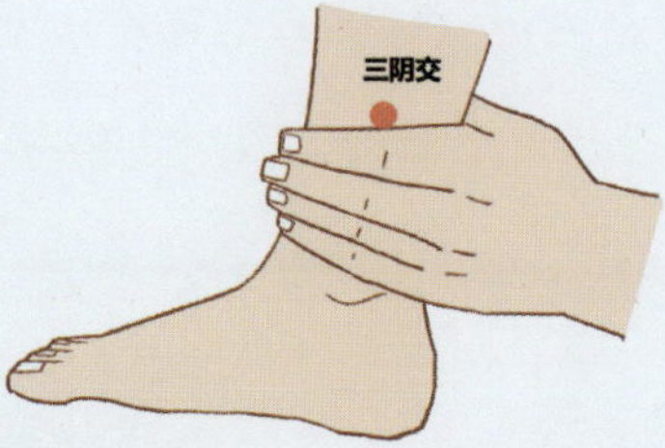

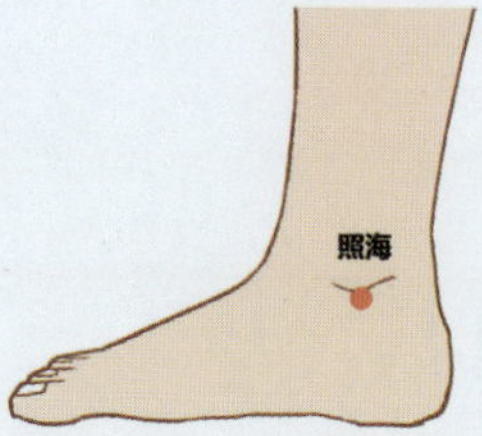

拔罐方法

（1）采用灸罐法。先用艾条温灸上述各穴 10 ~ 15 分钟，以局部皮肤红晕为度。

（2）后拔罐，留罐 15 分钟，每天 1 次，10 次为 1 个疗程。

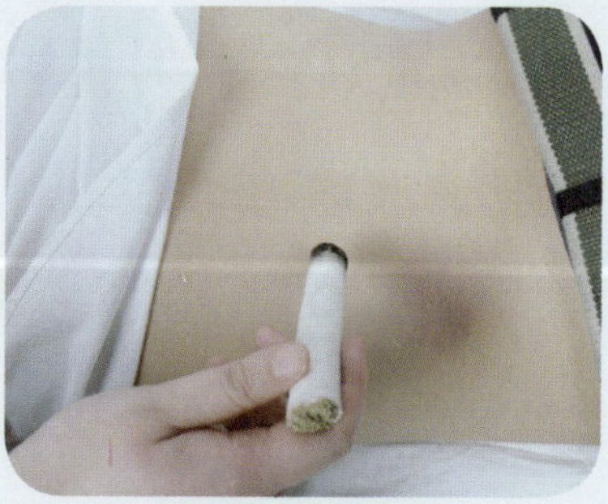

艾灸肾俞穴

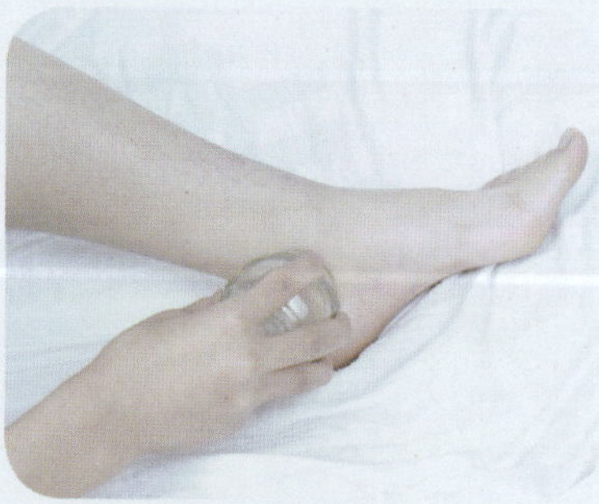

拔三阴交穴

贴心小提示

① 治疗期间注意饮食节制，忌食生冷，忌暴饮暴食，忌辛辣油腻，养成定时排便的良好习惯。

② 多参加户外体育运动，经常做收腹和提肛练习，增强肠蠕动功能。

高血压病

高血压，指在安静状态下，成年人的收缩压高于18.7kPa（140mmHg），舒张压高于12.0kPa（90mmHg），并伴有头痛、头晕、耳鸣、健忘、失眠、心跳过速等症状。临床上可分为原发性和继发性高血压。

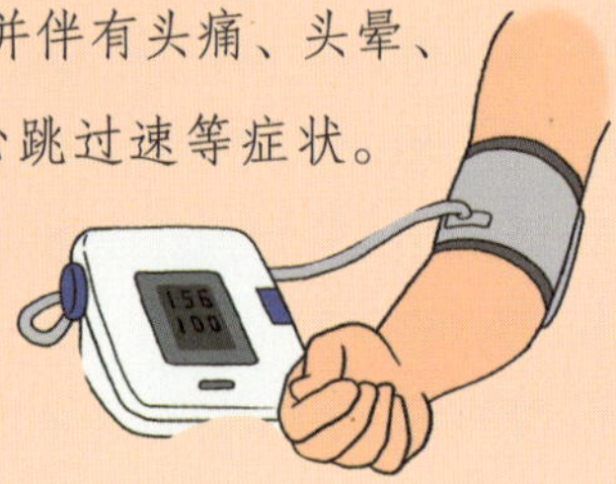

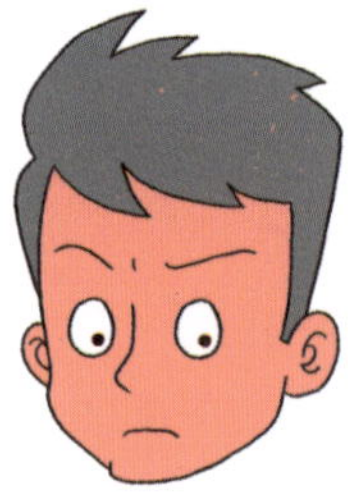

现代医学认为，高血压病与年龄、职业、环境、肥胖、高血脂、嗜酒、吸烟有关，一般分为肝火偏旺、痰浊上扰及肾虚火旺3型。

一、肝火偏旺

肝火偏旺型高血压症状表现为头痛眩晕，面红目赤，口干口苦，急躁易怒，便秘、尿黄，舌红苔黄。

方法一

拔罐取穴

取穴包括大椎、曲池、足三里及阴陵泉。

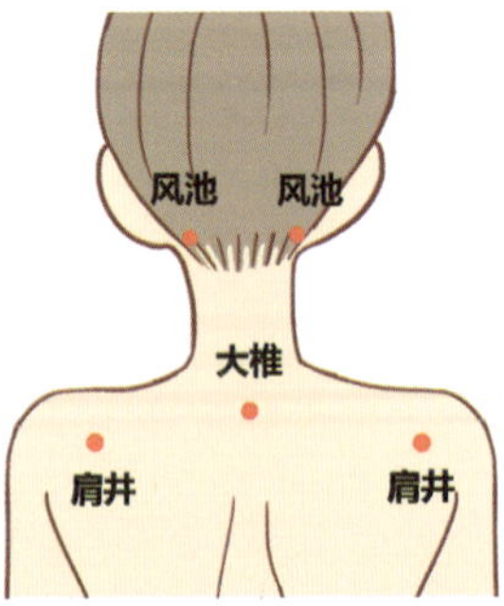

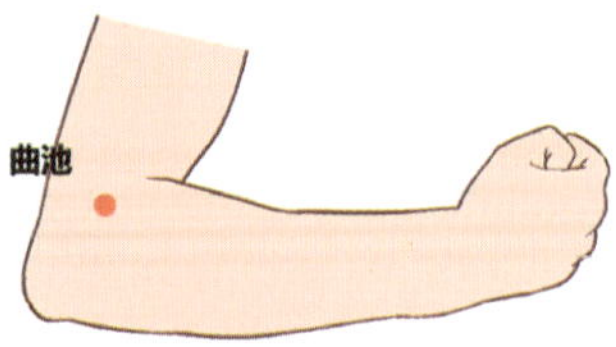

◎大椎穴：位于背部正中线上，第7颈椎棘突下凹陷中。

◎曲池穴：位于肘横纹外侧端，屈肘时当尺泽与肱骨外上髁连线中点。

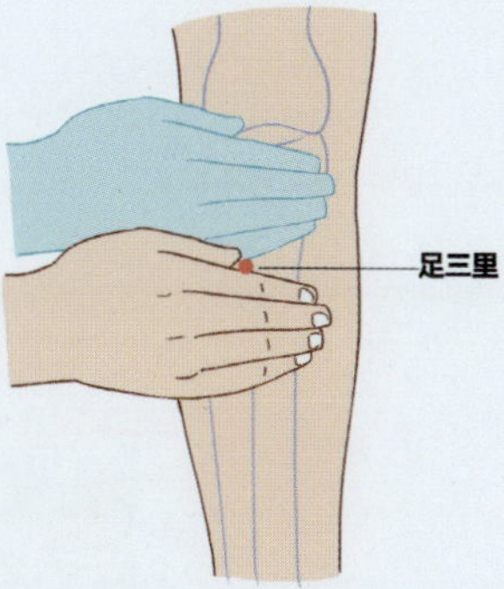

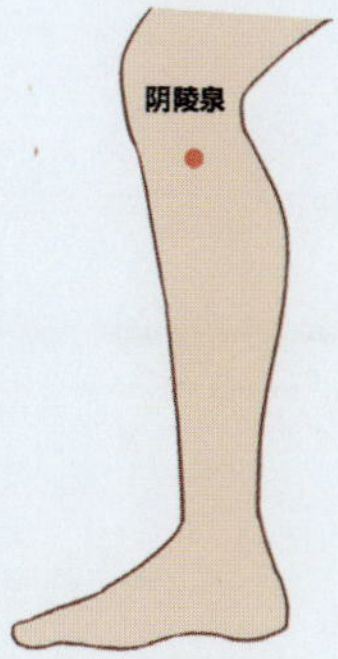

◎足三里穴：位于小腿前外侧，当犊鼻下 3 寸，距胫骨前缘 1 横指。

◎阴陵泉穴：位于小腿外侧，当腓骨头前下方凹陷处。

拔罐方法

（1）采用刺络拔罐法。用梅花针在上述各穴轻叩刺 ，以局部皮肤发红或微出血为度。

（2）后拔罐，留罐 10 分钟，每天 1 次，10 次为 1 个疗程。

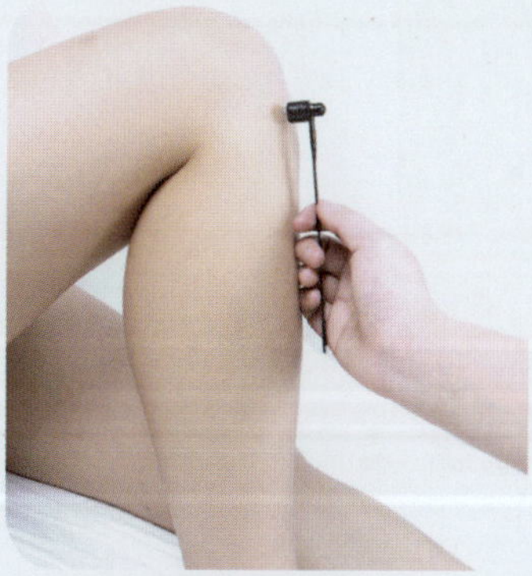

叩刺足三里穴

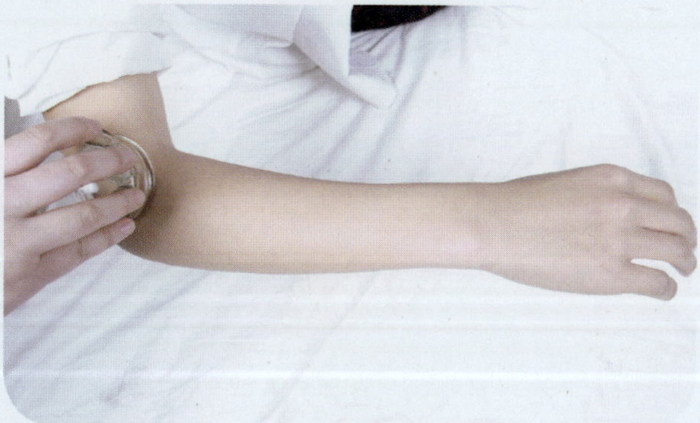

拔曲池穴

方法二

拔罐取穴

取穴包括肝俞、行间、太冲和侠溪 。

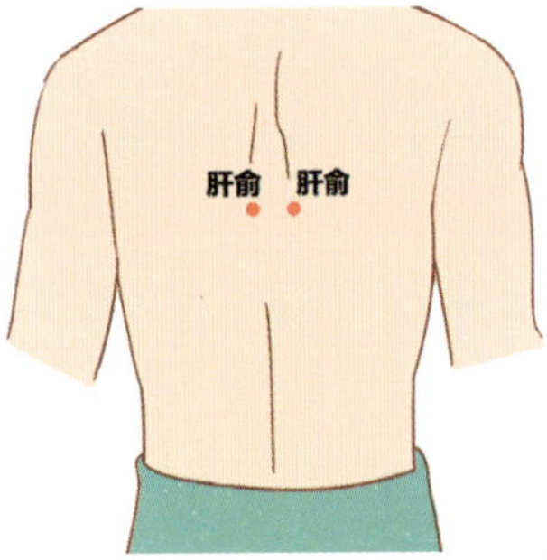

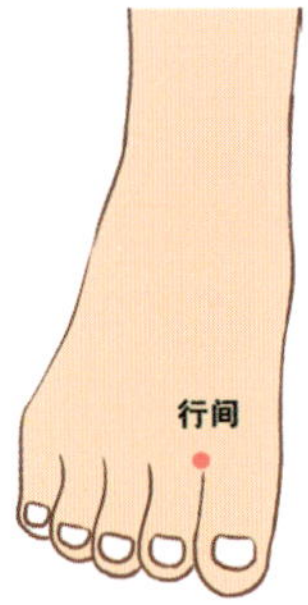

◎肝俞穴：位于背部，当第 9 胸椎棘突下，旁开 1.5 寸。

◎行间穴：位于足背侧，当第 1、第 2 趾间，趾蹼缘的后方赤白肉际处。

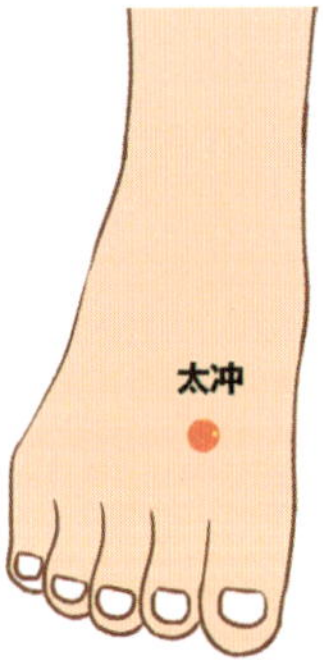

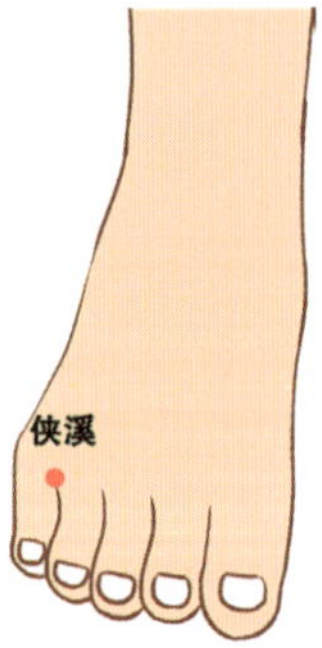

◎太冲穴：位于足背侧，当第 1 跖骨间隙的后方凹陷处。

◎侠溪穴：位于足背外侧，当第 4、第 5 趾间，趾蹼缘后方赤白肉际处。

拔罐方法

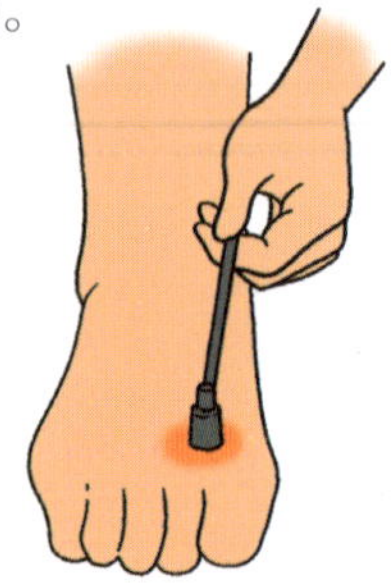

（1）采用刺络拔罐法。用梅花针在上述各穴轻叩刺，以局部皮肤发红或微出血为度。

（2）后拔罐，留罐 10 分钟，每天 1 次，10 次为 1 个疗程。

二、痰浊上扰

其症状表现为看东西时感觉物体在旋转，头重如被布裹住一样，胸闷、恶心，呕吐清水痰涎，脘腹不适，胃口差，精神疲倦。

拔罐取穴

取穴包括中脘、内关、足三里和丰隆。

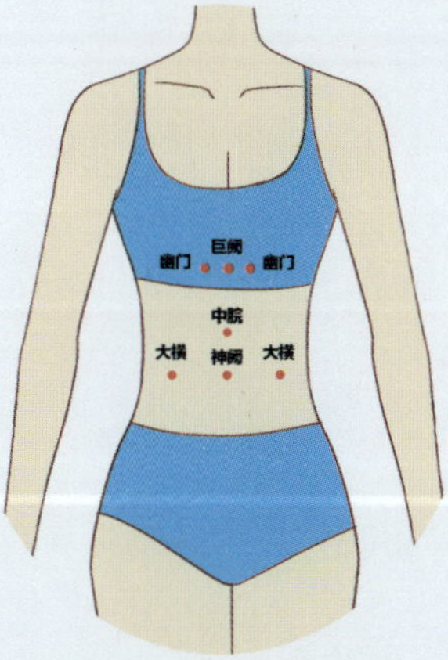

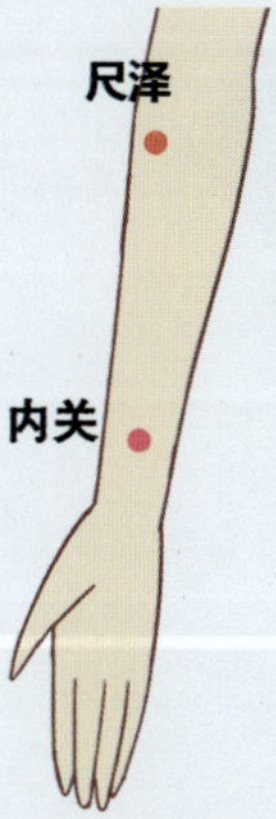

◎中脘穴：位于上腹部，前正中线上，当脐中上 4 寸。

◎内关穴：位于前臂掌侧，当曲泽与大陵的连线上，腕横纹上 2 寸，掌长肌肌腱与桡侧腕屈肌肌腱之间。

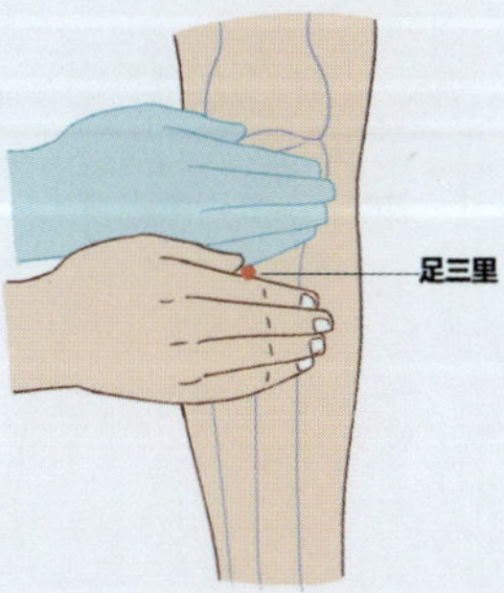

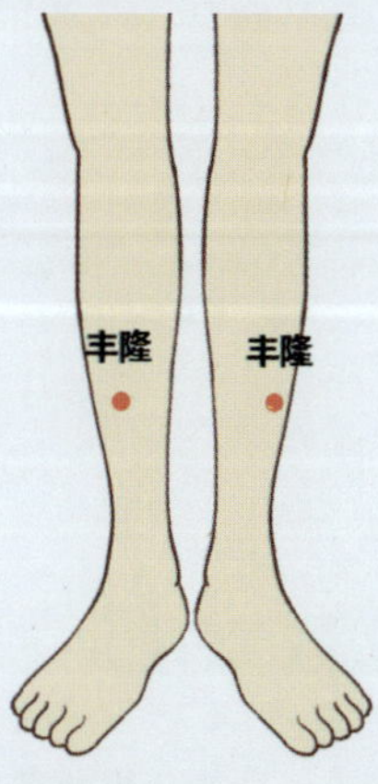

◎足三里穴：位于小腿前外侧，当犊鼻下 3 寸，距胫骨前缘 1 横指。

◎丰隆穴：位于小腿前外侧，当外踝尖上 8 寸，条口外，距胫骨前缘 2 横指。

拔罐方法

采用单纯拔罐法。拔罐后，留罐10分钟。每天或隔天1次，10次为1个疗程。

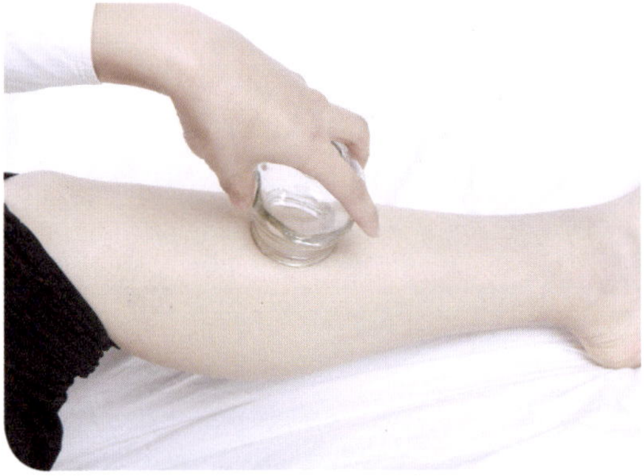

拔丰隆穴

三、肾虚火旺

其病症表现为头痛、头晕，耳鸣，眼花，头重脚轻，腰膝酸软，失眠多梦，急躁易怒。

拔罐取穴

取穴包括肝俞、肾俞、三阴交及太冲 。

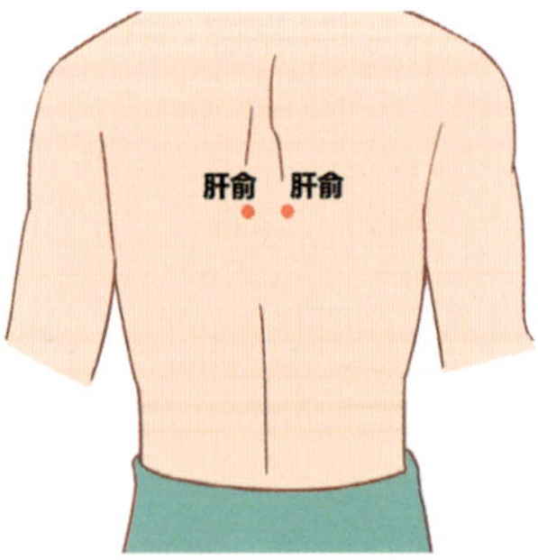

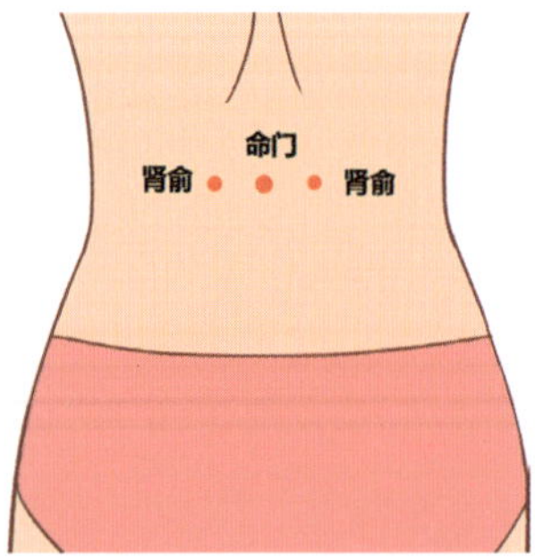

◎肝俞穴：位于背部，当第9胸椎棘突下，旁开1.5寸。

◎肾俞穴：位于腰部，当第2腰椎棘突下，旁开1.5寸。

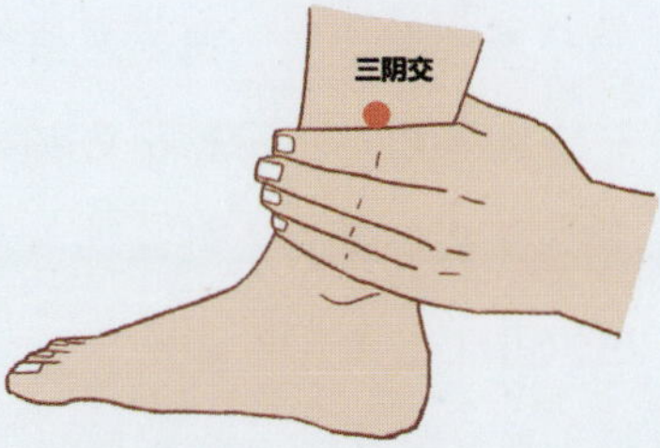

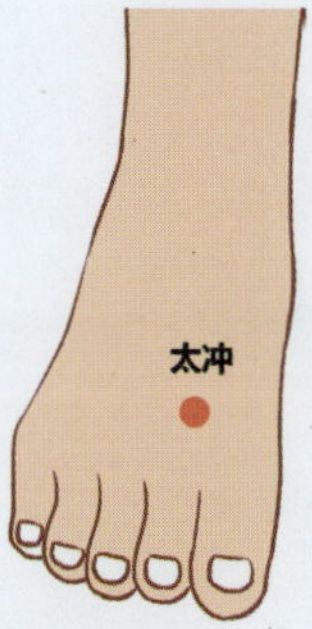

◎三阴交穴：位于小腿内侧，当足内踝尖上 3 寸，胫骨内侧缘后方。

◎太冲穴：位于足背侧，当第 1 跖骨间隙的后方凹陷处。

拔罐方法

（1）先搓揉太冲穴处，进行皮肤消毒后，用毫针或三棱针快速点刺，挤出 5 ~ 10 滴血液，即用棉球按压止血。

（2）其余穴位用单纯拔罐法实施拔罐，留罐 10 分钟。

（3）每天或隔天 1 次，10 次为 1 个疗程。

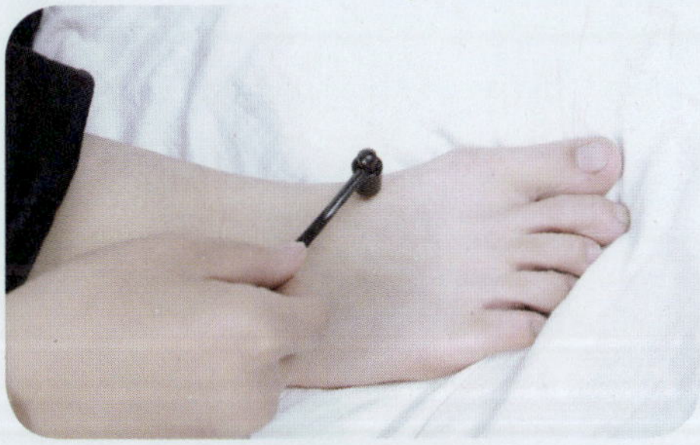

针刺太冲穴

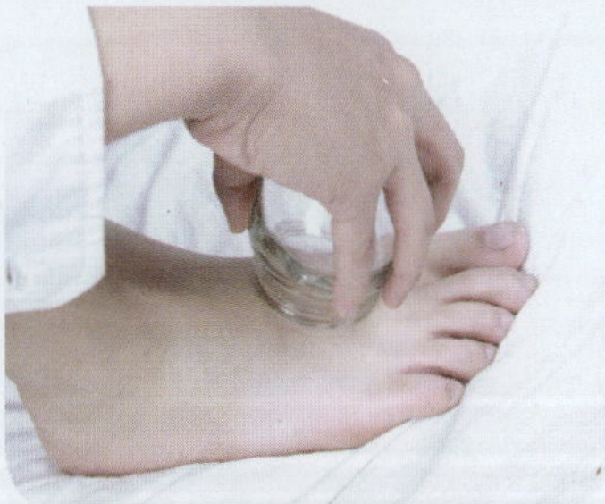

拔太冲穴

贴心小提示

用拔罐疗法治疗高血压病期间，须忌食辛辣食物及有刺激性的食物，多食低盐、低脂食品及蔬菜、水果等清淡食物。

戒除烟酒、辛辣之食物，调适情志，保持乐观情绪，加强户外运动，可有效提高和巩固疗效。

腰脊痛

腰脊痛，是指腰部脊中、一侧或两侧出现疼痛，为临床常见的病症之一，其病因复杂多样。中老年人是该疾病的易发人群，近年来其病例的发病率有所上升，且呈年轻化趋势。拔罐疗法操作简单易学，而且对腰痛具有较好的疗效。

腰脊痛（腰痛）可分为寒湿腰痛，劳损腰痛和肾虚腰痛 3 种。寒湿腰痛主要是因寒湿之邪客于经脉，气血阻滞而致腰痛；劳损腰痛是因劳作过累，跌仆闪挫，气血不利所致腰痛；肾虚腰痛是因肾气虚惫或久病肾亏，劳欲过度、精血不足，也可引起筋骨失去濡养而致腰痛。

治疗腰痛要应分辨虚实，根据寒湿、劳损及肾虚的不同，而分别进行治疗处理。

拔罐取穴

可取穴位包括肾俞、气海、环跳、秩边、委中、承山、阴陵泉、阿是、腰阳关、志室、三阴交、太溪、命门。

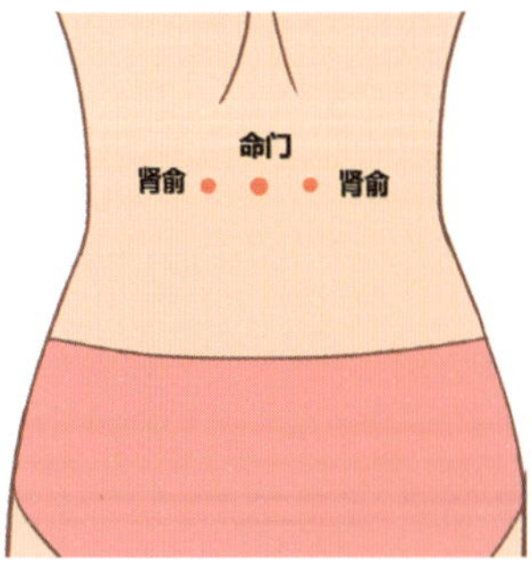

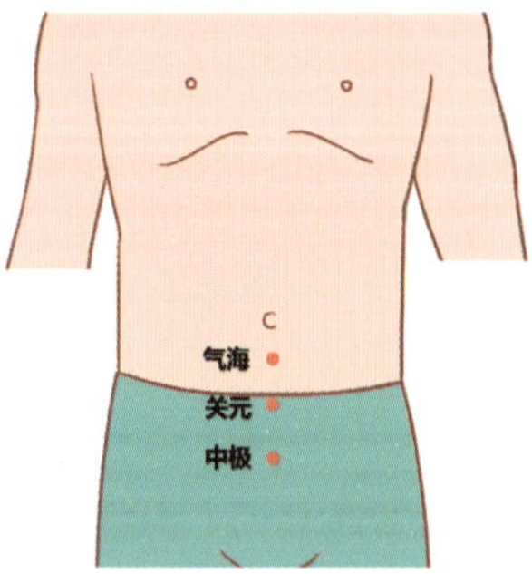

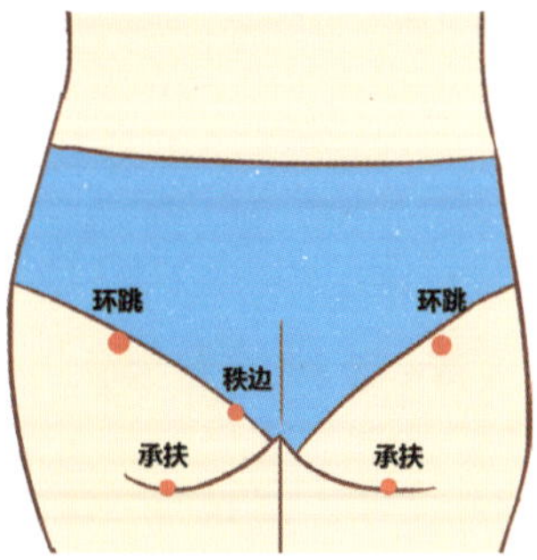

◎肾俞穴：位于腰部，当第 2 腰椎棘突下，旁开 1.5 寸。

◎气海穴：位于下腹部，前正中线上，当脐中下 1.5 寸。

◎环跳穴：位于股外侧部，侧卧屈股，当股骨大转子最凸点与骶骨裂孔连线的外1／3与中1／3交点处。

◎秩边穴：在臀部，平第4骶后孔，骶正中脊旁开3寸。

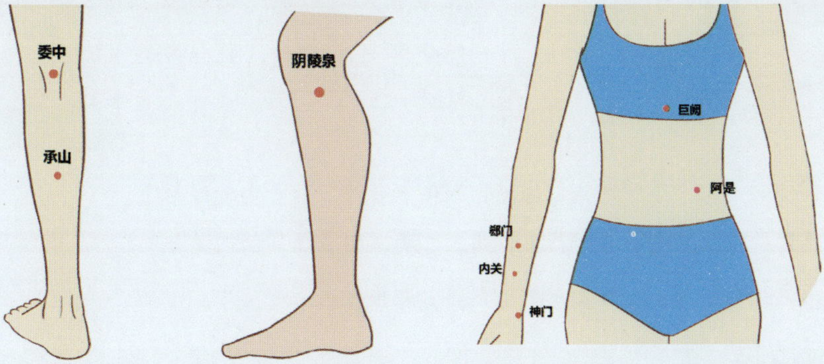

◎委中穴：位于腘横纹中点，当股二头肌肌腱与半腱肌肌腱的中间。

◎承山穴：在小腿后面正中，委中与昆仑之间，当伸直小腿或足跟上提时腓肠肌腹下出现尖角凹陷处。

◎阴陵泉穴：位于小腿外侧，当腓骨头前下方凹陷处。

◎阿是穴：为局部压痛点处。

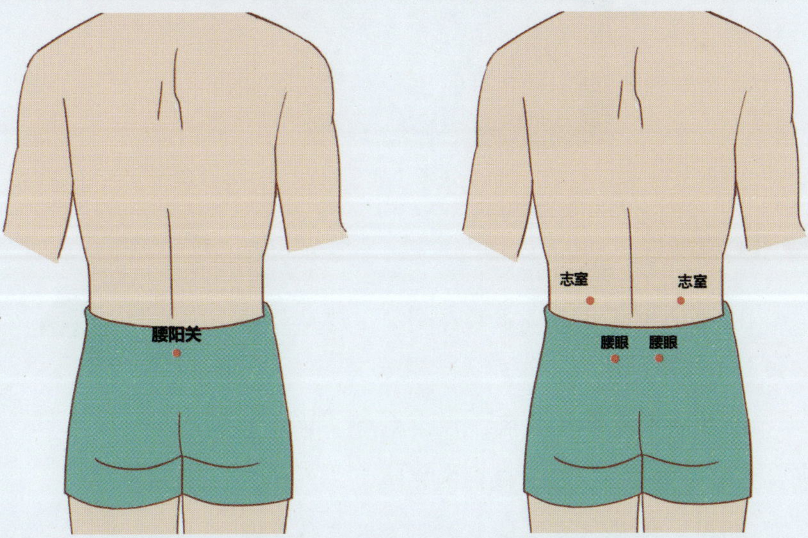

◎腰阳关穴：位于腰部，当后正中线上，第4腰椎棘突下凹陷中。

◎志室穴：在腰部，当第2腰椎棘突下，旁开3寸。

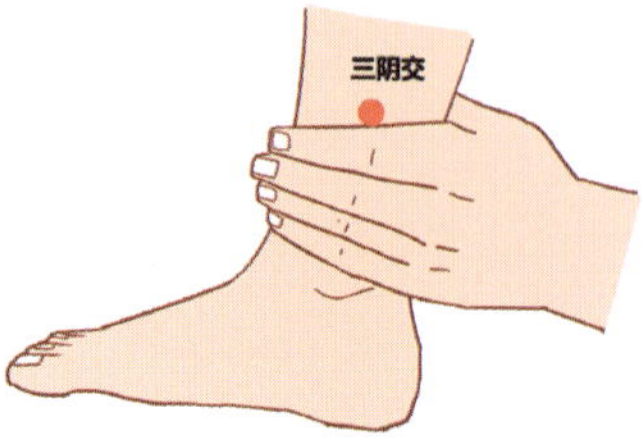

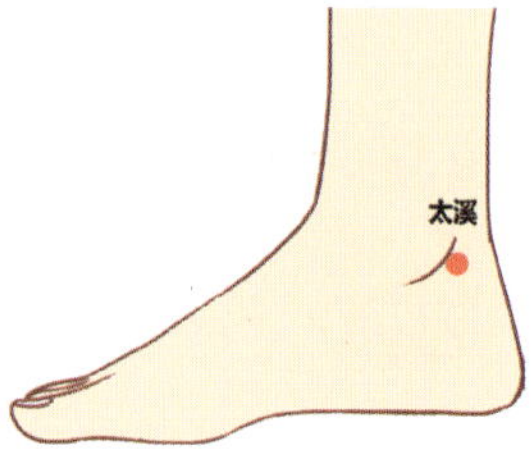

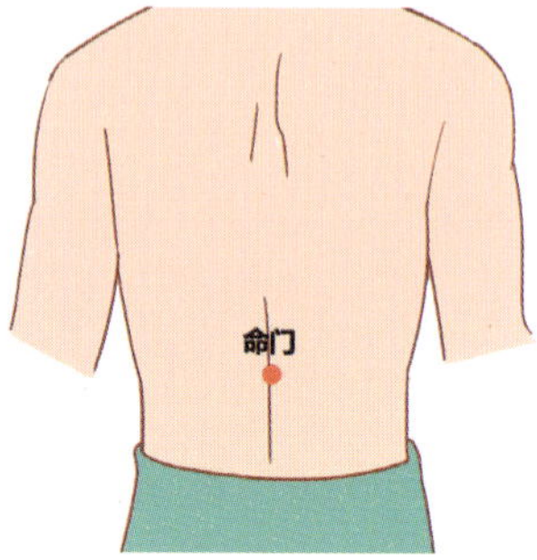

◎三阴交穴：位于小腿内侧，当足内踝尖上3寸，胫骨内侧缘后方。

◎太溪穴：位于足内侧内踝后方，当内踝尖与跟腱之间的凹陷处。

◎命门穴：在腰部，当后正中线上，第2腰椎棘突下凹陷中。

拔罐方法

运用普通拔罐法，每次选取4～6个穴位，拔罐时间为5～20分钟，隔天拔罐1次。

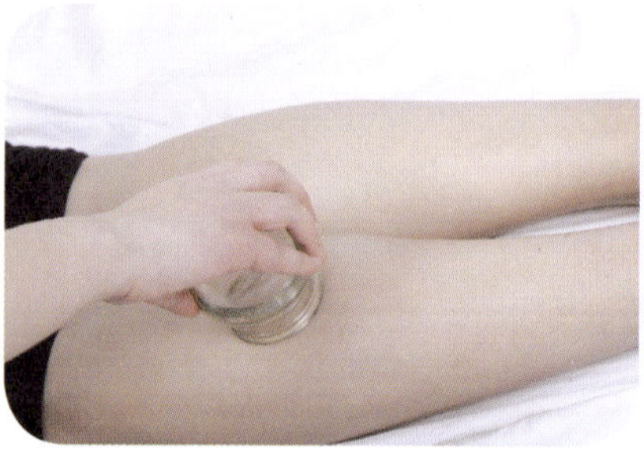

拔承山穴

贴心小提示

①生活中须注意防止腰脊受凉、过度劳累等现象。

②提重物时不要弯腰，应该先蹲下身拿重物，然后慢慢起身，尽量做到不弯腰。

③同一姿势不应保持太久，适当进行原地活动或腰背部活动，可以缓解腰背肌肉疲劳。

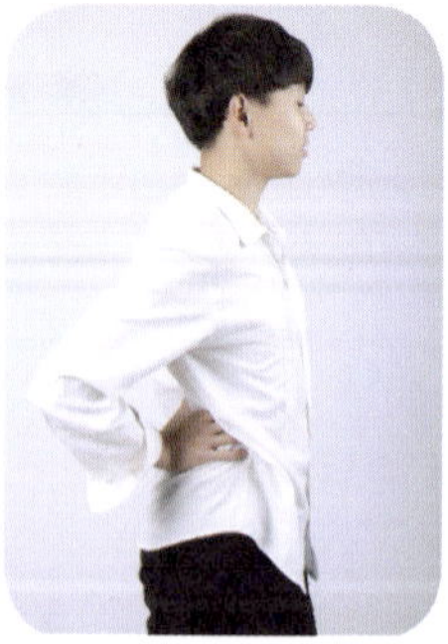

知识小链接

腰痛与肾虚

腰为肾之府，腰痛与肾有很大的关系，肾虚容易感受外邪，进而形成腰痛。《杂病源流犀烛》中曰“腰痛，精气虚而邪客病也。”邪客日久，势必伤肾。《医学全录》曰“腰脊者，身之大关节也，故机关不利而腰不可以转也。”故相应地出现韧带、筋膜损伤，可见椎间盘病变，腰部关节炎，以及脊椎骨质疏松症等。

慢性盆腔炎

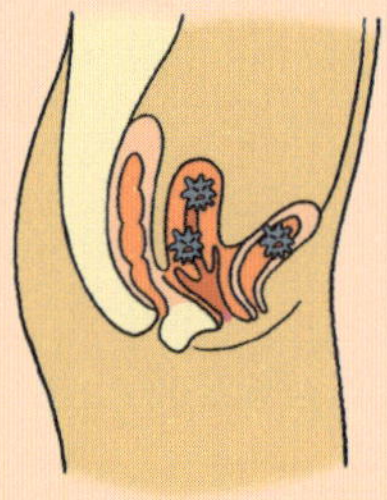

慢性盆腔炎，指妇女盆腔内生殖器官及其周围组织受细菌感染后引起的慢性炎症。

其临床表现为下腹部胀痛或隐痛，性生活后腹痛更甚。小腹有肿块，常伴有腰痛，月经紊乱，白带增多，脉弦细或沉细，苔薄腻。有的甚至可引起继发性不孕症。

方法一

拔罐取穴

取穴为以下2组

1. 肾俞、关元、腰阳关和次髎。

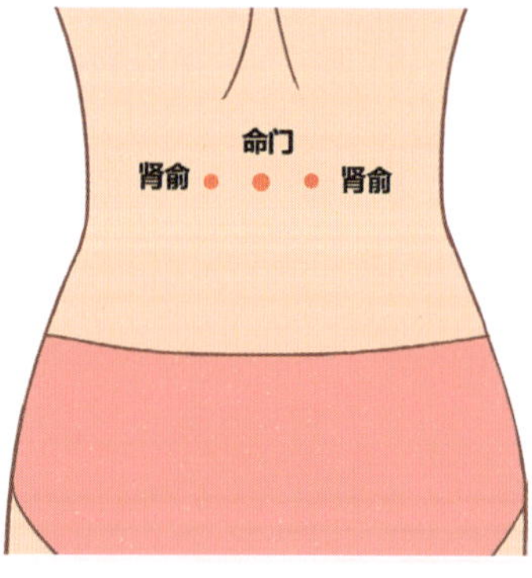

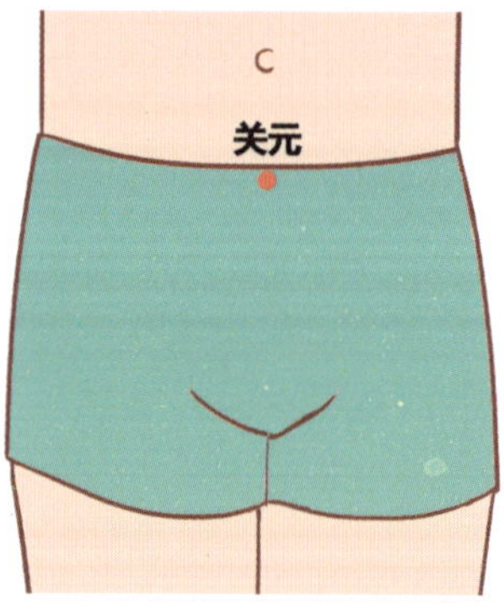

◎肾俞穴：位于腰部，当第2腰椎棘突下，旁开1.5寸。

◎关元穴：位于下腹部，前正中线上，当脐中下3寸。

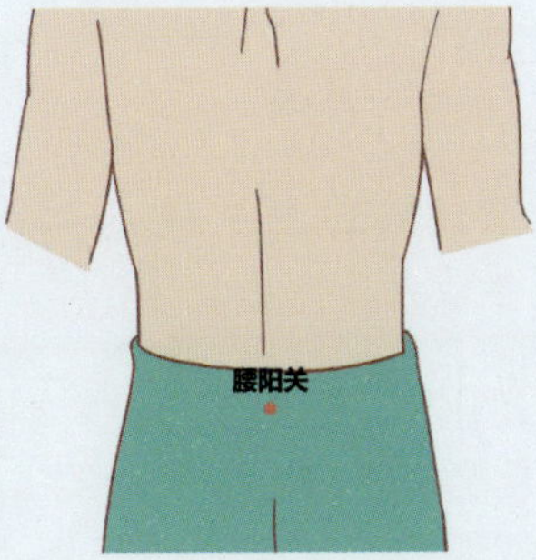

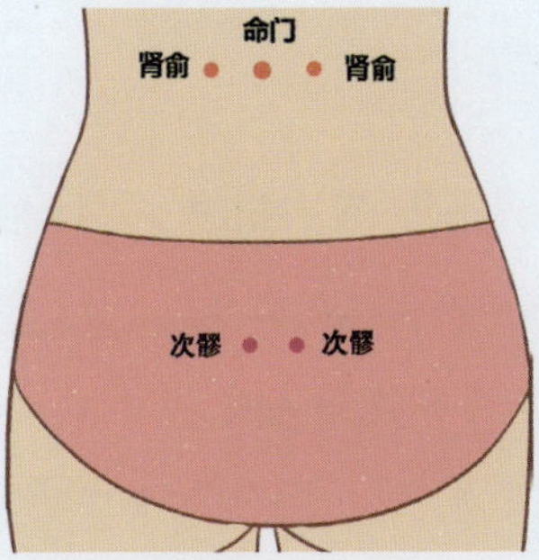

◎腰阳关穴：位于腰部，当后正中线上，第 4 腰椎棘突下凹陷中。

◎次髎穴：位于骶部，当髂后上棘内下方，适对第 2 骶后孔处。

2. 关元、气海、中脘、足三里和三阴交 。

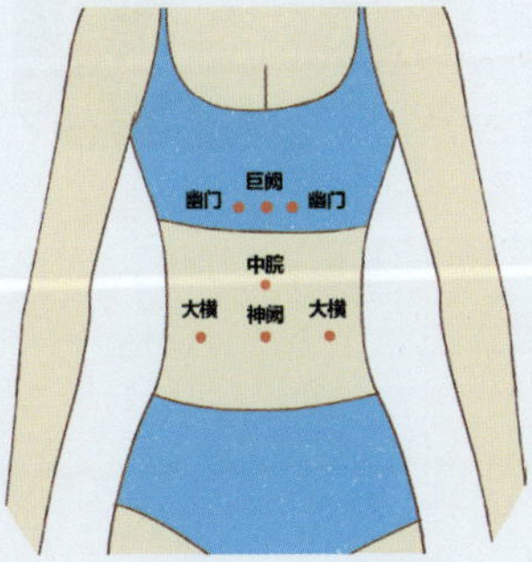

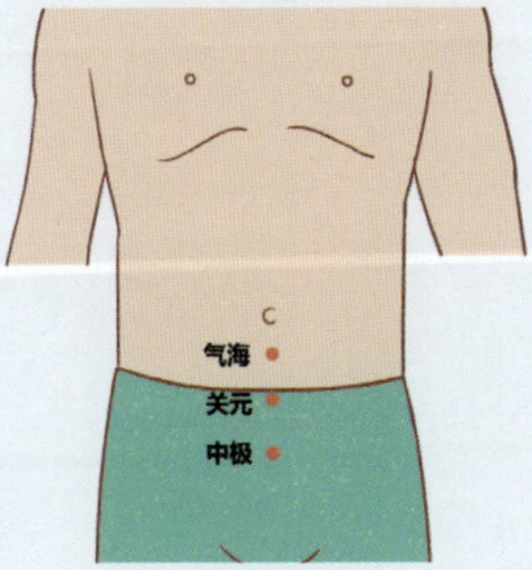

◎关元穴：位于下腹部，前正中线上，当脐中下 3 寸。

◎气海穴：位于下腹部，前正中线上，当脐中下 1.5 寸。

◎中脘穴：位于上腹部，前正中线上，当脐中上 4 寸。

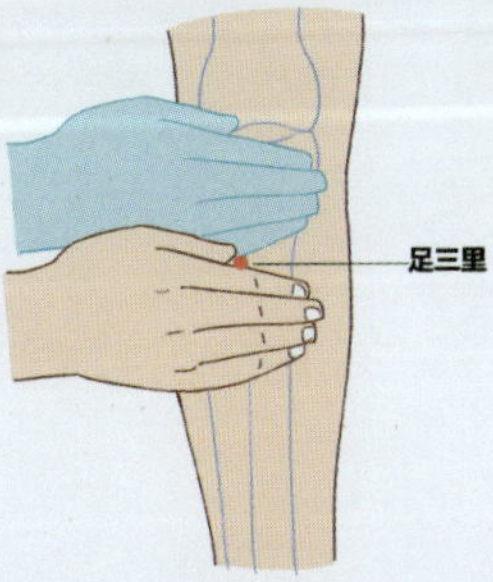

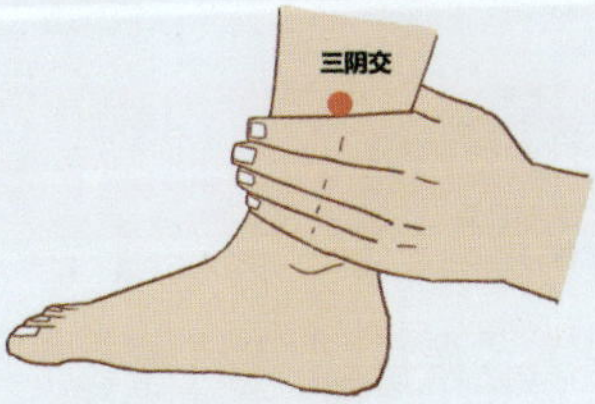

◎足三里穴：位于小腿前外侧，当犊鼻下 3 寸，距胫骨前缘 1 横指。

◎三阴交穴：位于小腿内侧，当足内踝尖上 3 寸，胫骨内侧缘后方。

拔罐方法

（1）先取第1组穴，以毫针针刺各穴位，针刺后再实施拔罐，留罐15～30分钟，隔天1次。

（2）待腰腹痛症状基本消失后，再取第2组穴，按上述方法针刺各穴位后拔罐，后加温灸，10次为1个疗程。

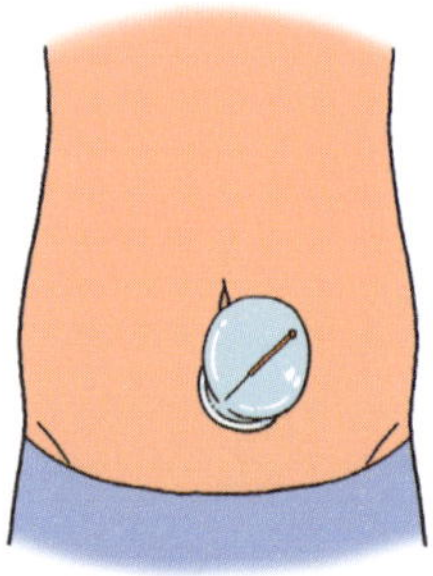

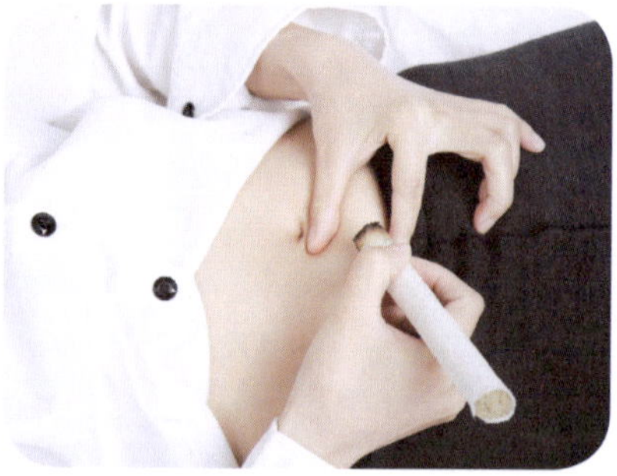

方法二

拔罐取穴

下列4组穴可任意选取

1. 关元、章门、期门。

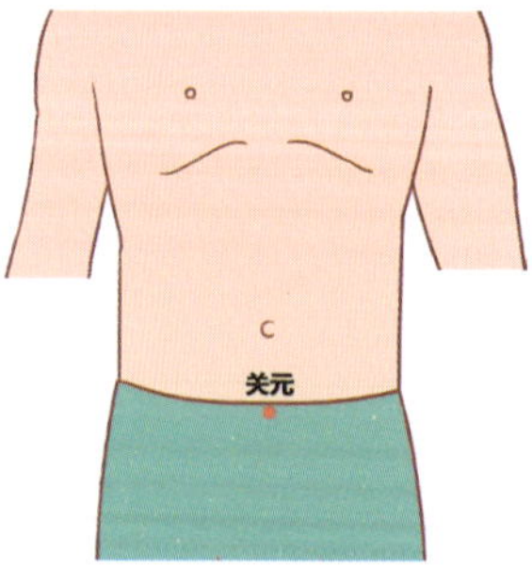

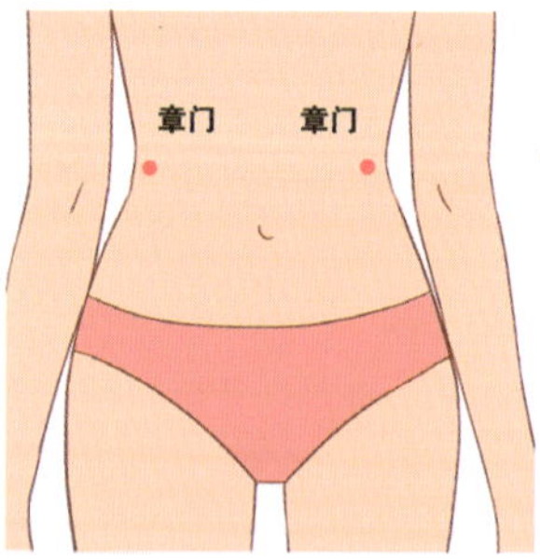

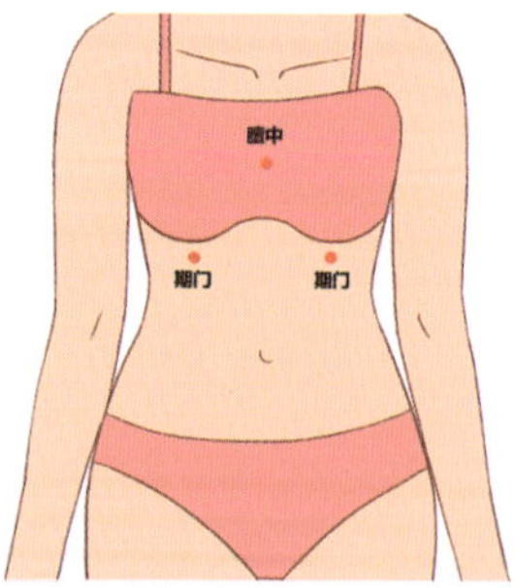

◎关元穴：位于下腹部，前正中线上，当脐中下3寸。

◎章门穴：位于侧腹部，当第11肋游离端的下方。

◎期门穴：位于胸部，当乳头直下，第6肋间隙，前正中线旁开4寸。

2. 肝俞、肾俞。

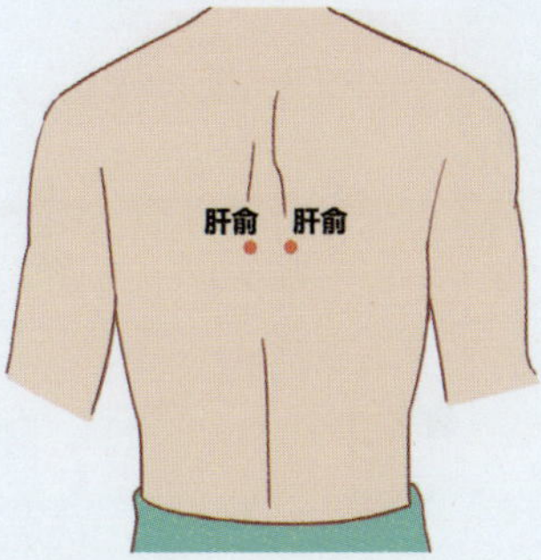

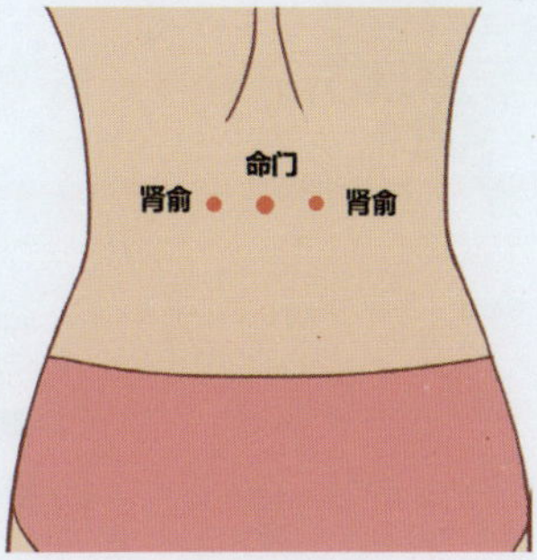

◎肝俞穴：位于背部，当第 9 胸椎棘突下，旁开 1.5 寸。

◎肾俞穴：位于腰部，当第 2 腰椎棘突下，旁开 1.5 寸。

3. 中极、血海、脾俞。

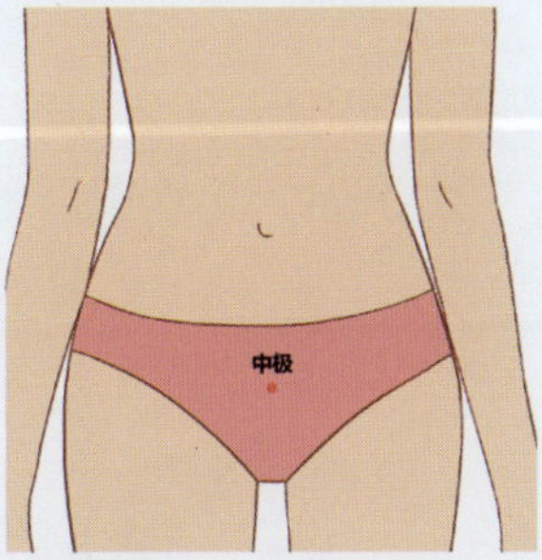

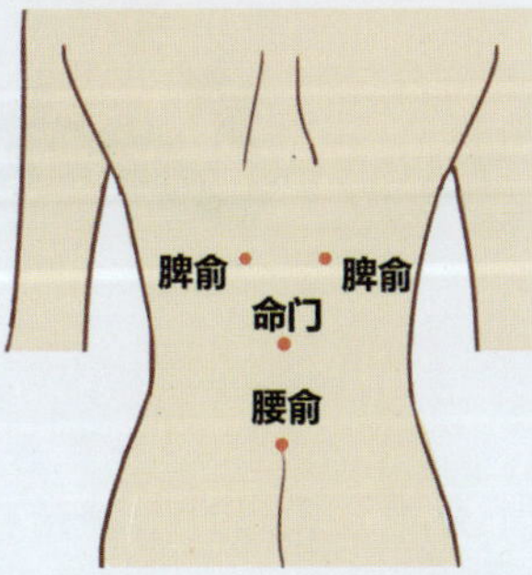

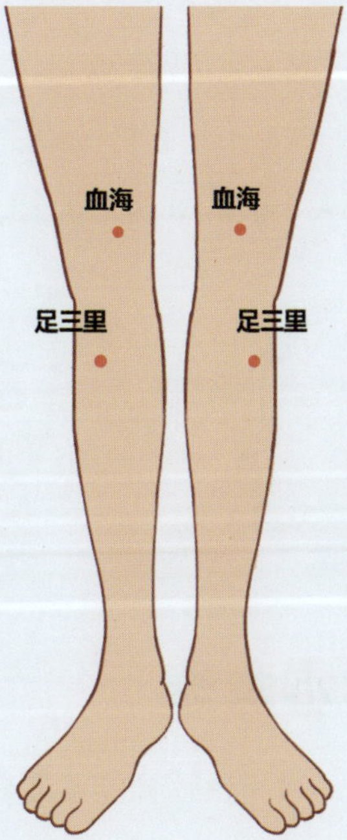

◎中极穴：位于下腹部，前正中线上，当脐中下 4 寸。

◎血海穴：屈膝于大腿内侧，髌底内侧端上 2 寸，当股四头肌内侧的隆起处。

◎脾俞穴：位于背部，当第 11 胸椎棘突下，旁开 1.5 寸处。

4. 身柱、大椎、三阴交。

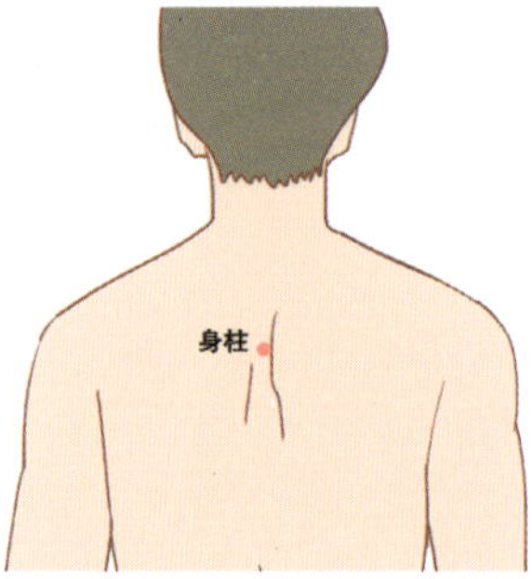

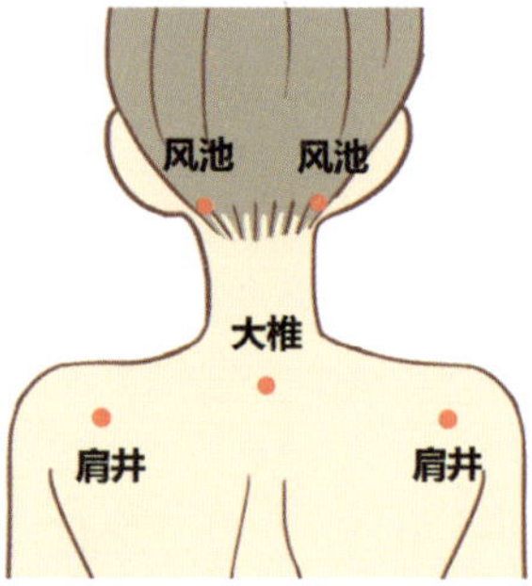

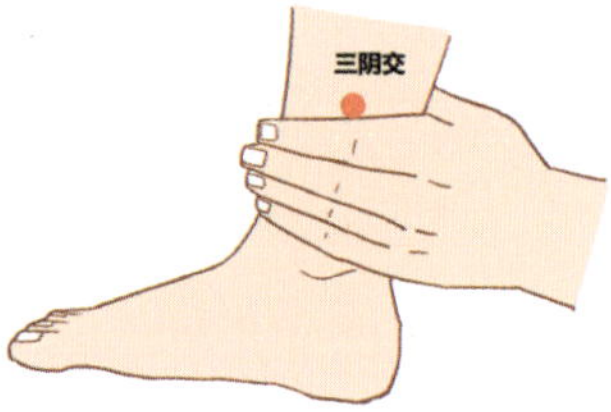

◎身柱穴：在背部，后正中线上，第 3 胸椎棘突下凹陷中。

◎大椎穴：位于背部正中线上，第 7 颈椎棘突下凹陷中。

◎三阴交穴：位于小腿内侧，当足内踝尖上 3 寸，胫骨内侧缘后方。

拔罐方法

（1）寒证采用留针拔罐法。拔罐后加温灸。

（2）热证采用刺络拔罐法。均留罐 15 ～ 20 分钟，每次选取 1 组穴，交替使用。每天 1 次，10 次为 1 个疗程。

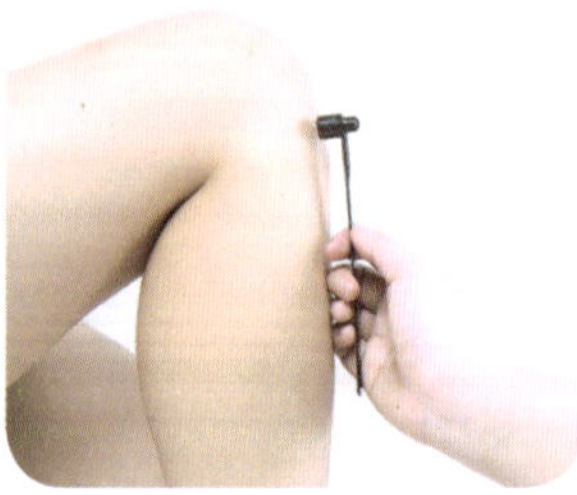

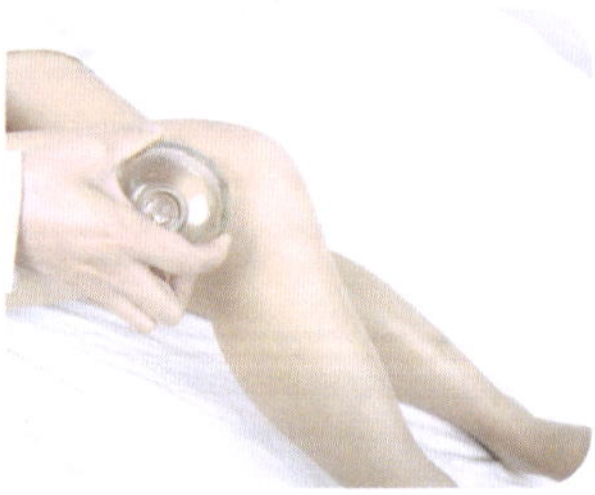

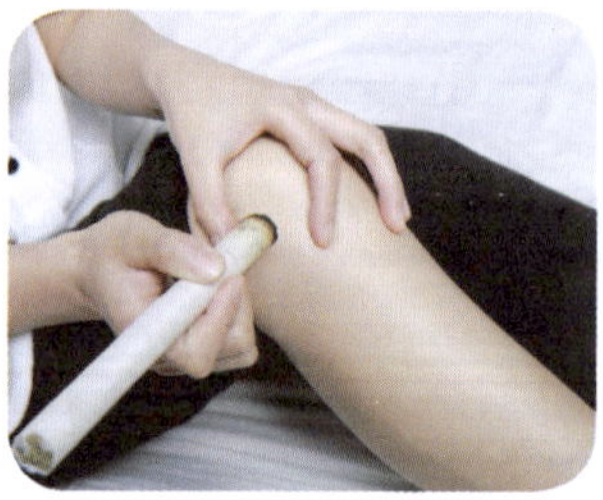

贴心小提示

对于慢性盆腔炎患者，心理治疗十分重要，通过心理治疗解除患者的思想顾虑，增强其治疗的信心，并增加营养；注意适当的体育锻炼，劳逸结合，以提高机体抵抗力。